Paul Roux

La

Question agraire

en Italie

Le Latifundium romain

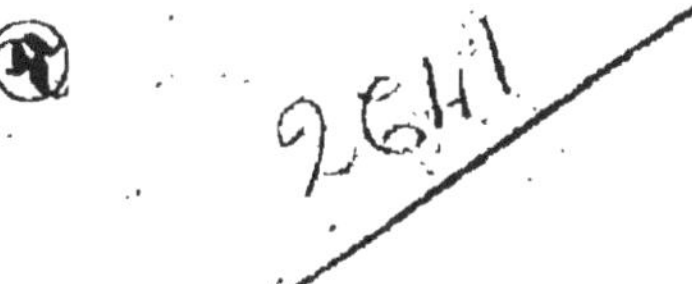

Paris, FÉLIX ALCAN, éditeur.

LA
QUESTION AGRAIRE
EN ITALIE
LE LATIFUNDIUM ROMAIN

LA
QUESTION AGRAIRE
EN ITALIE

LE LATIFUNDIUM ROMAIN

PAR

PAUL ROUX

PARIS

FÉLIX ALCAN, ÉDITEUR

LIBRAIRIES FÉLIX ALCAN ET GUILLAUMIN RÉUNIES

108, BOULEVARD SAINT-GERMAIN, 108

1910

QUESTION AGRAIRE EN ITALIE

LE LATIFUNDIUM ROMAIN

AVANT-PROPOS

La question agraire se pose de nos jours dans bien des pays. Il semblait qu'au xxe siècle l'ère des jacqueries fût close et voici que chaque jour, ici ou là, les masses rurales s'agitent et menacent l'ordre établi. Tantôt c'est en Russie, tantôt en Roumanie ; d'autres fois en Hongrie ou en Pologne. Toujours c'est l'Irlande qui souffre, qui gémit et qui se dépeuple au profit du Nouveau-Monde. En France même les vignerons se soulèvent et le sang coule dans le Midi. Mais surtout c'est en Italie où, depuis dix ans, les grèves agricoles se succèdent en se faisant remarquer par leur durée et l'énergie avec laquelle elles sont conduites qui n'a d'égale que la vigueur de la défense de la part des propriétaires. Du Nord au Midi les populations rurales crient la misère et

Roux.   1

s'ébranlent pour faire cesser leurs souffrances et améliorer leur sort. La crise agraire devient de l'autre côté des Alpes la préoccupation dominante des hommes d'État et du public. Ses répercussions dépassent même les frontières du royaume puisque c'est à elle qu'est due l'émigration qui peuple d'ouvriers italiens les chantiers de France, de Suisse, d'Allemagne et des États-Unis, et qui fonde dans la République Argentine comme une autre nation italienne.

La question agraire a sans doute, suivant les pays, des causes immédiates bien différentes, et bien diverses sont aussi les solutions apparentes qui peuvent y être apportées ; cependant on est en droit de soupçonner, sous ces aspects multiples, une cause générale et profonde.

Tout d'abord, on cherche, dans tous les pays, le remède à la crise agraire dans une modification du régime foncier ; on accuse la forme de propriété en vigueur de ne pas être adaptée aux conditions économiques et sociales du lieu et de l'époque. La crise agraire résulterait donc d'un *défaut d'adaptation* : retenons cela.

Remarquons en outre que les peuples qui souffrent le plus profondément et le plus fréquemment de troubles agraires sont des peuples appartenant à des degrés divers, à la même formation sociale : la formation *communautaire*.

Au lieu de chercher à résoudre le problème de l'existence par l'énergie individuelle et l'initiative privée, ces populations s'appuient de préférence sur la collectivité, sur la communauté soit du travail, soit de la propriété, soit de la famille, soit du clan, de la cité ou de l'État[1]. L'individu est comme noyé dans le groupe, dans la communauté : il doit se plier à sa discipline, toute passive d'ailleurs, mais il attend d'elle protection, secours et assistance dans toutes les circonstances de la vie. Le communautaire est donc doué de résignation et de passivité, mais il manque d'énergie et d'initiative. Il redoute l'effort intense et prolongé et ne se plie à un travail pénible que sous l'empire d'une contrainte extérieure. Il est égalitaire et exclusif : tous les membres de la communauté ont les mêmes droits, mais hors de la communauté point de salut. Le trait dominant de son caractère est peut-être le *manque de prévoyance* : il n'a pas cette énergie morale qui fait donner un long effort en vue d'un résultat lointain ; la communauté ne doit-elle pas subvenir à tous ses besoins ? Il s'en suit que son agriculture est arriérée et superficielle, ses méthodes de travail simplistes et routinières. Insouciant du lendemain, il ignore l'épargne persévérante et par suite n'arrive pas à constituer la richesse ; dépourvu d'initiative et d'énergie, il est la victime désignée des exploiteurs si l'appui de sa communauté vient à lui manquer. Habituellement comprimé dans son groupe, il peut devenir un révolté si la contrainte extérieure se relâche : c'est pourquoi les peuples communautaires sont souvent si difficiles à gouverner et sont parfois des pépinières

---

1. Cf. Edmond Demolins, *Comment la route crée le type social*, Firmin-Didot. On trouvera dans cet ouvrage la description des principaux types sociaux et l'explication de leurs caractères distinctifs.

d'anarchistes ; mais il ignore la discipline volontaire et n'a ni l'esprit d'organisation, ni le sens de la responsabilité. Il ne sait pas résoudre par l'initiative personnelle et l'association libre les difficultés de la vie ; par indolence ou incapacité il recourt sans cesse à la communauté et sollicite l'intervention de l'État pour régler par voie d'autorité même les affaires privées. Or ces interventions sont inefficaces et nuisibles, nous aurons occasion de le constater.

L'observation des sociétés et l'étude des lois sociales démontrent, en effet, que chaque organe social a sa fonction propre et que, non seulement il ne peut pas suppléer l'organe voisin, mais encore qu'il n'en saurait sans dommage usurper la fonction. Les pouvoirs publics ne font pas exception à cette règle : ils ont à remplir certaines fonctions bien déterminées correspondant à certains besoins de la vie collective. Ces besoins varient évidemment suivant les temps et les lieux, aussi le rôle des pouvoirs publics peut-il varier dans certaines limites. Mais que la commune, la province ou l'État franchissent ces limites ou manquent à leur fonction propre, il y a malaise.

Ainsi, par exemple, c'est bien aux pouvoirs publics à constater le droit de propriété et à le protéger en vue de maintenir l'ordre, mais ils ne sauraient en aucune façon régler arbitrairement la forme et le régime de la propriété qui sont conditionnés par le mode de travail. Nous en trouverons un exemple bien net dans la province de Rome où la propriété privée existe en droit et n'existe pas en fait parce que le sol est soumis au pâturage, travail de simple récolte, et à une culture rudimentaire qui n'exigent pas une appropriation permanente du sol. Des méthodes de travail dans lesquelles l'action de l'homme est peu de chose comparée à l'influence de la nature s'accommodent fort bien de la propriété collective : c'est d'ailleurs ce qui favorise l'existence et la conservation des communautés. La propriété s'organise donc en vue du travail ; mais cette adaptation n'est pas toujours parfaite ni instantanée surtout à notre époque d'évolution et de transformations rapides : les formes juridiques et les rapports sociaux peuvent être en retard sur les méthodes techniques. C'est de là que provient la crise agraire qui se manifeste d'autant plus intense que l'adaptation est plus lente ou plus difficile.

Or, les communautaires ne songent pas ou du moins ne réussissent pas à réaliser cette adaptation par l'initiative privée ; ils recourent à la communauté d'État dont les interventions sont forcément lentes et rigides. Il n'est donc pas surprenant que, chez les peuples appartenant à un type social aussi peu souple, l'adaptation soit malaisée et la crise agraire presque permanente.

C'est précisément pourquoi l'Italie offre à l'observateur un merveilleux champ d'étude puisque la crise y est endémique et y revêt des formes multiples. En Italie même, le territoire romain présente un intérêt particulier car la question agraire y apparaît à l'aube même de l'histoire.

La première loi agraire qui ait été promulguée à Rome date de l'an 486 avant Jésus-Christ ; la dernière est de 1908. Entre le consulat de Spurius Cassius et le ministère de M. Giolitti, les lois agraires se sont succédé presque sans interruption aussi bien sous la République que sous l'Empire, sous le régime pontifical que sous le gouvernement actuel. Cette fécondité législative à propos de la propriété foncière est l'indice d'un malaise évident, puisque l'intervention des pouvoirs publics a été jugée fréquemment nécessaire pour régler l'usage du sol, et le grand nombre des lois prouve surabondamment qu'aucune d'elles n'a jusqu'ici mis un terme à ce malaise. Actuellement une commission travaille à en élaborer une nouvelle, qui sera la sixième ou la septième promulguée depuis vingt-cinq ans.

La crise agraire existe donc dans les environs de Rome depuis près de 2 500 ans. Elle ne se manifeste pas seulement par l'élaboration des lois. Les anciens Romains ont vu l'émeute gronder sur le Forum et la guerre civile éclater entre les partis : les Gracques en furent victimes. De nos jours, on lit fréquemment dans les journaux que les paysans d'un village ont envahi la propriété voisine et s'en sont partagé les terres pour les ensemencer ; si le propriétaire résiste et si la force publique intervient, le conflit devient facilement meurtrier.

Il y a donc encore actuellement dans la province de Rome une crise agraire. Quelles en sont les causes ? Quel en pourrait être le remède ? Telles sont les questions qui se posent tout naturellement et auxquelles nous voudrions essayer de répondre.

La crise agraire se manifeste ici par la lutte pour la terre ; il s'agit de savoir pourquoi la terre de ce pays ne nourrit pas les hommes qui le peuplent. C'est seulement par une analyse aussi exacte que possible de l'organisation de la propriété que nous pourrons espérer découvrir les causes du malaise, en examinant attentivement si cette organisation est en harmonie avec les conditions du travail, l'état social de la population et les besoins de la société moderne.

Lorsque nous aurons déterminé les causes de la crise agraire, nous verrons quels remèdes y ont été proposés ; nous constaterons que l'intervention des pouvoirs publics est actuellement nécessaire, mais que cette intervention a des limites bien précises et qu'elle est par elle-même inefficace si elle n'est pas secondée par l'action énergique et persévérante des initiatives privées.

Nous serons amenés à conclure par cette affirmation devenue banale que la valeur propre de l'homme, résultat de la formation sociale et de l'éducation familiale, est le facteur dominant dans les problèmes qui se posent devant l'observateur des sociétés humaines. La prospérité, la supériorité sociales appartiennent aux individus et aux peuples qui savent le mieux s'adapter aux conditions du lieu et du temps pour maîtriser les forces naturelles et en tirer les moyens d'existence les plus abondants pour favoriser l'essor de la race.

Une étude monographique comme celle qu'on va lire n'a d'autre but que de déterminer, par une observation limitée mais minutieuse, et par une analyse détaillée et méthodique, les conditions de la prospérité sociale dans une région donnée et les causes qui y font obstacle, afin de permettre à l'homme de la réaliser par les moyens que l'expérience reconnaît efficaces.

La science sociale n'a de raison d'être que si elle permet, par la connaissance des lois sociales, d'augmenter le bien-être des sociétés, d'atténuer leurs souffrances et de les rendre prospères.

CHAPITRE PREMIER

LA QUESTION AGRAIRE ET LE LATIFUNDIUM

Etat de la propriété dans la province de Rome.
— Les paysans de la province de Rome réclament des terres à travailler et, si on ne leur en
donne pas, ils envahissent et labourent celles des
grands propriétaires. C'est là un premier fait que
nous constatons par la lecture des journaux ; il
en est un second que nous pouvons observer de la
portière d'un wagon : c'est que la campagne
est fort peu et fort mal cultivée, que les villages
y sont clairsemés, et même dans les environs de
Rome, dans la Campagne romaine proprement
dite, on n'aperçoit plus ni cultures, ni villages.
Ces deux observations rapides et superficielles
nous amènent à faire l'hypothèse que la petite
propriété doit être relativement peu développée
dans la région et que le paysan non seulement
ne peut pas aisément devenir propriétaire, mais
trouve difficilement à employer ses bras. C'est
bien, en effet, ce que va nous confirmer l'étude
de l'organisation de la propriété dans la province
de Rome.

Consultons les statistiques de l'Enquête agraire ;

elles ont été publiées vers 1883, mais, de l'aveu des personnes compétentes, elles sont encore exactes en ce qui concerne l'objet de notre étude. La province de Rome a une superficie de 1 200 000 hectares, soit l'étendue de deux de nos départements français. La propriété foncière y présente les caractéristiques suivantes :

| | | NOMBRE | |
	VALEUR	des propriétés.	des propriétaires.
Ensemble de la propriété. . .	226 millions	111 078	172 941
Grande propriété (supérieure à 1 000 hectares).	105 —	188	249

Ces chiffres font ressortir l'importance et la concentration de la grande propriété qui représente près de la moitié de la valeur totale de la propriété rurale et est aux mains d'un très petit nombre de personnes. Dans l'arrondissement de Rome, la concentration est encore plus accentuée puisque 115 propriétés supérieures à 1 000 hectares valent plus de 83 millions, tandis que 47 427 propriétés inférieures à 1 000 hectares ne valent que 57 millions. A Civitavecchia, 14 propriétés valent 6 millions, les 1 432 autres atteignent seulement la valeur de 3 millions et demi. Si, avec l'auteur de l'enquête agraire, nous réservons le nom de *latifundia* aux propriétés de plus de 5 000 hectares, nous constatons qu'ils valent 62 700 000 francs, c'est-à-dire qu'ils représentent, en valeur, plus de la moitié de la grande propriété et 36 pour 100 de l'ensemble de la propriété rurale dans la province de Rome. Il faut remarquer en outre que si la statistique, au lieu d'indiquer la valeur des diverses catégories de propriétés, indiquait leur étendue globale, les chiffres relatifs à la grande propriété seraient beaucoup plus élevés, car les vignes, par exemple, qui sont très morcelées et comptent dans la petite propriété, ont une valeur bien plus grande que les pâturages et les bois.

On voit par les chiffres cités plus haut que la petite propriété occupe cependant une place honorable dans la province de Rome[1]. Mais il faut remarquer que la petite propriété est localisée dans les montagnes et dans les régions viticoles comme les monts Albains et les faubourgs de Rome. Dans ces régions-là, la question agraire ne se pose pas puisque le sol est soumis à une culture aussi intensive que le permettent les conditions du lieu, et que les paysans y sont propriétaires. Elle se pose au contraire dans la partie nord de la province où des paysans prolétaires se trouvent en face d'immenses domaines

[1]. Nombre des propriétaires fonciers :

Au-dessus de 1 000 hectares.	249
De 1 000 à 500 hectares.	228
— 500 à 251 —	422
— 250 à 101 —	850
— 100 à 51 —	1 329
— 50 à 26 —	2 425
— 25 à 11 —	5 544
— 10 à 1 —	61 297
— 100 ares à 51 ares.	31 084
— 50 — à 26 —	28 031
Au-dessous de 25 ares.	44 482

On voit combien est développée la très petite propriété puisque, dans un pays où les enfants sont très nombreux, sur 1 142 000 habitants on compte 172 941 propriétaires.

soumis à une exploitation extensive. Elle se pose dans la Campagne romaine dont les solitudes semblent vouloir isoler la Ville éternelle du reste du monde, et où des milliers d'hectares ne sont peuplés que de quelques bergers. Là, c'est bien le *latifundium* qui domine et qui caractérise le régime foncier. Par latifundium nous devons entendre *la grande propriété soumise à une exploitation extensive,* quel qu'en soit d'ailleurs le possesseur : communes, œuvres pies ou particuliers.

Les biens communaux dans la province de Rome atteignent une valeur cadastrale de 13 millions de francs. Les communes de Nettuno, Terracine, Sermoneta, Carpineto, Segni et Filettino possèdent chacune plus de 5 000 hectares ; trente autres communes ont un patrimoine de 1 000 à 5 000 hectares.

Les œuvres pies (hôpitaux, paroisses, confraternités) ont un revenu foncier d'environ 1 200 000 francs. L'hôpital San Spirito de Rome est un des grands propriétaires de l'Agro romano. Jadis les biens ecclésiastiques étaient beaucoup plus étendus qu'aujourd'hui, car une grande partie en a été vendue depuis une quarantaine d'années.

Parmi les particuliers, les propriétaires les plus importants sont les princes romains, les Chigi, les Ruspoli, les Rospigliosi, les Borghèse qui ont 15 000 hectares dans la Campagne romaine, les Caëtani qui en possèdent plus de 30 000 dans les Marais Pontins. D'autres propriétaires moins illustres et parfois d'origine récente ont aussi de vastes possessions.

Origine du latifundium. — Cela n'est pas un fait récent que la prédominance de la grande propriété à culture extensive dans les environs de Rome. Les lois agraires de la République romaine avaient précisément pour but de fixer une limite maxima aux possessions des familles patriciennes et aux troupeaux qu'elles envoyaient sur les pâturages publics. Dès les premiers siècles de Rome, c'était une tendance des citoyens riches d'accaparer à leur profit le territoire de l'*Ager publicus* et les terres conquises sur l'ennemi. Si la question agraire est presque aussi vieille que Rome, le latifundium l'est autant qu'elle. Cependant c'est vers la fin de la République que les latifundia prirent une extension considérable, lorsque Rome, devenue puissante, eut abandonné l'agriculture pour l'art militaire, lorsque les tributs des peuples vaincus vinrent entretenir l'oisiveté des maîtres du monde, et lorsque le blé de Sicile et d'Égypte assura la nourriture des citoyens-mendiants qui formaient alors le peuple-roi.

La plèbe s'entasse alors à Rome, mais la campagne n'est pas déserte; elle est seulement peuplée d'esclaves. Les champs sont transformés en jardins et les fermes font place aux villas. Le Romain ne va plus à la campagne pour y travailler, mais pour s'y reposer; il n'y produit plus rien, mais il y dépense beaucoup. C'est alors, et non sans raison, que Pline reproche aux latifundia de causer la perte de l'Italie : *Latifundia perdidere Italiam.*

Mais le latifundium a survécu à la ruine de l'Italie. Les tributs des nations conquises et le

blé d'Egypte prirent un jour la route de Byzance
bientôt suivis des principales familles de l'aristocratie, mais les latifundia ne furent pas morcelés.
Les Barbares vinrent qui ravagèrent le pays, in-
cendièrent les villas, détruisirent les aqueducs;
après leur passage, le latifundium régnait comme
jadis sans partage sur la Campagne romaine.

Et pourtant ce fut une époque critique pour
Rome qui, privée des contributions des provinces
de l'empire, ne recevait pas encore les offrandes
et les aumônes qui bientôt allaient affluer vers
la capitale de la chrétienté et permettre à ses
habitants de reprendre leurs habitudes de vie oi-
sive et insouciante comme au temps des Césars.

Il y eut là quelques siècles assez durs à passer,
si durs même qu'on fut parfois contraint de prendre la charrue et la pioche. Du vi^e au viiie siècle,
on signale quelques essais de culture. Les papes
Zacharie et Hadrien, qui vivaient vers 750, fon-
dèrent même dans la campagne trois ou quatre
villages de cultivateurs appelés *domuscultuæ*. Ces
villages disparurent bien vite et, aujourd'hui,
c'est à peine si on en peut indiquer l'emplacement.

Au cours des siècles, les papes multiplièrent
les tentatives pour favoriser le peuplement de la
Campagne romaine et y développer l'agriculture.
Ce fut toujours en vain et, actuellement, cette
région est certainement moins peuplée et moins
cultivée qu'il y a deux mille ans.

Les circonstances politiques ont bien pu, en
effet, amener la formation des latifundia, mais
grâce seulement aux conditions favorables du

lieu. Par sa constitution géologique, la partie de la province de Rome, qui s'étend du lac de Bolsena jusqu'à Terracine, est très riche en eaux souterraines peu profondes qui entretiennent dans le sol une humidité favorable à la croissance de l'herbe et qui donnent naissance à un grand nombre de petites sources. Au printemps, il tombe des pluies abondantes qui prolongent la végétation assez avant dans l'été, et, en octobre, de nouvelles pluies font reverdir les prairies qui, en raison de la douceur du climat, n'ont pas à redouter la gelée. Ce pays est donc très favorable au pâturage et en particulier au pâturage d'hiver, ce qui supprime la difficulté de l'hivernage. Ici, la nécessité de nourrir les animaux à l'étable pendant la mauvaise saison ne vient pas contraindre le pasteur à faire de la culture, ni même à récolter et à emmagasiner des fourrages. Quant à la sécheresse de l'été, il y échappe par la transhumance dans les Apennins.

C'est un fait bien connu que, chez les Romains, le bétail avait une grande importance. Les auteurs latins qui ont écrit sur l'agriculture indiquent toujours le bétail comme une des branches de l'économie rurale qui donne le plus de profits. Les patriciens possédaient d'immenses troupeaux; il n'est pas étonnant qu'ils se soient enrichis chaque jour davantage, et qu'ils aient pu constituer peu à peu les grands domaines latifundistes[1].

---

1. De nos jours, l'art pastoral est une source d'enrichissement et un moyen d'ascension. La plupart des fortunes de la bourgeoisie romaine actuelle ont une origine pastorale.

Pline décrivant la route qui conduit de Rome à sa villa de Laurentium, dit qu'elle traverse de vastes pâturages où paissent de nombreux troupeaux de moutons, de chevaux et de bœufs.

On conçoit bien comment l'art pastoral favorise le latifundium à exploitation extensive ; il faut, en effet, de grands espaces pour le parcours dés animaux dont la garde par ailleurs n'occupe qu'un petit nombre de personnes. C'est ce qui explique que la culture ait été abandonnée peu à peu, et que la campagne se soit dépeuplée.

La situation ne s'est pas sensiblement modifiée au cours des siècles, malgré les changements nombreux et profonds qui ont affecté la vie politique et économique de Rome. C'est que la *malaria,* en rendant la campagne inhabitable au moins pendant l'été, a contribué à conserver le pâturage extensif et le latifundium. Nous avons vu que le sol de la province de Rome est riche en eaux. Ces eaux sourdent à la surface et forment des marécages si leur écoulement n'est pas assuré. Or la main de l'homme s'est retirée de la Campagne romaine le jour où l'art pastoral y eut établi son empire exclusif. Rien d'étonnant donc si on rencontre à chaque pas des eaux stagnantes et de petites mares provenant des dernières pluies. C'est dans ces mares que se développent les larves des moustiques qui, par leur piqûre, propagent le germe de la malaria. Cette maladie qui se manifeste par des fièvres périodiques, est due à un parasite qui vit dans le sang. Les malariques sont anémiés, incapables d'un travail énergique, et atteignent rarement à la vieillesse ; souvent d'ailleurs ils meurent d'un accès de fièvre.

On conçoit que là où règne une pareille maladie la culture soit à peu près impossible, et l'on voit d'ici les conséquences que cela peut avoir sur l'état social ; des auteurs anglais ont été jusqu'à attribuer à la malaria la décadence de la Grèce et de Rome. Sans nous attarder plus longtemps sur cette question que nous étudierons plus tard en détail à propos de la colonisation de la Campagne romaine, remarquons que, si le latifundium, en supprimant la culture, a favorisé le développement de la malaria, la malaria à son tour, en rendant la culture impossible, a contribué à maintenir le latifundium. Malaria et latifundium sont deux alliés. Jusqu'ici leur alliance les a rendu invincibles. Nous verrons au cours de cette étude que l'une est déjà vaincue et que l'autre est fortement menacé.

En résumé, si l'expansion militaire de Rome a été la cause occasionnelle du développement du latifundium, celui-ci a été *favorisé et conservé par les conditions naturelles du lieu, par le pâturage et la malaria.*

Voici donc deux faits : la question agraire et le latifundium dont nous constatons la coexistence dans la même région depuis des siècles. Sommes-nous en droit de dire que celui-ci est cause de celle-là ? Pas encore. Pour pouvoir formuler légitimement une pareille conclusion, nous devons analyser minutieusement les caractères du latifundium et déterminer aussi rigoureusement que possible les conséquences qu'il peut avoir sur toute l'organisation sociale du pays.

Roux.   2

Dans la province de Rome, le latifundium se présente sous des aspects différents, suivant qu'on le considère dans la Campagne romaine où n'existe pas de population stable, ou dans la partie septentrionale de la province où se trouvent des villages clairsemés mais souvent importants. Il semble à première vue que les mêmes problèmes ne se posent pas dans les deux régions : dans l'Agro romano l'attention des particuliers et des pouvoirs publics se porte surtout sur l'assainissement et la mise en culture, sur ce qu'on appelle la *bonification* ; dans le Viterbois on se préoccupe surtout des usages publics et des conflits entre propriétaires et paysans. En réalité, nous verrons qu'en dépit des apparences, le problème est bien le même partout : *Comment augmenter la productivité du sol pour nourrir des bouches chaque année plus nombreuses.* La question agraire est ici avant tout et surtout une question de patronage rural, de direction du travail agricole.

Cependant, comme la présence ou l'absence de population stable est un fait qui n'est pas indifférent et qui donne aux deux régions une physionomie bien distincte ; comme, d'autre part, il importe d'éviter toute confusion, nous étudierons successivement le latifundium dans la Campagne romaine et le latifundium dans la région de Viterbe.

CHAPITRE II

LE LATIFUNDIUM DANS L'AGRO ROMANO [1]

LE LIEU. — Les auteurs ne sont pas tous d'accord sur la délimitation de la Campagne romaine; on doit entendre par là les environs de Rome, la banlieue. Pratiquement on emploie aujourd'hui indifféremment les expressions Campagne de Rome et Agro romano pour désigner le territoire de la commune de Rome, qui s'étend sur 200 000 hectares. On oppose aussi la Campagne ou l'Agro au *Suburbio* qui est la zone cultivée, située aux portes mêmes de la ville, où se trouvent des vignes et des oliviers et où la propriété est très morcelée.

L'Agro romano s'étend au Nord presque jusqu'au lac de Bracciano, au Sud au delà d'Anzio, à l'Ouest jusqu'à la mer et à l'Est jusqu'aux envi-

---

1. Cf. Werner Sombart, *La Campagna romana*, traduction italienne par Jacobi, Turin, Lœscher, 1891 ; Ghino Valenti, *La Campagna romana e il suo avvenire economico e sociale* (Giornale degli Economisti, 1893, vol. VI). — Il est peu de pays sur lesquels on ait autant écrit que sur la Campagne romaine. Cf. De Cupis, *Saggio bibliografico degli scritti e delle leggi sull'Agro romano*, Rome, 1903.

rons de Mentana et de Tivoli; les monts Albains avec Frascati et Albano n'en font pas partie.

La Campagne de Rome n'est pas une plaine; quoique son aspect varie un peu suivant les régions, elle présente dans l'ensemble un grand nombre de petites collines de 40 à 150 mètres d'altitude, disposées sans ordre et séparées par des ravins, de petites vallées aux pentes rapides. On estime qu'un cinquième seulement de l'Agro romano est en plaine : vallées du Tibre et de l'Anio et littoral de la mer. Tout ce pays est de formation géologique récente : le sous-sol est constitué par des sédiments pliocènes qui affleurent çà et là, notamment au Monte Mario et au Vatican, mais qui presque partout ont été recouverts par les éruptions volcaniques des monts Sabatini, et plus tard par celles des monts Albains. Les produits volcaniques qui constituent le sol actuel de l'Agro romano portent le nom générique de tufs et se composent de scories, de cendres et de conglomérats sableux irrégulièrement disposés et présentant une structure très variable. Quoique la composition de ces terrains varie d'un point à un autre, ils sont en général assez bien pourvus d'acide phosphorique et d'azote, mais ce qui nuit à leur fertilité dans bien des cas, c'est leur faible profondeur. Dans les vallées et les dépressions le sol arable atteint jusqu'à un mètre, mais sur le sommet des collines l'érosion a réduit souvent son épaisseur à quelques centimètres; parfois même la roche est mise à nu par les pluies, lorsque les labours ont ameubli le sol pendant plusieurs années. Aussi une étendue considérable de la Campagne romaine doit-elle rationnellement rester en pâturage gazonné sous peine d'être réduite à l'état de roche stérile. Le gazon ne suffit même pas à retenir la terre sur les pentes trop rapides des collines et des ravins ; le sol désagrégé par le pied des animaux est entraîné à la première pluie ; dans ces cas-là on préconise le reboisement.

La connaissance de la nature des terrains nous permet déjà de supposer que la Campagne romaine est favorable au *pâturage*; le régime des eaux et le climat viennent encore renforcer cette aptitude à la production de l'herbe. Il n'y a qu'un seul grand fleuve, le Tibre et son affluent l'Anio, l'un et l'autre sujets à des crues fortes et rapides. Ce sont les limons déposés par eux qui rendent leurs vallées si fertiles ; ce sont aussi les détritus charriés par eux et déposés par le Tibre à son embouchure qui ont provoqué la formation des étangs littoraux de Maccarese et d'Ostie. Mais il y a dans l'Agro romano un nombre infini de petits cours d'eau qui s'enflent démesurément à l'époque des pluies et qui ont cette particularité de n'être jamais à sec. Enfin, partout on trouve des sources, des puits, des suintements d'eau. Le terrain très poreux de sa nature forme éponge et absorbe une grande quantité d'eau pendant la saison pluvieuse. On attribue d'ailleurs la richesse en eaux de la Campagne romaine à des infiltrations provenant des lacs de Bracciano et d'Albano qui sont situés à une altitude assez élevée. Cette humidité est aussi entretenue par des pluies abondantes et fréquentes en automne, en hiver et au printemps ;

malgré la chaleur de l'été, la sécheresse ne se fait pas sentir avant le mois de juillet et dès la fin de septembre l'herbe commence à reverdir. Comme, d'autre part, la température est très douce et que les fortes gelées sont rares, la végétation, quoique ralentie, n'est pas arrêtée pendant l'hiver. Ce sont là des conditions très favorables au pâturage.

Malheureusement l'abondance des eaux est aussi une cause d'insalubrité, car elles s'accumulent et séjournent dans les fonds et les dépressions d'où elles ne peuvent pas s'écouler naturellement, faute d'une pente générale dans le relief du sol. Elles forment donc des flaques et des mares qui, en été et en automne surtout, sont des foyers de *malaria*. Cette insalubrité est un obstacle au peuplement et par suite à la culture.

Bien qu'il existe des forêts très étendues sur le littoral et que les plantes les plus variées, depuis les céréales jusqu'à la vigne et l'olivier, puissent réussir dans la Campagne romaine, celle-ci, dans son état actuel, *peut être considérée comme une steppe*, steppe longtemps intransformable à cause de la malaria, mais qui aujourd'hui, grâce au progrès de la médecine, peut être transformée.

L'intransformabilité du lieu a été la cause première de la crise agraire dans la Campagne de Rome : une grande ville se trouve entourée d'une banlieue incapable de subvenir à ses besoins ; un vaste territoire reste impropre à la culture et au peuplement au pied de montagnes surpeuplées dont les habitants n'ont chez eux que des moyens d'existence insuffisants et doivent passer les mers pour gagner leur vie. Mais la crise est devenue plus aiguë, le malaise plus grand et les protestations se sont fait entendre plus vives et plus amères du jour où la transformation est devenue possible et ne s'est pas faite. Pourquoi ne s'est-elle pas faite encore? Quels sont les maux contre lesquels on proteste? C'est ce que l'étude des domaines de l'Agro romano va nous apprendre.

Le « MERCANTE DI CAMPAGNA ». — Nous avons indiqué comment le pâturage et la malaria étaient les véritables causes de l'existence du latifundium. En fait, les 200 000 hectares de la Campagne de Rome appartiennent à quatre cents propriétaires ; mais parmi ceux-ci il en est un certain nombre dont les domaines s'étendent sur plusieurs milliers d'hectares.

D'après Sombart[1], huit latifundistes se partagent à eux seuls la moitié du pays, soit plus de 100 000 hectares. « De ces huit propriétaires, quatre possèdent plus de 10 000 hectares chacun et occupent une superficie de 72 000 hectares. Il y a en outre treize propriétés de 2 000 à 5 000 hectares qui couvrent une superficie de 40 416 hectares. » Ainsi donc vingt et un propriétaires se partagent les trois quarts de l'Agro romano. A cet égard la situation n'a pas changé depuis le milieu du xvii° siècle, ainsi qu'en fait foi le plus ancien cadastre qui ait été dressé pour la Campagne romaine, en 1660. Cette stabilité s'explique

____

1. *Op. cit.*, p. 69.

par la qualité des propriétaires : en 1873, la propriété foncière se répartissait ainsi :

Biens de l'Église.	22 pour 100	
OEuvres pies.	8	—
Majorats.	30	—
Propriétés libres.	40	—

Depuis l'aliénation des biens ecclésiastiques, la
mainmorte est réduite aux biens des œuvres pies,
et depuis l'abolition des fidéicommis la propriété
privée est complètement libre. Cependant ce sont
encore les princes romains qui sont les principaux propriétaires de l'Agro romano. Ils sont peu
nombreux et tous apparentés entre eux ; si une
famille s'éteint, c'est un parent qui hérite de ses
biens et en relève le nom. En réalité, ces familles
princières, presque toutes d'origine népotique,
forment une sorte de communauté dans laquelle
restent les propriétés. A Rome on attache d'ailleurs un grand prix aux immenses possessions
terriennes qui, outre les satisfactions de la vanité,
procurent des revenus élevés et sûrs. Aussi les
ventes de domaines sont-elles extrêmement rares
et la valeur de la terre est-elle presque impossible à déterminer.

On suppose bien que ces propriétaires sont *absentéistes*. Pendant cinq mois de l'année, la fièvre
rend la campagne inhabitable pour tous ceux que
la nécessité de gagner leur pain quotidien n'oblige
pas à affronter la malaria. Aussi le propriétaire
romain ne séjourne-t-il jamais sur ses terres,
même en villégiature ; ses villas sont aux portes
de Rome ou dans les monts Albains. C'est d'ailleurs un urbain qui n'entend rien à l'agriculture,

n'a aucun goût pour la vie rurale et visite rarement ses propriétés. Il est même étrange de voir cette indifférence pour les choses de la campagne s'allier à l'amour des vastes possessions terriennes. Jadis, au xviiie siècle, les grands propriétaires faisaient valoir leurs biens par l'intermédiaire d'un administrateur ; plus tard, lorsqu'au commencement du xixe siècle la culture du blé, devenue très rémunératrice, se développa davantage, le fermage devint la règle générale.

« Les ancêtres des « mercanti di campagna » actuels étaient de simples pasteurs qui descendaient des montagnes avec leurs troupeaux pour hiverner dans la Campagne romaine, supportant toutes les fatigues et toutes les peines de la vie nomade. Certains richards qui aujourd'hui parcourent le Corso et font stationner leurs voitures devant les portes de Montecitorio ne pourraient suspendre aux murs de leurs salons trois ou quatre portraits d'ancêtres sans retrouver le pasteur, sans évoquer le souvenir de la vie bucolique de l'aïeul guidant un troupeau entre les Abruzzes et la Campagne romaine...

« Le riche fermier d'aujourd'hui veut paraître civilisé à tout prix ; il a voyagé, autant du moins que cela est nécessaire pour dire qu'il a vu le monde ; il parle péniblement une ou deux langues étrangères et introduit dans le dialogue des mots français ; il orne sa demeure avec un luxe pompeux et voyant, sans réussir à y créer le confort et sans arriver à la rendre commodément habitable. Il a des chevaux de course et promène dans les rues de Rome les plus beaux équipages ; il donne de temps en temps de grandes fêtes, passe l'été dans une ville d'eaux à la mode (jamais sur sa ferme), s'occupe ou prétend s'occuper de politique, se fait élire au Parlement ou au conseil municipal ; en un mot, il mène la vie du « signore » italien [1]. »

On voit que ce fermier semble s'occuper fort peu d'agriculture. En effet ce n'est pas un fermier-cultivateur, c'est un *mercante di campagna,* un marchand de campagne, un fermier général, un commerçant beaucoup plus qu'un cultivateur. Souvent d'ailleurs il afferme plusieurs domaines et, à cet égard, on a pu noter, au cours du xix° siècle, une concentration très marquée du fermage. Sombart estime que, vers 1890, une dizaine de fermiers se partageaient la moitié de l'Agro romano et que leur nombre total ne dépassait pas une centaine. Souvent même le fermage des immeubles ruraux n'est qu'une partie de leurs affaires ; certains ont des entreprises de toute nature et s'occupent d'opérations de Bourse. Les aptitudes commerciales leur sont beaucoup plus nécessaires que les capacités techniques.

Voici, en effet, de quelle façon le fermier mène son exploitation. S'il y a des bois sur le domaine, il vend les coupes sur pied à un fabricant de charbon ou à un marchand de bois ; il afferme à tant par tête à des bergers venus de la montagne le pâturage sous les arbres. Il vend de même le foin sur pied à des marchands de fourrages qui se chargent de clore le terrain qui leur est réservé

1. W. Sombart, *La Campagna romana,* p. 85.

et de faire récolter l'herbe avant la Saint-Jean ; à partir de cette date, le terrain doit être rendu au libre parcours des pasteurs. Ceux-ci afferment le pâturage pour une année, sur une étendue déterminée, au *mercante di campagna,* qui n'a qu'à encaisser le prix convenu. Le fermier ne s'occupe pas non plus directement de la culture ; il traite avec un sous-entrepreneur qui doit lui fournir la main-d'œuvre constituée par des journaliers employés et payés à la journée et par des colons qui reçoivent une certaine étendue de terres à semer en céréales contre redevance du tiers ou de la moitié du produit. Les travaux de culture s'exécutent sous la direction d'un préposé du patron, le *fattore*[1], tandis que le *capoccia* est chargé des bœufs de labour. Lorsqu'il y a des animaux d'élevage, ceux-ci sont confiés à un employé spécial relevant, comme les autres, directement du patron ou de son représentant. On voit que la direction technique est ici réduite à son minimum : les méthodes sont traditionnelles et primitives, et chaque branche de l'exploitation est autonome. Il importe beaucoup plus au fermier de bien se faire payer ses sous-locations et de bien vendre ses produits que d'augmenter et d'améliorer sa production : le nom de *mercante di campagna* est donc bien trouvé.

Il faut d'ailleurs noter que ce type de grand fermier général a aujourd'hui à peu près disparu

---

1. Ce *fattore* n'est guère qu'un contremaître, à la différence du *fattore* toscan qui est un vrai régisseur dont l'autorité s'étend sur toute l'exploitation du domaine.

par suite de l'extension du pâturage transhumant
aux dépens de la culture et de l'élevage des bo-
vidés, et par suite de la concentration des troupeaux. Le propriétaire loue ses terres directement
aux pasteurs transhumants.

1. — L'ART PASTORAL

LE PATURAGE ET LES BERGERS TRANSHUMANTS. —
Jadis, on élevait sur chaque domaine des bœufs
et des chevaux qui paissaient toute l'année dans la
Campagne de Rome. Mais aujourd'hui les infati-
gables petits chevaux romains et les bœufs à
grandes cornes ont disparu devant les brebis des-
cendues des Apennins. Tandis qu'en beaucoup de
pays, le nombre des moutons est en décroissance
et que les bêtes à laine cèdent souvent la place
au gros bétail, le contraire se produit ici. Il ne
faudrait pas en conclure à une régression de
l'agriculture. Bœufs et chevaux vivent à l'état
libre, uniquement du pâturage comme les brebis :
c'est de l'élevage extensif dans l'un et l'autre cas.
Il est assez naturel que ce soit l'animal qui s'accommode le mieux de cette méthode d'exploitation qui élimine les autres ; c'est précisément le
cas de la brebis qui est élevée ici, non en vue de
la boucherie, mais pour la production du lait. La
brebis a d'ailleurs sur le bœuf l'avantage de pouvoir fuir, par la transhumance, la brûlante sécheresse de l'été qui cause parfois une grande mortalité parmi les animaux qui restent dans l'Agro
romano où la nourriture peut venir à manquer

complètement. De tout temps la transhumance a existé entre la province de Rome et les montagnes de l'Apennin, mais c'est seulement à la fin du xixe siècle qu'elle a pris son développement actuel. On se rappelle encore le temps où les bergers de l'Ombrie et des Marches n'osaient pas dépasser le pied du Soracte, d'où ils contemplaient avec effroi la Maremme, pays de la fièvre et de la mort. Un jour vint cependant où il leur fallut affronter ce pays redoutable lorsque les progrès de la culture dans les Marches et en Ombrie eurent fait disparaître dans ces provinces les jachères et les pâturages d'hiver. Ce furent les bergers de Visso, dans l'Apennin ombrien, qui, sous l'empire de la nécessité, envahirent les premiers la rive droite du Tibre en offrant pour le pâturage des prix de location si avantageux que les fermiers réduisirent, puis supprimèrent le gros bétail. Les Abruzziens firent de même sur la rive gauche et la brebis prit ainsi possession de toute la Campagne romaine jusqu'au littoral de la mer.

Pourquoi les pasteurs peuvent-ils offrir des prix de ferme qu'on n'aurait pas osé espérer jadis? Ici nous relevons une répercussion assez inattendue de l'émigration sur l'art pastoral. Nous savons que la brebis est exploitée pour son lait qui sert à fabriquer un fromage dénommé *pecorino* (de *pecora*, brebis) de saveur très piquante, qui est très apprécié des Italiens. C'est un fromage qui se conserve bien; aussi peut-il supporter les longs voyages, et c'est pourquoi il est très demandé en Amérique où, comme on sait, il y a de nombreux émigrants italiens. Ces émigrants sont précisément originaires des montagnes de l'Italie centrale d'où descendent les pasteurs ; ils passent les mers parce que leur pays est trop pauvre pour les nourrir. On peut donc dire sans paradoxe que la prospérité actuelle de l'art pastoral transhumant est due à la pauvreté du lieu où il s'exerce pendant l'été. La misère d'aujourd'hui peut être une cause de richesse pour demain ; nous avons pu constater, en effet, que l'émigration en Amérique a pour résultat non seulement la prospérité matérielle, mais le relèvement social de certaines populations. La livre de *pecorino* a passé en dix ans de 1 fr. 50 à 3 francs ; ceci nous explique que les fermages aient doublé, que le pâturage apparaisse comme le meilleur mode d'exploitation de l'Agro romano et que les propriétaires qui voient augmenter leurs revenus sans se donner de peine, nient la nécessité et l'opportunité de modifier leur système et de faire des améliorations coûteuses et aléatoires. Ce raisonnement ne manque pas de justesse et on ne saurait l'écarter sans examen.

On comprend que, devant les profits que donne le pâturage à brebis, les cultures se soient beaucoup réduites ; on constate même que certains domaines sont aujourd'hui exclusivement en pâturage. Dans ces conditions, le *mercante di campagna* devenait un rouage inutile ; aussi a-t-il disparu, comme tous les organes inutiles, bien que nous soyons ici dans un milieu très traditionnel, peut-être même routinier, ce qui est une preuve plus forte de la rigueur des lois sociales. Il est, en effet, très simple et plus avantageux pour le propriétaire de traiter directement avec un pasteur qui lui loue toute sa ferme pour plusieurs années. L'opération est encore simplifiée par la concentration des troupeaux. Autrefois beaucoup de montagnards possédaient cent, deux cents brebis ; ils s'associaient pour louer un pâturage, mais ne pouvaient cependant affermer qu'une étendue restreinte ; en outre, ils n'étaient pas toujours très solvables ; le fermier général jouait donc le rôle d'intermédiaire utile en répartissant le terrain du domaine entre les bergers, en les choisissant et en prenant à son compte tous les risques vis-à-vis du propriétaire. Mais il s'est produit de la sorte une sélection entre les petits pasteurs ; beaucoup se sont endettés et ont été peu à peu expropriés par le *mercante di campagna* qui a réuni en sa possession tous ces petits troupeaux et en a constitué une *masseria* de 2 000 à 5 000 têtes qu'il a vendue ou bien qu'il a exploitée en régie au moyen de salariés ; il est alors devenu pasteur, propriétaire de brebis, mais a cessé d'exister en tant que véritable *mercante di campagna*. D'autres petits pasteurs n'ont pas été évincés de la propriété de leurs troupeaux ; au contraire, ils se sont enrichis, ont augmenté leur *branco* qui, avec le temps, est devenu une *masseria* qu'ils exploitent en affermant des domaines en pâturage. En somme, les vingt dernières années ont marqué une *simplification dans le travail et une tendance très nette vers la spécialisation dans l'art pastoral transhumant en vue de la production du fromage*. Au point de vue économique et financier, il y a certainement progrès sur l'âge précédent.

Ce phénomène de concentration a eu les mêmes conséquences que dans l'industrie : il a diminué le nombre des patrons indépendants et a augmenté celui des salariés ; mais il semble qu'il ait été favorable à ces derniers. Les bergers qui, autrefois, outre la nourriture, touchaient 8 francs de salaire mensuel, en reçoivent aujourd'hui 24. Le grand atelier, en augmentant les bénéfices du patron, a permis une amélioration du sort des ouvriers. De tous les travailleurs de l'Agro romano les bergers sont les plus indépendants et les mieux traités ; ils n'ont pas le souci du lendemain, puisqu'ils sont engagés à l'année et qu'en fait ils restent souvent au service du même patron jusqu'à leur mort. Pour nous rendre compte de leur existence il nous faut les visiter dans leur principal atelier de travail qui est la Campagne romaine, puis observer ensuite l'organisation de leur foyer familial et de leur propriété dans le village de montagne d'où ils sont originaires.

Un dimanche matin, nous prenons le train pour Lunghezza, domaine du duc Grazioli, situé sur la ligne de Tivoli, à une quinzaine de kilomètres de Rome, dans le voisinage de l'ancienne Collatia. A la station débarque une légion de chasseurs d'alouettes ; la chasse est une des passions du Romain, elle est libre dans toute la campagne[1]. Bientôt nous rencontrons les moutons.

1. Pour soustraire ses terres à la chasse banale, il faut les clore d'un mur ou d'un treillage de 2 mètres de haut : il n'y a que les réserves royales de Castel Porziano qui soient dans ce cas. Lors des dernières élections, en mars 1909, le duc Caëtani, grand propriétaire mais candidat, a déclaré qu'il n'accorderait pas

Cet hiver ils sont en piteux état, car il fait froid depuis plusieurs semaines, l'herbe a gelé et la saison est en retard : bien que nous soyons à la fin de février, le pâturage ne commence pas encore à reverdir. On distribue bien aux brebis un peu de foin, mais avec parcimonie, car il est rare et fort cher ; aussi constate-t-on partout une grande mortalité dans les troupeaux.

Plus loin nous apercevons la cabane des bergers : c'est une grande hutte circulaire de 10 à 12 mètres de diamètre, de 15 mètres de hauteur, coiffée d'un toit pointu ; la charpente est en bois, les parois et la couverture sont de paille et de roseaux. D'un côté s'étend un parc clos où se fait la traite ; il communique avec la cabane par une porte faisant face à l'entrée. Aux abords de la hutte se trouvent les charrettes qui servent aux transports, les caisses pour les fromages et les barils pour l'eau ; à peu de distance paissent les chevaux et les mulets. La cabane est construite par les bergers ; il leur faut une quinzaine de jours pour installer complètement leur campement et ils sont obligés de recommencer tous les automnes s'ils ne reviennent pas sur le même

une minute de son attention à tout projet de loi qui tendrait à restreindre la liberté de la chasse dans la Campagne romaine. Le dimanche, tout Romain qui franchit les murs a son fusil en bandoulière. Sur le littoral, lors du passage des cailles, la chasse est assez fructueuse ; on trouve aussi des bécasses dans les bois et du gibier d'eau dans les étangs et les marais. Ce travail de simple récolte fournit des moyens d'existence à toute la population de certains villages de montagne, dont les hommes passent huit mois de l'année dans les plaines basses du littoral où ils vivent exclusivement de la chasse. Le gibier acheté et centralisé par des courtiers est expédié à Rome et à l'étranger.

Roux.   3

domaine. Au centre de la cabane un trou entouré de pierres constitue le foyer au-dessus duquel pend une immense crémaillère tournante fixée à l'arbre central de l'édifice qui sert à faire chauffer le lait dans un grand chaudron ; la fumée s'échappe à travers les roseaux de la toiture. Tout autour sont rangés les coffres où chaque homme serre ses vêtements et ses objets personnels ; le long des parois sont installées deux rangées de couchettes, trente-six en tout ; c'est là que dorment les bergers étendus sur la paille et couverts de peaux de moutons. La peau de mouton leur sert aussi à se confectionner des pelisses et des cuissards qui leur protègent les jambes contre la pluie, quand ils sont à cheval, et contre les épines et les ronces lorsqu'ils ont à traverser une haie ou un fourré. Une ou deux tables, des seaux et quelques chaises sculptées au couteau pendant les moments de loisir, complètent l'ameublement.

Lorsque nous entrons, cinq ou six hommes très proprement vêtus, car c'est aujourd'hui dimanche, sont assis sur des caisses, autour de la cendre chaude du foyer. Ils nous accueillent avec aisance et cordialité et nous offrent du pain et de la *ricotta*, sorte de fromage blanc cuit qu'on obtient avec les résidus de la fabrication du *pecormo*. Ces hommes sont les *butteri*, c'est-à-dire ceux qui sont chargés des transports et qui conduisent les charrettes. Il vont deux fois la semaine porter le fromage à Rome, vont chercher le bois et l'eau qui sont parfois très éloignés, etc... Il y a toute une hiérarchie parmi les bergers : à leur tête est placé le *vergaro* qui représente le propriétaire de la *masseria*, lequel habite Rome, et qui est responsable du troupeau. En ce moment, il est malade et est allé se soigner dans son village, à Cappadocia dans les Abruzzes ; il est suppléé par son neveu, jeune homme alerte et intelligent, qui nous fait les honneurs du campement. La *masseria*, de 3 700 têtes, est divisée en plusieurs *branchi* de 250 brebis chacun qui vont séparément au pâturage, sous la conduite d'un berger ; le soir, tout le troupeau est réuni dans un parc en filets de cordage où il passe la nuit sous la garde des chiens et d'un berger qui couche dans une petite roulotte. Outre les bergers et les *butteri* dont nous avons déjà parlé, de jeunes garçons sont employés aux menus travaux et servent d'aides en attendant d'être promus bergers. Trente hommes vivent ainsi dans la même cabane, sous l'autorité du *vergaro* ; on se croirait dans une famille patriarcale si l'absence des femmes ne faisait de cette communauté un simple groupement de travail. Les bergers sont nourris par le patron, ils vivent de laitage et reçoivent du pain, de l'huile, des oignons, du vinaigre, quelques herbes et, aux grandes fêtes, du vin et de la viande ; ils n'hésitent pas d'ailleurs à manger les animaux qui meurent même de maladie contagieuse. Je ne les connais pas suffisamment pour émettre un jugement sur leurs sentiments et leur mentalité, mais, d'après les apparences, ce sont de braves gens, simples, dignes et hospitaliers, pas riches assurément, mais pas misérables d'aspect, courtois mais pas obséquieux. Ils semblent être assez religieux, car ils nous disent qu'ils occupent leurs soirées à réciter le chapelet en commun, et ils demandent au franciscain qui vient dire la messe à Lunghezza d'en avancer l'heure pour leur permettre d'y assister tous avant de conduire les brebis au pâturage.

La traite a lieu le matin à quatre heures et le soir à cinq heures ; l'opération demande deux heures chaque fois. Les bergers sont assis sous un petit toit, où il y a dix-huit places, avec leur seau entre les jambes ; les brebis sont réunies derrière eux. Par un dispositif ingénieux, la brebis qui va être traite entre dans un passage étroit où elle est arrêtée par les épaules au moyen d'une sorte de fourche de bois que l'homme lui passe sur le cou ; elle est alors bien placée, l'arrière-train face au berger qui n'a qu'à prendre les trayons : lorsqu'elle a donné son lait, on enlève le collier de bois, elle part et est aussitôt remplacée par une autre. La traite se fait ainsi très rapidement. On passe ensuite à la fabrication du fromage, qui prend environ trois heures, matin et soir.

Les brebis arrivent dans l'Agro romano, en octobre, lorsque les premières pluies ont fait reverdir l'herbe ; elles y restent jusqu'à la fin de juin. C'est alors qu'on prépare le départ : pour être sûrs de ne rien oublier, les bergers ont coutume d'aller camper pendant deux ou trois nuits à quelques centaines de mètres de leur cabane avant de se mettre en route. La longueur du voyage est très variable ; les bergers de Lunghezza se rendent dans les pâturages de Cappadocia, entre Subiaco et Avezzano, à trois jours de marche, mais d'autres qui vont dans l'Apennin des Marches ou de l'Ombrie, ont un voyage de douze à quinze jours.

C'est le sort, par exemple, des bergers de Testa di Lepre, propriété du prince Doria à 23 kilomètres de Rome, sur la via Aurelia. Le fermier, qui est propriétaire de la masseria, possède aussi des terres en Ombrie ; comme beaucoup de ses semblables, c'est à l'art pastoral qu'il doit sa fortune, grâce à laquelle il a pu prendre à ferme plusieurs domaines dans l'Agro romano et en acheter dans son pays d'origine auquel il reste très attaché. C'est donc dans la montagne que la Campagne romaine recrute non seulement ses bergers et ses ouvriers mais aussi ses patrons agricoles. Ceux-ci font d'assez bonnes affaires, quoique les fermages aient beaucoup augmenté : ainsi, pour le domaine en question, le prix de ferme était, il y a neuf ans, de 56 francs par *rubbio* (1 hectare 84) ; il est actuellement de 70 francs et le fermier renonce à renouveler son bail parce qu'un concurrent a offert 100 francs. Les bonnes années, on peut réaliser un bénéfice de 35 à 40 francs par hectare ; il est vrai qu'il y a à Testa di Lepre, dans la vallée de l'Arrone, des terres d'alluvion d'une grande fertilité qui, sans fumure, rendent, m'a-t-on dit, jusqu'à trente pour un.

LES VILLAGES DE PASTEURS. — Quoique le pasteur de brebis passe huit mois de l'année dans la Campagne romaine et qu'il y revienne tous les ans pendant toute sa vie, il n'a aucune attache avec le pays ; il y est toujours comme un étranger, comme un nomade ; il ne sait souvent pas où il campera l'hiver prochain puisque beaucoup de locations se font pour l'année seulement; il ne prend pas racine dans le sol, il ne fait qu'y passer comme ses brebis. Son vrai pays, c'est la montagne, c'est le petit village où vit sa famille et où il possède sa maison et son champ. Mais il en jouit bien peu de son champ et de sa maison, et la vie de famille n'a jamais pour lui qu'une durée éphémère. C'est aussi dans la montagne que l'élevage des brebis a pris naissance, il est une conséquence des conditions du lieu et de la nature des pâturages.

Pour étudier les villages de montagne qui envoient des émigrants dans la Campagne romaine, nous allons établir notre quartier général à Subiaco, à l'Est de Rome, dans la vallée supérieure de l'Anio. Le Sublaquois est situé sur les confins de la Sabine et de la Ciociaria[1]. Les femmes y portaient jadis un riche costume qui a disparu, mais elles affectionnent toujours les couleurs vives, portent encore sur le corsage des corsets rouges, bleus ou noirs, ont au cou des colliers de corail, et de longues boucles d'oreilles en or leur pendent sur les épaules même pendant la semaine. Elles se mettent sur la tête un châle ou une étoffe blanche pliée en carré et tombant sur la nuque ; c'est la coiffure classique des Italiennes représentées par les peintres. L'œil curieux de pittoresque reçoit ici pleine satisfaction, mais le voyageur désireux de confortable n'en éprouve

1. C'est sous ce nom qu'on désigne le pays dont Frosinone est le centre et dont les habitants portent comme chaussures les *ciocie*, sortes de sandales en cuir souple retenues par des courroies enroulées autour de la jambe.

aucune. Il est impossible de trouver un gîte dans les villages du pays ; tout au plus, dans de misérables cabarets, peut-on avoir des œufs, du pain et du fromage : fort heureusement les personnes à qui nous étions adressé ont bien voulu nous accueillir avec la plus cordiale hospitalité. Même à Subiaco, petite ville d'une dizaine de mille âmes, la principale auberge est des plus médiocres ; pourtant le pays, très pittoresque, est visité par des touristes attirés par les célèbres couvents fondés par saint Benoit qui s'était retiré dans une gorge sauvage tout proche de Subiaco. La ville s'étage sur un rocher escarpé aux flancs duquel s'accrochent les maisons serrées les unes contre les autres : il n'y a qu'une seule rue où puissent passer les voitures, les autres sont des escaliers ou des montées rapides et glissantes où circulent à grand'-peine des ânes et où le piéton lui-même doit prendre quelque précaution s'il ne veut pas s'allonger sur le pavé. Nous sommes ici dans une région où presque tous les transports se font encore par animaux de bât. Le chemin de fer s'arrête à Subiaco et la route suit la vallée ; en dehors de là il n'y a que des sentiers étroits et montueux.

C'est un de ces sentiers que nous prenons pour nous rendre à Cervara. Ce sentier suit d'ailleurs l'itinéraire le plus fantastique ; il prend plaisir à gravir les crêtes les plus escarpées et à plonger tout à coup au fond des ravins ; tour à tour on patauge dans une boue fangeuse et bientôt après on se meurtrit les pieds contre les pierres. En quittant la ville, nous traversons des champs plantés de vignes et d'arbres fruitiers au milieu desquels sont disséminées des métairies, puis nous cheminons ensuite à travers les rochers ; çà et là, un petit champ suspendu au flanc de la montagne, des broussailles qui ont la prétention d'être des bois ; enfin, après quatre heures de marche, nous atteignons Cervara, qui est bien dans la situation la plus sévèrement pittoresque qui se puisse imaginer. Le village est dominé par les ruines d'un vieux château au pied duquel s'accrochent les maisons comme un essaim d'abeilles ; elles se prolongent d'un côté en se serrant les unes contre les autres comme pour s'abriter du vent ou se réchauffer mutuellement. Outre le chemin muletier que nous venons de suivre, un sentier descend en zigzag dans le fond de la vallée vers la station d'Agosta, d'où trois ou quatre fois par jour le sifflet de la locomotive monte comme un rappel de la civilisation vers ce village isolé sur son roc. C'est un chaos bien singulier que l'intérieur de ce village : fouillis de ruelles tortueuses qui se coupent et s'entre-croisent, descendent et remontent en escaliers contournés, passent sous des arcs qui contre-butent deux maisons voisines, s'engagent sous des voûtes qui se prolongent en tunnels et ménagent au promeneur toute une série de dénivellations. Pour croiser un passant il faut s'écraser contre les murs, et si l'on rencontre un âne, il n'y d'autre ressource que d'entrer dans une maison tellement les rues sont étroites. Enfin, après de longs détours, après des escalades essoufflantes et des descentes glissantes, nous arrivons chez le médecin à qui nous sommes adressé.

Chaque commune a son médecin comme elle a

son maire et son curé. C'est une sorte de fonctionnaire, payé plus ou moins grassement sur les fonds communaux, qui doit gratuitement ses soins aux habitants qui ne paient pas d'impôts, en réalité à tout le monde. Les malades doivent payer les médicaments, mais, en fait, il faut bien les donner aux indigents sous peine de rendre l'assistance médicale inefficace. Il ne semble pas que ce soit une existence bien enviable que d'être médecin à Cervara ; les ressources locales, intellectuelles ou matérielles, sont nulles, et on est à quatre heures de marche de Subiaco par un sentier muletier. On doit mener là une vie tranquille et somnolente de marmotte hivernante. Le service n'est heureusement pas trop pénible, car tous les habitants sont groupés au village ; il n'y a que quelques rares maisons isolées. Le médecin a un mois de congé pendant lequel il est remplacé aux frais de la commune ; il peut naturellement se faire payer ses soins par les personnes aisées, mais dans les pays de montagne c'est là une ressource illusoire et il faut se contenter des 2 000 francs alloués par la commune.

C'est de Cervara qu'est originaire le propriétaire de la *masseria* que nous avons vue à Lunghezza, c'est là aussi qu'il recrute une partie de ses bergers, les autres sont de Cappadocia, sur le versant oriental de la montagne. Cervara compte 308 familles formant un total de 1 631 habitants ; il y a une cinquantaine de naissances pour 25 à 30 décès, cependant la population n'augmente plus sensiblement, car dans ces dernières années beaucoup de jeunes hommes se sont fixés à Rome ou dans les Castelli (Tivoli, Frascati, Albano, etc...) où ils sont employés dans les vacheries. C'est là un effet du développement de la production laitière dans les environs de Rome dû à l'accroissement de la population de la capitale et à l'intensification de l'agriculture en quelques endroits : l'émigration devient définitive et fournit une population stable. Mais c'est encore l'émigration périodique qui domine de beaucoup ; les trois quarts des hommes sont bergers, les autres descendent aussi dans l'Agro romano pour la tonte des brebis, pour les foins et la moisson, de sorte qu'en mai et juin il ne reste au village que les artisans, d'ailleurs assez nombreux : on compte quinze cordonniers et une dizaine de tailleurs. Je veux bien qu'on use beaucoup de chaussures dans les rochers du pays, mais comme on marche souvent pieds nus et qu'on porte volontiers des vêtements rapiécés, j'imagine qu'être tailleur ou cordonnier, c'est un peu une façon de vivre de ses rentes sans passer pour un bourgeois. Il y a aussi des menuisiers et des maçons qui vont chercher du travail au dehors.

Cette émigration prouve surabondamment que les moyens d'existence font défaut à la population. Cela tient, d'une part, à la nature du sol où les rochers tiennent une large place, et au climat qui ne permet pas aux cultures arborescentes de prendre une grande extension[1]. Dans le fond de la vallée on voit des vignes et des oliviers en culture mixte avec les céréales[2] ; sur le plateau au-

---

1. Cervara est à plus de 1 000 mètres d'altitude.
2. La culture mixte (*coltura promiscua*) est d'un usage général

dessus du village se trouvent les champs à blé et les pâturages[1]. Les pâturages et les bois communaux couvrent environ 2 000 hectares, mais la commune a droit de pâturage sur les terres en jachère qui sont ainsi soumises à la vaine pâture. De ce fait le droit de propriété subit une restriction, car on ne peut ensemencer les terres qu'une année sur deux ; cependant la population s'étant beaucoup accrue, la commune a autorisé les propriétaires à semer sur leurs propres terres des lentilles, des haricots ou des pommes de terre pendant l'année jadis consacrée à la jachère. Il en est résulté une diminution de la surface laissée libre pour le pâturage, une diminution correspondante du nombre des brebis qui viennent estiver et une augmentation de la taxe de pâturage prélevée par la commune : cette redevance, jadis de 20 centimes par tête, a été portée à 1 franc pour les brebis étrangères, et à 60 centimes pour les brebis des habitants. Autrefois il est venu jusqu'à 18 000 brebis à Cervara ; actuellement il n'en vient plus que 7 000, qui séjournent de la mi-juin jusqu'en octobre-novembre.

Nous enregistrons ici une répercussion très nette du mode de travail sur le régime de la propriété. L'art pastoral domine et le droit de propriété

dans toute l'Italie centrale. Elle consiste à associer dans le même champ une plante annuelle (céréale ou fourrage) avec une plante vivace (vigne, olivier, mûrier). Le même sol porte ainsi deux récoltes simultanées.

1. En 1908, on a récolté à Cervara 3 600 hectolitres de froment sur 600 hectares, 1 200 hectolitres de vin sur 200 hectares en culture mixte ; en 1907, 300 hectolitres de maïs sur 100 hectares ; en 1908-1909, 200 hectolitres d'huile.

s'adapte à ses exigences : *en fait, le droit de propriété privée ne s'exerce que pendant le temps nécessaire à la culture.* La culture elle-même était jadis limitée pour laisser le champ libre à·l'art pastoral et elle ne s'est étendue que sous l'empire de la contrainte exercée par la surabondance de la population ; avec elle s'est prolongée l'appropriation privée du sol qui est d'ailleurs absolue pour les champs de la vallée plantés de vignes et d'oliviers. Nous trouvons donc bien ici la confirmation de cette loi sociale que *l'appropriation du sol a lieu dans la mesure imposée par la nature du travail, et qu'elle est d'autant plus accentuée que le travail doit être plus productif.*

A Cervara les femmes sont reines ; c'est à elles qu'incombent tous les travaux, mais elles règnent dans la maison et dirigent l'éducation des enfants. C'est tout au plus si, pendant l'hiver, les hommes reviennent passer trois ou quatre semaines chez eux pour faire certains travaux pénibles ; en été, si le troupeau n'est pas trop loin, ils rentrent le soir coucher à la maison.

La propriété est très morcelée, car, à la mort du père, les enfants se partagent les biens également. En général, chaque famille possède un âne et parfois quelques bêtes à cornes, mais les petits troupeaux de brebis sont devenus rares. Malgré l'exiguïté de leurs domaines les pasteurs de Cervara sont prospères si on les compare à leurs voisins, les émigrants agricoles, car ils peuvent épargner à peu près tout leur salaire ; le territoire fournit assez de blé et les impôts communaux sont peu élevés, grâce aux revenus des bois et des pâturages. La nourriture se compose de pain de froment remplacé parfois par la polenta de maïs, de viande de porc, de légumes, de haricots, d'huile, etc... On boit habituellement du petit vin. Nous verrons plus loin comment se nourrissent les ouvriers de l'Agro romano.

Dans cet intéressant pays de Subiaco il n'y a pas deux villages qui se ressemblent. Tous envoient des émigrants dans la Campagne romaine, mais chacun a sa spécialité: Saracinesco dont le nom révèle l'origine sarrasine, fournit de modèles les ateliers de Rome; Camerata Nuova peuple de ses chasseurs les forêts du littoral; Canterano, où nous irons tout à l'heure, envoie des journaliers, et Rocca Canterano des familles de colons, sur les fermes de l'Agro romano. Il n'est pas jusqu'aux villages de pasteurs qui n'aient chacun leur physionomie propre: ainsi Jenne diffère nettement de Cervara.

Au sortir de Subiaco nous passons au pied de la falaise où sont incrustés les trois couvents de Sainte-Scolastique et nous suivons, au fond de la gorge sauvage où mugit l'Anio torrentueux, un sentier de mulet qui conduit à Filettino, autre village de pasteurs situé à l'extrémité de la vallée. Mais nous n'irons pas jusque-là et, au bout de deux heures de marche, après avoir croisé de nombreux groupes de paysans qui se rendent à Subiaco pour la fête de saint Benoît, nous arrivons à un sentier en lacets qui, sur la gauche, escalade la montagne. Encore une heure d'ascension sous un soleil de mars déjà ardent et nous arrivons sur la grande place de Jenne où s'élève l'église, banal monument du xviie siècle. L'ancienne église à demi-ruinée dresse son campanile à l'autre extrémité du village, à pic sur la vallée[1].

On ne voit partout que des rochers au milieu desquels quelques moutons cherchent leur vie, mais, sur le plateau, on trouve les champs et les pâturages qui appartiennent soit aux particuliers soit à la commune. *Les propriétés privées sont soumises à la vaine pâture, ce qui oblige à un assolement invariable* : on cultive le maïs, puis le froment et on laisse le sol en jachère pendant deux ans. Pour que la vaine pâture ne soit pas un droit illusoire, il faut que l'ordre de succession des cultures soit le même pour tous les champs d'un même quartier. On voit bien encore ici les restrictions que l'art pastoral apporte au droit de propriété.

Il y a, à Jenne, des propriétaires libres et des emphytéotes à trois générations relevant du couvent de Sainte-Scolastique qui possédait jadis presque tout le Sublaquois. La mense paroissiale possède aussi 25 hectares cédés en emphytéose. Cette forme de tenure subit une crise, car la loi ne permet plus la constitution d'emphytéose pour trois générations : toute emphytéose est aujourd'hui rachetable ; il s'ensuit que beaucoup de propriétaires se refusent à en constituer dans la crainte de voir une parcelle située au milieu de

---

1. C'est un caractère des Apennins d'avoir un profil très accentué et des pentes très abruptes ; cela tient à l'âge géologique récent de ces montagnes qui, datant de l'époque tertiaire, souvent même du pliocène, n'ont pas encore subi une longue érosion.

leurs biens s'affranchir et former une enclave indépendante. Il semble bien que la réforme introduite par le code civil soit discutable si on considère l'intérêt du paysan qui, par l'emphytéose, est assuré de profiter de son travail et des améliorations qu'il fait, et jouit pratiquement de tous les droits du propriétaire sans avoir à débourser de capital d'achat. On trouve à Jenne quelques habitants aisés qui se sont enrichis dans le commerce du bétail, des peaux ou des laines. La commune possède des biens estimés 800 000 francs ; ce sont des bois très étendus et des terrains à pâturage qui sont cultivés une année sur deux, moyennant une redevance égale au quart du produit ; c'est un fermier général qui touche ces redevances et paie une somme fixe à la commune.

La culture des terrains à pâturage est évidemment due à l'accroissement de la population qui, en 1871, comptait 1 567 habitants répartis en 323 feux et qui, en 1908, en comptait 2 147 en 460 familles. Il en résulte un morcellement croissant de la propriété, car le partage égal est ici la règle. Les filles sont ordinairement réduites à leur dot s'il y a un contrat de mariage en ce sens, sinon elles viennent aussi à succession. Le testament est d'un usage courant ; les époux se donnent réciproquement l'usufruit de leurs biens ; le partage n'a donc lieu qu'à la mort du survivant et le fils qui a pris soin des vieux parents reçoit généralement un avantage. Il y a quelques exemples d'indivision entre frères parmi les pasteurs.

L'émigration est une nécessité pour les habitants de Jenne qui ne trouveraient pas sur le territoire de leur commune des moyens d'existence suffisants. On estime que les émigrants forment la moitié de la population. Les quatre cinquièmes d'entre eux sont des propriétaires de juments et de vaches qui vont hiverner avec toute leur famille dans les environs de Nettuno sur le littoral. Ces « campagnoli », comme on les appelle, possèdent de 30 à 40 bêtes. Lorsque ces familles sont dans la Campagne romaine, certains de leurs membres gardent les animaux, les autres cherchent du travail dans le voisinage ; pendant ce temps, leurs maisons de Jenne sont fermées et les champs sont cultivés par des parents ou des voisins, avec lesquels intervient un arrangement. Certains *campagnoli* sont possesseurs de 300 à 500 brebis ; ils s'associent entre eux pour louer dans l'Agro romano une « réserve », c'est-à-dire une certaine étendue de pâturage dans un domaine.

On voit la différence qui existe entre les pasteurs de Jenne et ceux de Cervara ; les premiers représentent encore l'ancien type du petit propriétaire de bétail, patron indépendant qui s'enrichit quelquefois par l'élevage et le commerce : les seconds, par suite de la concentration des troupeaux, sont devenus de simples salariés. Dans le premier cas le foyer suit l'atelier de travail, mais la famille reste groupée ; dans le second cas il y a séparation très nette et permanente entre le foyer familial et l'atelier de travail des hommes : la famille est divisée. Cette différence de l'état social à Jenne et Cervara tient sans doute à la différence du genre de bétail élevé : à Jenne ce sont des chevaux et des vaches, dont l'élevage n'a pas subi la même concentration que celui de la brebis. Nous avons lieu de croire que la situation était jadis à Cervara ce qu'elle est aujourd'hui à Jenne et que Jenne finira par ressembler à Cervara par suite de la sélection qui s'opère entre les petits propriétaires de bétail, à moins que d'ici là les conditions agricoles de l'Agro romano ne soient modifiées. Déjà à Jenne, le nombre des bergers salariés tend à décroître, car beaucoup de ceux-ci cherchent à se fixer à Rome ou aux environs comme gardes, vachers et même employés.

L'émigration pastorale n'est pas la seule que nous constations à Jenne ; un certain nombre d'hommes vont travailler aux vignes à Frascati où ils prennent des habitudes différentes de celles de leur pays d'origine. En mai, partent aussi de Jenne des tondeurs de brebis et des femmes qui vont épamprer les vignes dans les Castelli romani.

On voit, par ce que nous venons de dire, que la crise agraire ne se fait pas sentir sur les pasteurs transhumants qui s'accommodent fort bien du pâturage extensif et du latifundium. Tout au contraire, c'est parce que l'exploitation des brebis a pris une grande extension et est très avantageuse qu'ils trouvent facilement des moyens d'existence et que leurs salaires ont triplé en dix ou quinze ans. Ces salaires, qu'ils peuvent épargner en totalité, augmentent les ressources que la famille tire de son petit domaine de la montagne et lui permettent parfois de s'élever. Parmi les salariés agricoles de l'Italie, le berger de l'Agro romano occupe certainement une situation enviable. Si, parmi les pasteurs transhumants, le nombre des petits patrons indépendants a diminué, le latifundium n'y est pour rien : c'est un résultat de la sélection naturelle qui est plus rapide et plus accentuée à notre époque, par suite du développement des transports et du commerce.

Cependant rien n'est immuable et pour les pasteurs eux-mêmes on peut voir se dessiner la crise. Leur population s'accroît et le nombre des places de bergers est limité, comme aussi le nombre des brebis que peuvent nourrir les pâturages extensifs de l'Agro romano. Les moyens d'existence menacent d'être un jour insuffisants. Mais la crise se trouve être conjurée avant même d'avoir éclaté par le développement de l'industrie laitière aux environs de Rome : un certain nombre d'émigrants trouvent actuellement dans les vacheries des emplois permanents qui leur assurent des moyens d'existence stables. Nous avons là en raccourci toute la question agraire dans la Campagne romaine et sa solution naturelle par la transformation des méthodes de travail et l'exploitation intensive du sol.

II. — LA CULTURE

L'ÉMIGRATION TEMPORAIRE. — Si la situation des bergers transhumants est à peu près satisfaisante, on n'en saurait dire autant des émigrants cultivateurs.

Il y a vers la province de Rome un courant migratoire très intense qui se présente sous plusieurs aspects [1]. On peut distinguer une émigration d'hiver de longue durée et deux émigrations d'été et d'automne courtes, mais abondantes. Ces diverses catégories d'émigrants ne se recrutent pas dans les mêmes pays. En octobre, novembre surtout, arrivent des journaliers, embrigadés pour la plupart par des entrepreneurs de main-d'œuvre appelés *caporaux*, et originaires des Marches et de l'Ombrie. Les Abruzzes, la Ciociaria, la Sabine fournissent aussi un grand nombre d'ouvriers de cette sorte, mais il y a parmi eux une plus forte proportion de travailleurs indépendants et de femmes. Les émigrants des régions les plus rapprochées : Ombrie, Sabine et Ciociaria, vont et viennent plusieurs fois, durant l'hiver, entre leur pays et la Campagne romaine. On estime à plus de 30 000 les émigrants qui passent ainsi l'hiver dans la province de Rome ; parmi eux, 20 000 séjournent dans l'Agro romano et se divisent en ouvriers agricoles (13 000), pasteurs (4 000), bûcherons (1 500) ; les autres trouvent du travail dans les vignes des Castelli romani, de Tivoli et de Monterotondo.

En mai, les habitants des Marches, des Abruzzes et de la Campanie commencent à retourner chez eux et sont remplacés par des gens de l'Ombrie, de la Sabine, de la Ciociaria et du Viterbois. La zone de l'émigration se restreint et se rapproche ; mais, dans cette zone, l'intensité du mouvement migratoire s'accentue ; on estime, en effet, que les

---

1. Cf. *Le correnti periodiche di migrazione interna in Italia durante il 1905*. Roma, 1907, publié par l'Office du travail.

montagnes de la province de Rome fournissent 58 pour 100 des émigrants d'été, l'Ombrie 29 pour 100 et les autres régions 13 pour 100 seulement. Cela s'explique par la nature des travaux qui sont de faible durée, mais exigent une main-d'œuvre abondante : d'abord le sarclage des vignes qui occupe beaucoup de femmes, puis la fauchaison et la moisson. Les statistiques évaluent à 35 000 le nombre des émigrants qui, en mai, juin et juillet, s'ajoutent aux 26 000 ouvriers présents au 30 avril, mais il faut tenir compte de nombreux départs : en mai et juin, les pasteurs, bûcherons et charbonniers regagnent tous leurs montagnes et sont remplacés par les faucheurs qui seraient 13 000, soit 22 pour 100 des émigrants, les moissonneurs qui seraient au nombre de 30 000, soit 49 pour 100. Il y aurait en outre 6 000 personnes occupées dans les vignes et 11 000 employées à des travaux divers. Quant aux femmes, elles représenteraient 18,9 pour 100 du total des émigrants, mais pour les travaux des vignes cette proportion s'élèverait à 37 pour 100 et, si on tient compte seulement des émigrants originaires des montagnes de la province, elles constitueraient plus de la moitié du contingent de l'émigration, 54 pour 100. Il faut remarquer que, pendant l'été, les travailleurs engagés par les caporaux sont deux fois plus nombreux que les travailleurs libres ; pour la moisson, les ouvriers embrigadés représentent même les six septièmes du total. Ceci encore s'explique par la nature des travaux.

Dès que la moisson est faite et les battages terminés, tout le monde fuit la malaria et regagne la montagne, mais en octobre, outre les émigrants d'hiver, descendent de la Sabine et de la Ciociaria des vendangeurs et des cueilleurs d'olives qui, après un court séjour dans les pays viticoles, retournent chez eux. Il y a, en somme, un incessant va-et-vient entre les montagnes de la province de Rome, d'une part, l'Agro romano et les régions à cultures arborescentes, d'autre part.

Le fait de l'émigration a une importance capitale pour l'étude de la question agraire dans la Campagne romaine. Il prouve que l'Agro romano, bien que soumis à une exploitation des plus extensives, a besoin d'une main-d'œuvre assez considérable, et ce besoin augmenterait beaucoup si la culture devenait intensive; il prouve aussi qu'il y a en Italie une foule de pays dont la population surabondante, eu égard aux ressources locales, doit chercher ailleurs des moyens d'existence[1]. Par suite des conditions de la propriété ces émigrants ne peuvent pas se fixer dans la Campagne romaine; leur existence reste précaire et incertaine. C'est là proprement ce qui constitue ici la crise agraire.

Pour étudier comme il le mérite, le phénomène de l'émigration, il faudrait observer chacun des pays qui envoient es démigrants dans la Campagne de Rome, en analyser les conditions sociales, voir quels problèmes se posent devant les populations, comment et dans quelle mesure l'émigra-

---

1. C'est ce qu'établit fort bien la publication de l'Office du travail citée plus haut. Les courants migratoires ne se limitent pas à la province de Rome, mais s'étendent, suivant la saison, à la Capitanate, à la Lombardie, à la Basilicate, à la Sicile, etc.

tion y apporte une solution, et quelles répercussions elle a sur les conditions locales. Un tel travail nous entraînerait trop loin ; d'ailleurs nous n'avions pas la possibilité matérielle d'étendre nos observations depuis Rimini jusqu'à Caserte ; il fallait nous limiter et nous nous sommes borné à faire porter notre enquête sur une des régions montagneuses qui, avoisinant la Campagne romaine, ont avec elle des rapports incessants et étroits.

A Cervara et à Jenne, outre les pasteurs, nous avons déjà trouvé des émigrants qui prennent part aux travaux de culture, soit dans l'Agro pour les moissons, soit dans le Castelli pour les vignes. A Canterano nous allons trouver des émigrants d'hiver. Ce village se dresse sur une hauteur à quelques kilomètres à l'Ouest de Subiaco. On y accède par une route carrossable, construite aux frais de treize communes réunies en syndicat. Cependant les voitures ne peuvent pas entrer dans le village dont les ruelles sont trop étroites et trop montueuses. C'est ici le même chaos de maisons qu'à Cervara. Sur une place de quelques mètres de large nous trouvons à côté de l'église la maison de l'instituteur à qui nous sommes adressé. C'est un indigène du pays qui compte un cardinal dans sa famille ; il a un frère professeur à Rome, un autre médecin dans le voisinage, un troisième est maire de Canterano. C'est un notable : son habitation est vaste, il possède des terres et un moulin à olives, il fait aussi le commerce des noix. C'est dans sa propre maison qu'il a installé la salle d'école où il instruit une quarantaine de garçons : les petites filles sont confiées à une institutrice. Il me dit qu'il s'inquiète peu des programmes et des horaires officiels, mais qu'il cherche à adapter son enseignement à la vie et aux besoins des paysans : lorsqu'il pleut, il prolonge les heures de classes ; si le temps est beau, il les abrège ; en été, il fait l'école de 6 heures à 8 heures du matin, car les parents ont besoin des enfants pour garder les porcs et les chèvres, et dans un pays où l'assiduité scolaire n'est qu'un mot inscrit dans la loi, il faut s'ingénier pour instruire les enfants. L'instituteur de Canterano qui me semble avoir une culture supérieure à celle de ses semblables, joue bien ici le rôle d'autorité sociale. Sa situation de famille renforce sa qualité d'instituteur et il exerce une certaine influence sur les paysans auxquels il est dévoué : il a organisé pour eux des prêts de livres et un dépôt de journaux.

Ce qui distingue Canterano de Cervara et de Jenne, c'est qu'il n'y a pas de pâturages et que les cultures arborescentes y sont au contraire assez développées. Dans le fond de la vallée, on cultive le maïs chaque année sur le même sol et les champs sont complantés de vignes. Un peu plus haut, on trouve des oliviers entre lesquels on sème du maïs, puis du froment et ensuite des légumineuses. Tous les travaux se font à la main ; on travaille la terre au moyen d'une lourde pioche (*zappone*) ; la bêche ne s'emploie que dans les terrains fertiles. Quant à la charrue, elle est pour ainsi dire inconnue. En fait d'animaux on ne trouve que quelques vaches, des moutons et des chèvres. La plupart des paysans vendent leur vendange aux cabaretiers qui sont mieux outillés qu'eux pour la fabrication et la conservation du vin ; les noix assez abondantes sont achetées par des courtiers ; il en est de même de l'huile.

La propriété est extrèmement morcelée surtout aux abords du village. Les oliviers sont entre les mains des principaux propriétaires qui les exploitent directement, car ces arbres représentent un capital important dont il faut prendre soin, mais qui rapporte beaucoup tout en exigeant peu de travail. Le sol arable est souvent donné à moitié à un colon qui y cultive des céréales. Quant aux terrains en culture mixte avec la vigne, ils sont presque toujours possédés par les paysans en emphytéose avec redevance égale au quart ou au cinquième du produit et paiement proportionnel des impôts. Faute d'argent, les paysans n'affranchissent pas ces emphytéoses ; ils n'ont d'ailleurs aucun intérêt à le faire puisqu'ils jouissent pratiquement de tous les avantages de la propriété.

La communauté familiale se maintient pendant toute la vie des parents : les filles reçoivent une dot en terre ; les garçons restent dans la famille et travaillent pour elle ; s'il survient quelque désaccord, ils s'établissent à part, cultivent la dot de leur femme et cherchent du travail au dehors. A la mort des parents il y a partage égal et en nature : les maisons elles-mêmes sont partagées et il arrive que certaines chambres sont grevées d'un droit de passage au profit d'un voisin. Nous sommes loin du home anglo-saxon ; cet état de choses fait naturellement le bonheur et la fortune des hommes de loi.

Cent soixante familles se pressent dans les maisons de l'étroit village dont le territoire ne suffit pas à nourrir la population qui compte aujourd'hui un millier d'âmes. L'émigration est donc une nécessité, mais comme le paysan est retenu au pays par ses instincts communautaires et par son petit lopin de terre, fruit du morcellement et du partage égal, il n'émigre ni définitivement ni très loin. Il va seulement jusque dans la Campagne romaine passer quelques mois d'hiver et gagner de quoi compléter les ressources que la famille tire de son domaine. A Canterano, il n'y a même que les jeunes gens et les jeunes filles qui émigrent, mais cela n'en représente pas moins près de la moitié de la population. Cette année, il y en a près de 300 sur une ferme en voie d'amélioration située un peu au Nord de Rome où ils vont volontiers, car ils y trouvent des logements convenables. Très rares sont les ménages qui émigrent avec leurs enfants. C'est au contraire la règle dans le village voisin de Rocca Canterano où la population est beaucoup plus nombreuse (2400 hab.) et plus pauvre. Des familles entières vont s'établir pendant dix mois de l'année dans les cabanes de l'Agro romano où elles cultivent le maïs et le froment en colonage. Les salaires des émigrants, ou du moins ce qui en reste à leur retour est versé dans la caisse de la communauté et sert aux besoins de la famille et au paiement des impôts. On est frappé, quand on cause avec un paysan italien, de l'importance qu'a pour lui la question des impôts : c'est une sorte de cauchemar obsédant. Les taxes sont en effet très élevées, eu égard à la richesse de la population rurale ; de plus, il faut les payer en argent, or si le paysan arrive à vivre, assez mal d'ailleurs, en se nourrissant chichement des produits de son domaine, il lui est beaucoup plus difficile de se procurer du numéraire, d'abord parce que ces produits sont souvent insuffisants pour l'entretien de sa famille, ensuite parce que, dès qu'il s'agit de vendre, il est en général exploité par les courtiers : son incapacité éclate ici au grand jour et toute sa finesse, sa méfiance et sa ruse n'arrivent pas à en atténuer les conséquences. C'est aussi à son incapacité et à son imprévoyance qu'est due cette institution déplorable qui s'appelle le *caporalat* et dont nous verrons bientôt le fonctionnement et les abus.

Avant de descendre avec nos émigrants dans la Campagne romaine et de les observer dans leur atelier de travail temporaire, faisons une dernière excursion dans la montagne de Frosinone, aux confins de la province de Rome et de celle de Caserte. Nous pourrons observer à Monte San Giovanni la crise de l'émigration périodique due à la réduction des cultures au profit du pâturage dans l'Agro romano et le développement corrélatif de l'émigration temporaire en Amérique.

Monte San Giovanni est situé sur les derniers contreforts des monts Erniques, à 450 mètres d'altitude, dans la zone des cultures arborescentes ; ce n'est pas un village de montagne, quoique les pentes soient assez rapides et le sol parfois rocheux. Toute la région de Frosinone est largement pourvue de bonnes routes, ce qui n'est pas le cas général dans la province de Rome. Les métairies sont disséminées dans la campagne où on aperçoit partout la vigne et l'olivier ; dans de petits hameaux on remarque souvent des maisons neuves, conséquence de l'émigration en Amérique.

La culture mixte règne ici sans partage : le maïs, le froment, les fèves sont cultivées au milieu des vignes et des oliviers. Il existe des paysans propriétaires, mais la plupart sont colons *a miglioria*. Ce contrat, qui a des analogies avec le domaine congéable de la Bretagne, est caractérisé par les clauses suivantes : le propriétaire donne sa terre à un colon qui lui doit la moitié des produits et qui s'engage à faire des plantations et des améliorations (d'où le nom donné au contrat). Chacun des contractants a le droit de rompre le contrat chaque année ; le propriétaire doit alors rembourser au colon la moitié de la valeur à dire d'expert des améliorations faites par lui. Si le terrain est peu fertile, la redevance est seulement du tiers de la récolte et l'indemnité éventuelle ne s'élève alors qu'au tiers de la valeur des améliorations. En fait, la durée du contrat est indéfinie[1]. Les produits du bétail sont partagés par moitié si le bétail est à cheptel, sinon on partage les fourrages, car lorsque le colon cultive les terres de plusieurs propriétaires,

---

1. Dans certaines communes, sa durée est fixée à une génération.

il est presque impossible que le bétail soit à cheptel [1]. Il arrive, en effet, que les colonats sont partagés entre les enfants à la mort du père et se réduisent ainsi à 1 ou 2 hectares, ce qui est insuffisant pour l'entretien d'une famille puisqu'on estime qu'il faut 1 hectare par personne en âge de travailler ; le colon cherche alors d'autres terres et cultive ainsi des parcelles appartenant à des propriétaires différents.

Ici, comme à Cervara, nous constatons que l'accroissement de la population fait reculer l'art pastoral. La commune de Monte San Giovanni possède des terrains qui étaient jadis en pâturage ; elle les a progressivement concédés *a miglioria* et une sorte de propriété privée, du moins quant à l'usage, a ainsi pris la place de la propriété collective, tant il est vrai que celle-ci n'est guère compatible avec la culture intensive, même chez les peuples les plus communautaires. Il reste cependant des pâturages communaux, dont les habitants jouissent moyennant redevance et qui ne peuvent pas être mis en culture, car ils sont grevés d'un droit d'usage au profit d'une commune voisine. C'est là un de ces dédoublements et de ces enchevêtrements des droits de propriété que nous étudierons plus longuement à propos des « usi civici ».

---

1. Il y aurait bien des observations à faire au sujet du contrat *a miglioria* qui est certainement favorable à la mise en valeur du sol et à la stabilité de la famille paysanne, mais qui tient le propriétaire à l'écart de la direction des améliorations et qui semble moins avantageux pour le colon que le métayage ou l'emphytéose.

La mise en culture des terrains communaux a
été une solution partielle et provisoire de la question agraire à Monte San Giovanni, mais la population, qui a continué à s'accroître, ne trouve
plus sur le territoire de la commune des moyens
d'existence suffisants ; il n'y a, en effet, que 7 000
hectares pour 8 000 habitants. C'est à l'émigration que les paysans de Monte San Giovanni ont
recours pour s'assurer des ressources : il existe
une centaine de familles de prolétaires qui n'ont
pour tout bien que leurs bras, et parmi les
familles de colons, beaucoup sont à l'étroit et
dans la gêne et doivent envoyer quelques-uns
de leurs membres chercher du travail au dehors.
Jusqu'à ce jour ils en trouvaient dans l'Agro
romano et dans les Marais Pontins ; c'est vers
l'Amérique qu'ils se dirigent aujourd'hui. Nous
savons, en effet, que dans la Campagne romaine
le pâturage s'étend de plus en plus au dépens des
cultures ; il en résulte que, la demande de main-
d'œuvre diminuant progressivement chaque
année, les salaires s'y maintiennent à un niveau
assez bas et les montagnards y trouvent plus difficilement du travail. Ils ont dû en chercher plus
loin et vont en Amérique depuis une dizaine
d'années. Cette émigration s'est ralentie en 1907
par suite de la crise qui a sévi aux États-Unis,
mais elle a repris de nouveau. Cette année, il y a
400 départs, ce qui portera à un millier le nombre
des indigènes de Monte San Giovanni actuellement en Amérique où ils travaillent surtout à la
construction des chemins de fer. Ils s'attirent
mutuellement entre parents et amis, mais très

souvent aussi, c'est un caporal qui les enrôle, leur procure une adresse de travail et remplit pour eux les formalités du départ. Les hommes seulement émigrent outremer et restent absents parfois cinq ou six ans.

Au point de vue des résultats matériels et moraux, il y a une grosse différence entre l'émigration dans la campagne romaine et l'émigration en Amérique. Les émigrants de l'Agro romano ne sont occupés qu'une partie de l'année et gagnent des salaires faibles : ils ne peuvent faire aucune économie et n'ont aucun moyen de s'élever. Ils n'acquièrent d'ailleurs aucune initiative, car ils restent encadrés dans leur groupement originaire et sont dominés par les caporaux ; ils ne prennent donc presque aucun contact avec le monde extérieur et n'en subissent pas les influences. Les « Américains » travaillent au contraire toute l'année et gagnent de gros salaires ; ils envoient de l'argent à leur famille et, à leur retour, ils réparent leur maison ou en construisent une neuve et achètent de la terre à des prix fabuleux, si bien que les propriétaires ont actuellement intérêt à vendre. Ces émigrants s'élèvent non seulement matériellement, mais aussi socialement ; ils subissent très heureusement l'influence de la race américaine. A son contact, ils acquièrent de l'initiative et comprennent l'importance de l'instruction, de la propreté et de la bonne tenue de la maison. « Envoyez les enfants à l'école et apprenez-leur à être propres » : tels sont, paraît-il, les conseils que répètent les émigrants dans leurs lettres.

Il semble donc qu'ici l'émigration en Amérique ait d'heureux effets. Elle engendre une certaine prospérité matérielle et favorise le développement moral et l'ascension sociale de la population par l'influence d'une race étrangère actuellement supérieure dans son ensemble.

LA MAIN-D'ŒUVRE ET LA CULTURE. — Le moment est venu d'étudier l'organisation de la culture et de la main-d'œuvre agricole dans la Campagne romaine. Quoique l'étendue des champs cultivés se réduise d'année en année, il y a encore plusieurs milliers d'hectares consacrés au froment et il y en avait bien davantage autrefois. D'autre part, la culture intensive qui fait des progrès sur certains points réclame une main-d'œuvre abondante. L'agriculture romaine se trouve actuellement dans une période de transition où des influences contraires luttent et tendent à se faire équilibre ; il en résulte des oscillations telles que ce qui est vrai une année ne l'est plus l'année suivante. C'est une des raisons pour lesquelles il est impossible d'indiquer par un chiffre même approximatif l'étendue des cultures et le nombre des ouvriers qui y sont employés.

Parmi ceux-ci nous devons distinguer les simples journaliers ou *guitti* qui sont des isolés, même s'ils sont embrigadés par un caporal, et les *colons* qui viennent en famille et cultivent, moyennant redevance, une portion de terrain pour leur propre compte. Les premiers sont de purs salariés, les seconds semblent être à un degré plus haut dans la hiérarchie sociale, mais il ne faut pas se laisser prendre aux apparences et opposer un individu à une famille, mais bien famille à famille. Or, il arrive souvent que les *guitti* sont des jeunes gens, ou quelques membres d'une famille de petits paysans propriétaires de la montagne; ils sont venus chercher dans l'Agro romano seulement un *supplément de ressources*. Les familles de colons au contraire ont émigré au complet parce qu'elles ne possèdent rien dans leur pays; elles viennent chercher dans la Campagne romaine *tous leurs moyens d'existence*. Nous avons vu que Canterano fournit surtout des émigrants du premier type, parce qu'il y a une certaine aisance dans la commune, tandis que Rocca Canterano, dont les habitants sont plus pauvres, envoie surtout des émigrants du second type. A Monte San Giovanni les familles de journaliers prolétaires viennent cultiver en colonage les terrains de l'Agro ou des Marais Pontins, tandis que les familles de colons envoient seulement quelques-uns de leurs membres.

Au point de vue des résultats, il y a une grande différence entre l'émigration d'ouvriers isolés et l'émigration de familles entières. Les familles qui envoient des émigrants se maintiennent, prospèrent même et peuvent quelquefois s'élever; les familles qui émigrent tout entières restent misérables et si elles ne déchoient pas, c'est que toute déchéance leur est impossible. Les émigrants isolés ont, en effet, un but bien précis: compléter les ressources de la famille, lui permettre d'acquitter ses impôts, d'éteindre une dette, de réparer la maison ou d'acheter un champ; ils

ne vivent pas dans le vide; ils sont incités à l'é-
pargne. Les familles émigrantes, au contraire,
n'ont pas d'abord le stimulant de la propriété : si
elles émigrent, ce n'est pas pour améliorer leur
situation, c'est uniquement pour ne pas mourir de
faim ; pour elles, la question du pain quotidien
est tellement pressante qu'elles ne voient pas au
delà : « *Lavoramo e mangiamo e basta.* Nous travaillons et nous mangeons, et cela suffit, » me
disait une femme. Tout ce qui dépasse la satisfaction, au moins partielle, des besoins élémen-
taires de l'homme paraît à ces gens tellement
inaccessible qu'ils n'y songent pas. Ce sont des
sages, dira-t-on ; mais des sages misérables et
déprimés, des sages par force, dont la sagesse
tout extérieure n'est d'aucun profit ni pour eux-
mêmes ni pour l'humanité. Ils auraient besoin
d'un patronage énergique et bienveillant; nous
verrons comment ils sont patronnés.

Il ne faudrait pas cependant établir entre
colons et journaliers une distinction trop tranchée. Il y a des familles d'ouvriers dont tous les
membres travaillent à la journée, et les colons
s'emploient souvent comme journaliers. En réalité, voici comment les choses se passent sur un
grand domaine.

Jusqu'à présent, on a fait dans l'Agro romano
de la culture nomade : on cultive les céréales sur
certaines parties du domaine pendant deux, trois,
quatre ans au plus, suivant la fertilité du sol,
puis on défriche une autre partie des pâturages, et
ainsi de suite. Il n'y a pas d'assolement : la culture ne revient sur le même terrain que de loin

Roux.   5

en loin au bout d'un temps variable ; on la continue pendant plusieurs années sur les terres d'alluvion fertiles dans les fonds de vallée, tandis
qu'on l'abandonne au bout d'un an ou deux sur
les collines ; certains propriétaires l'interdisent
même sur les mamelons et les pentes où elle est
nuisible, car, en ameublissant le sol, elle favorise
l'érosion, le rocher reste à nu et le pâturage ne
peut se rétablir ; or, le pâturage est la vraie richesse. C'est pour éviter l'appauvrissement du sol
par une culture trop prolongée et trop étendue
que les baux obligent les fermiers à laisser en pâturage toutes les terres pendant les deux dernières années de jouissance. Cette mesure apporte le
plus grande trouble dans l'organisation de la
main-d'œuvre. J'ai vu plusieurs domaines sur lesquels, les années précédentes, vivaient et travail-
laient jusqu'à 400 personnes et qui, lors de ma
visite, n'occupaient plus aucun ouvrier de culture.
Toute rotation rationnelle est naturellement inconnue : sur le défrichement on sème du maïs,
puis vient du blé ou de l'avoine pendant un an ou
deux. Le fumier de ferme n'est pas plus employé
que les engrais chimiques ; c'est bien à proprement parler une culture vampire que celle de
l'Agro romano. Les méthodes y sont aussi des
plus primitives : la charrue qui ne s'est pas modifiée depuis les Étrusques laboure peu profondément et sans retourner le sol ; dans les meilleurs
terrains, c'est encore la bêche et la pioche qui ont
la préférence.

La culture se fait en régie sous la direction du
fattore, employé du fermier spécialement chargé

de ce service. Mais après les labours et les semailles, il y a un arrêt dans les travaux ; les ouvriers n'ont aucune raison de rester sur le domaine
et au printemps il faudra s'inquiéter d'en trouver
d'autres ; si d'ailleurs on a pendant l'hiver quelques travaux imprévus à faire exécuter, on man-
quera totalement de main-d'œuvre, car il ne faut
pas oublier que la Campagne romaine ne possède
pas de population stable. On a paré très heureusement à ces inconvénients par le colonage : on
donne à chaque ouvrier qui le demande une certaine étendue de terrain qu'il défriche et qu'il
sème en maïs, puis en blé. Il a généralement la
jouissance du même lot pendant trois ans. Cela lui
permet de faire venir sa famille, qui fait ces cultures pendant que lui-même est employé par le
fattore. Après les semailles du blé, pendant l'hiver, il s'occupe à défricher le sol pour le maïs
qu'on sème en avril. Sur le domaine de Pantano,
par exemple, nous trouvons 103 hectares de blé
et 47 hectares d'avoine cultivés en régie, tandis
que 53 hectares de blé et 208 hectares d'avoine
sont donnés en colonage pour le tiers du produit
et 107 hectares de blé et 62 hectares de maïs pour
la moitié de la récolte. La différence des taux de
redevance est due à la différence de fertilité des
terrains. Il y a là 54 familles formant un village
de près de 500 personnes qui cultivent les céréales en colonage et qui fournissent aussi des
journaliers au fermier. A la Cervelletta toute la
culture du froment est faite à moitié fruit par
cinq familles de colons qui travaillent chacune
10 hectares. Le fermier trouve à ce système

l'avantage de stabiliser la main-d'œuvre qu'il garde ainsi à sa disposition en cas de besoin ; il touche la moitié ou le tiers du produit sans courir aucun risque, ni faire d'autre avance que celle de la semence qu'on lui rend largement à la récolte[1]. L'ouvrier de son côté, se procure sur place la

1. Voici le texte d'un contrat de colonage publié par l'*Inchiesta agraria* :

« Pour satisfaire un vif désir de beaucoup de journaliers demandant de la terre à moitié pour la semer en maïs et en blé, toujours travaillant à la bêche, l'administration de M… donnera la terre bonne pour cet usage aux conditions suivantes :

« 1° On ne donnera le terrain qu'à une société représentée par un individu qui devra signer le présent contrat en se portant garant pour ladite société, laquelle, pour avoir une étendue de terre raisonnable, devra être composée d'au moins seize personnes ;

« 2° Le bêchage doit commencer le 10 décembre et être terminé le 10 mars. On ne doit pas travailler par temps de pluie ou de gelée ;

« 3° Le maïs sera partagé à moitié. La semence fournie par l'administration à mesure rase sera rendue à mesure comble (Cette augmentation peut se justifier par le fait que le grain de semence nettoyé et trié a une valeur marchande plus considérable que le grain ordinaire) ;

« 4° La société doit battre le maïs sur une aire faite par elle à l'endroit désigné, mais qui sera à proximité des champs ;

« 5° Si, pour la préparation du sol et pour les travaux de semailles du blé, la société ne fait pas les opérations voulues, elles seront exécutées à ses frais par l'administration ;

« 6° Le transport du blé est à la charge de l'administration ;

« 7° Le personnel de la batteuse, sauf le chauffeur et l'engraineur, est fourni par la société qui paie en nature, sur sa part, 4 pour 100 du produit total pour l'usage de la batteuse ;

« 8° Le blé est partagé à moitié. La semence est rendue à l'administration avec l'augmentation usuelle ;

« 9° L'administration peut faire semer un grain spécial, à son choix, en échangeant à la société sa part pour du grain ordinaire ;

« 10° Ce contrat est valable pour les deux récoltes successives, maïs et blé. »

nourriture de sa famille et trouve à s'occuper lui et les siens pendant qu'il n'est pas employé ailleurs : il y a pour lui plus de sécurité dans l'existence.

LE CAPORAL. — Comment se fait le recrutement de ces *quitti* et de ces colons qui viennent de loin et que le fermier ne connaît pas, qu'il ne connaîtra même jamais? Ici nous touchons à une des plaies de l'Agro romano, à un des vices graves de l'organisation du travail sur les latifundia ; mais si le latifundium lui permet de se manifester dans toute sa hideur, il a son origine dans l'incapacité et l'imprévoyance des populations qui envoient des émigrants dans la Campagne romaine. Je veux parler du caporalat (*caporalato*). Le patron qui a besoin d'ouvriers s'adresse à un *caporal* entrepreneur de main-d'œuvre qui s'engage à lui fournir un certain nombre d'hommes à un prix déterminé. Le caporal reçoit une rémunération fixe par tête d'ouvrier fourni par lui, soit cinq ou dix centimes par jour ; il prélève une somme équivalente sur le salaire des ouvriers et si le patron a l'imprudence de verser ce salaire entre ses mains, il y opère parfois des retenues énormes. Un Piémontais, fermier dans les Marais Pontins, me disait qu'en causant avec ses ouvriers (ce que ne font pas les « mercanti di campagna », qui vivent à Rome), il s'était aperçu que ceux-ci ne recevaient que 2 francs sur les 2 fr. 50 qu'il versait au caporal comme salaire convenu. Le caporal touche aussi un salaire personnel car il doit surveiller les ouvriers et c'est un spectacle assez choquant de voir des escouades d'hommes, de femmes et d'enfants courbés sur le sol et suivis du caporal qui, appuyé sur un bâton, dont je ne jurerais pas qu'il ne fasse jamais usage, surveille le travail, presse et gourmande les ouvriers. Cependant cette surveillance est ici indispensable et ceux mêmes qui ont réussi à supprimer le caporal sur leurs fermes sont obligés de mettre leurs équipes sous les ordres d'un contremaître; or, il est certain que le caporal jouit d'une autorité beaucoup plus considérable parce qu'il détient absolument les moyens d'existence de ses ouvriers. L'Italie est le pays rêvé des courtiers, des accapareurs de toutes sortes parce que rares sont ceux qui ont l'initiative entreprenante et l'aptitude aux affaires; le même phénomène constaté sur le marché commercial s'observe aussi sur le marché du travail, parce que les travailleurs en général manquent d'initiative, sont apathiques et imprévoyants et que les patrons n'ont aucune idée de leurs devoirs. Aussi beaucoup de gens, tout en blâmant certains procédés des caporaux, reconnaissent-ils qu'ils sont des intermédiaires utiles et indispensables; d'autres affirment qu'ils rendent service aux ouvriers en leur procurant du travail et, en effet, ceux-ci semblent prendre leur parti de l'exploitation dont ils sont parfois victimes et restent en général fidèles au caporal.

Celui-ci a d'ailleurs des moyens très efficaces de s'assurer la fidélité des ouvriers qu'il engage: il leur fait des avances pendant leur séjour dans la montagne; il en fait aussi à la famille pendant le séjour des hommes dans l'Agro romano, de sorte qu'à la fin de la campagne le malheureux ouvrier est souvent débiteur du caporal ce qui l'oblige à s'engager pour la saison suivante[1]. Il faut donc quelque argent pour être caporal ; il en résulte que ces entrepreneurs sont le produit d'une sélection ; parfois ils sont fils de caporaux ; souvent ce sont d'anciens journaliers intelligents qui ont réussi à mettre un petit capital de côté et à acquérir la confiance de quelque fermier qui les charge de recruter des ouvriers dans leur pays natal. Le fermier leur fait aussi des avances de fonds, s'il est nécessaire ; à cet égard il y a partie liée entre eux.

J'ai vu à Monte San Giovanni un caporal, qui sait tout juste lire, signer et compter. Resté orphelin à trois ans, il a d'abord travaillé comme ouvrier, puis est devenu entrepreneur de main-d'œuvre. Chaque année il fournissait à une grande ferme de Conca, près d'Anzio, le personnel nécessaire pour la culture et la moisson ; c'était une entreprise importante puisqu'il devait engager jusqu'à 1 600 ouvriers à l'époque de la récolte. Aussi certaine année, a-t-il perdu plus de 30 000 francs en quinze jours ; il avait avec le fermier un contrat fixant le salaire journalier, mais par suite de la concurrence d'un autre caporal, d'une direction différente prise par l'émigration, etc..., il a dû payer ses ouvriers 40 francs au lieu de 25 francs, prix prévu ; bien entendu, la différence est restée à sa charge. Il a perdu aussi plus de 20 000 francs d'avances qu'il avait faites à des gens insolvables qui sont morts ou qui ont quitté le pays.

1. Cf. W. Sombart, *La Campagna romana*, p. 93.

Pour qu'un caporal puisse supporter de pareilles pertes, il faut qu'il fasse en temps normal des gains considérables ; aussi notre homme, après avoir travaillé pendant trente-six ans, est-il devenu un des propriétaires les plus importants de son village. Il a maintenant cinquante-quatre ans : retiré des affaires depuis quelques années, il a acheté des terres qu'il améliore et qu'il plante en oliviers. Il y a en lui l'étoffe d'un petit patron. Il jouit de la considération générale et est conseiller municipal.

Bien entendu, un caporal qui engage 1 600 ouvriers, l'effectif d'un régiment, a besoin d'aides et de sous-ordres ; ce sont les *caporaletti* ou *fattoretti* qui, sur ses indications, pour son compte et avec son appui financier, engagent des hommes dans les villages voisins, les mettent en route, les installent sur l'atelier de travail, les dirigent et les surveillent. Ils sont rémunérés par le caporal, mais ne se font pas faute, s'ils le peuvent, de prélever une dîme sur les ouvriers.

Non seulement il y a de gros et de petits caporaux, mais il faut aussi faire la différence entre les caporaux qui fournissent des journaliers et ceux qui fournissent des colons. Les premiers sont astreints à la résidence dans l'Agro pendant tout le temps des travaux ; ils doivent toujours être présents pour recevoir les ordres du fattore, guider et surveiller leur bande ; les seconds vont installer les familles des colons sur le tènement qui leur est affecté, répartissent le terrain entre elles, leur distribuent les semences et les avances en grain nécessaires pour leur nourriture, puis ils retournent chez eux et, sauf de courtes apparitions, ne reviennent qu'au moment de la récolte pour prélever la part du fermier, les avances qu'ils ont faites, les redevances qui leur sont dues et celles qu'ils s'adjugent ; ordinairement, ils font cultiver gratuitement par les colons un lot de terrain dont ils se réservent tout le produit.

Pour être impartial, je dois dire que, d'après les renseignements que j'ai recueillis, tous les caporaux ne se ressemblent pas ; il y en a qui sont de véritables forbans, de vrais marchands d'esclaves pour qui la traite des blancs est une source de profits scandaleux ; d'autres sont honnêtes et humains et n'exploitent les ouvriers que dans les limites admises par l'usage. Il faut remarquer aussi que les personnes qui s'élèvent avec le plus d'indignation contre les caporaux sont les étrangers, en particulier les fermiers de la Haute-Italie installés récemment dans l'Agro romano, et les urbains ignorants des questions rurales ; les notables des villages de montagnes d'où sont originaires émigrants et caporaux, tout en blâmant certains excès, sont plus modérés dans leur indignation et plus réservés dans leurs jugements. Quant aux ouvriers, ils subissent sans doute le joug du caporal sans enthousiasme, mais, n'étant pas capables de s'y soustraire, ils l'acceptent sans révolte, se résignent et même considèrent un peu le caporal comme le bon Dieu qui leur procure leur pain quotidien et à qui ils doivent un peu de reconnaissance.

Quoi qu'il en soit, on ne peut nier que le caporal, par ses prélèvements légitimes ou illégitimes, ne diminue le salaire déjà faible que reçoivent les ouvriers de l'Agro romano [1] ; il fait en outre souvent des bénéfices scandaleux sur la nourriture qu'il leur fournit ou qu'il leur vend. En somme, le caporal vit et prospère aux dépens de l'émigrant qui est, vis-à-vis de lui, dans une dépendance voisine de l'esclavage. Aussi beaucoup de gens souhaitent-ils la disparition des caporaux. Mais si ces derniers existent, c'est qu'ils rendent certains services ; la question est donc de savoir si on peut se passer de ces services ou si ces services peuvent être rendus par d'autres organismes moins parasitaires et moins nuisibles.

Pour répondre à cette question, nous avons recherché s'il y avait, dans la Campagne romaine, des agriculteurs qui ne fissent pas appel aux caporaux. Nous en avons trouvé. Nous avons alors

1. D'après la publication précitée de l'Office du travail sur les migrations internes, les salaires seraient (1905) :

	Ouvriers adventices.	Ouvriers fixes.	Femmes.
Janvier. . .	1,50	1,83	»
Février. . .	2 »	1,83	1,20
Mars. . . .	2,20	1,90	1,15
Avril. . . .	2,25	2 »	1,25
Mai.	2,60	2,35	1,25 — 1,35
Juin. . . .	3 »	2,40	1,75
Juillet. . .	4 »	2,50.	2,50
Septembre. .	1,50 — 2,50	2 »	1,50
Octobre. . .	1,20 — 1,75	1,90	1,10 — 1,25
Novembre. .	1,20 — 1,75	1,90	1,10
Décembre. .	Id.	Id.	Id.

La statistique n'indique pas ce qu'elle entend exactement par ouvriers fixes et ouvriers adventices. Ces salaires sont plus élevés que ceux des pays d'émigration, mais j'ai lieu de croire que les salaires réellement touchés par les ouvriers sont souvent inférieurs aux chiffres cités plus haut.

observé les moyens qu'ils emploient pour se passer de leur concours. Voici le résultat de cette
enquête.

Les Romains, ceux mêmes qui déplorent le plus
les abus du caporalat, ne croient pas qu'on puisse
supprimer cette institution. Les « mercanti di
campagna » tiennent les caporaux pour indispensables et, à leur point de vue personnel. ils ont
parfaitement raison : il est bien plus commode
de s'adresser à un caporal et de lui commander
pour telle date, tant d'hommes à tel prix, pour
tant de temps, que de traiter individuellement
avec cinquante, cent, trois cents ouvriers, qu'il
faudrait aller enrôler chez eux, payer un à un,
surveiller de très près, etc... Il est clair qu'un
grand fermier a autre chose à faire, mais on peut
parfaitement concevoir une coopérative ou un
syndicat d'ouvriers agricoles, faisant avec un patron un contrat collectif de travail au lieu et place
du caporal. Ces syndicats seraient d'autant plus
faciles à organiser que les émigrants viennent
presque toujours groupés par village d'origine.
Ces syndicats de village pourraient se fédérer et
se prêter mutuellement des ouvriers quand l'un
d'eux aurait à en fournir un nombre dépassant
celui de ses membres. Certaines personnes ont
déjà songé à fonder des coopératives de ce genre ;
mais la grosse difficulté à surmonter vient de
l'inaptitude des émigrants à s'associer et surtout
à s'organiser [1]. Nous savons que le communau-

1. Un prêtre belge, professeur dans un séminaire romain, avait
voulu syndiquer les ouvrières d'un village qui, travaillant à do-

taire ne possède ni l'esprit de discipline, ni l'esprit d'organisation. Il subit l'autorité, parfois à un degré déconcertant, mais il est incapable de la constituer. Des syndicats ou des coopératives d'émigrants auraient besoin de chefs capables, prévoyants, actifs et doués d'initiative ; or, si de tels hommes se rencontraient dans les villages, en dehors des courtiers actuels, il est possible qu'en raison de la passivité de leurs camarades, ils fassent du syndicat leur chose et que quelques-uns des abus qu'on reproche aux caporaux se reproduisent. J'imagine d'ailleurs que les caporaux sauraient se mettre à la tête des syndicats et en prendre la direction à leur profit[1].

L'Office du travail estime que « la lutte contre les intermédiaires exploiteurs ne peut s'engager sur le terrain de la suppression, car ils représentent un progrès par rapport aux mouvements chaotiques, et ils remplissent une fonction économique importante. Leur élimination doit provenir d'un système meilleur et plus économique de médiation qui, par la force de la concurrence, se substitue à eux par un processus que l'expérience de l'étranger montre lent et difficile, mais sûr[2] ». Dans ce but, le ministre de l'Agriculture,

micile, gagnaient des salaires dérisoires. Il croyait avoir réussi lorsque ces femmes s'imaginèrent que, si elles obtenaient une augmentation de salaires, elles verraient aussi leurs impôts augmenter. Il n'y eut plus rien à faire.

1. Dans une caisse mutuelle d'épargne et de prêts de Rome, on découvrit un jour qu'un des membres empruntait de l'argent pour le prêter ensuite à un taux usuraire à ses camarades qui n'avaient pas idée de s'adresser directement à leur caisse.

2. Cf. *Istituzione di Uffici interregionali di collocamento nei la-*

de l'Industrie et du Commerce a déposé, le 28 novembre 1907, un projet de loi instituant des offices de placement interrégionaux pour les travaux agricoles et les travaux publics. D'après le projet qui n'est pas encore voté, ces offices auraient pour buts principaux de fournir des informations relatives au marché du travail, et à établir des contrats de travail entre employeurs et émigrants. L'État prend ici une initiative qui reviendrait normalement à des organisations ouvrières si celles-ci existaient et fonctionnaient d'une façon active et efficace.

Toutefois il n'est pas nécessaire d'attendre la constitution de syndicats d'émigrants et la fondation des offices de placement pour supprimer les caporaux dans la province de Rome. L'exemple de certains agriculteurs le prouve.

Les Lombards qui ont pris la ferme de la Cervelletta ont eu recours aux caporaux pendant les premières années, puis ils ont supprimé ces intermédiaires. Le domaine étant actuellement soumis à la culture intensive occupe en permanence un personnel assez nombreux, ce qui diminue les besoins de main-d'œuvre étrangère et temporaire. La culture du blé est confiée à cinq familles de colons qui viennent tous les ans et ne s'en retournent qu'en août et septembre après les battages ; le fermier songe à les fixer définitivement en les occupant pendant ces deux mois à divers travaux, comme il le fait pendant le reste de l'année lors-

vori agricoli e nei lavori pubblici, Rome, 1907, p. 14 (Supplément au *Bulletin de l'Office du travail*).

que la culture du blé ne les absorbe pas. Si on a besoin, à certains moments, d'ouvriers supplémentaires on traite directement avec eux. On voit, par cet exemple, que la culture intensive a pour effet de supprimer les entrepreneurs de main-d'œuvre en fixant au sol une population stable qui suffit à peu près à tous les travaux. Mais il faut remarquer qu'ici le fermier, le patron, réside sur le domaine, qu'il en dirige personnellement l'exploitation et qu'il est en contact direct avec tous ses employés et ouvriers; en un mot, il remplit son rôle de patron.

Cela ne suffit pas toujours. Bien que plusieurs autres agriculteurs lombards ou piémontais aient réussi à se passer de l'intermédiaire des caporaux, certains n'y sont pas encore parvenus. C'est le cas des fermiers de Pantano. Il y a sur ce domaine cinquante-quatre familles qui cultivent le blé en colonage et qui fournissent des journaliers. Au début, les fermiers, qui sont Lombards, ont voulu supprimer les intermédiaires, mais ils n'ont plus trouvé d'ouvriers. Ceux-ci qui étaient, probablement à cause de dettes antérieures ou par crainte de se trouver un jour sans travail, sous la dépendance des caporaux, les ont suivis ailleurs et ne sont pas revenus sur le domaine. Les fermiers ont dû de nouveau s'adresser à des caporaux. On ne peut pas imputer cet échec aux patrons qui ont la même formation sociale que ceux que j'ai cités plus haut, qui ont les mêmes idées, poursuivent le même but et emploient les mêmes méthodes. Il en faut rechercher la cause dans ce fait que la mise en valeur de Pantano est moins avan-

cée que celle de la Cervelletta, que par conséquent
le mode de culture se rapproche davantage du
système ancien et qu'ainsi les besoins de main-
d'œuvre y sont irréguliers et momentanés. En
outre, le domaine est beaucoup plus étendu[1], ce
qui exige un personnel plus nombreux ; il est
donc plus difficile au fermier d'avoir des rapports
étroits avec ses gens, de les connaître et de les diriger personnellement ; il lui est aussi plus difficile de trouver cinquante familles capables de se
conduire elles-mêmes et de secouer le joug des
caporaux que d'en trouver cinq. On voit que le
très grand atelier soulève des difficultés qui n'existent pas dans un atelier restreint et qu'il exige
des capacités plus grandes non seulement de la
part du patron, mais aussi de la part du personnel
ouvrier.

C'est bien, croyons-nous, l'étendue exagérée de
l'exploitation plus encore que la culture extensive
qui est favorable à l'institution du caporalat, car
nous avons pu constater sa disparition sur un
domaine de 350 hectares, situé dans les Marais
Pontins, près de Terracine, affermé en 1907 par
un Piémontais. Plus encore qu'à Pantano, les
transformations sont ici à leurs débuts. Cependant, dès la première année, le fermier a congédié
ses caporaux parce qu'en causant avec ses ouvriers
il a constaté que ceux-ci étaient frustrés de 20
pour 100 sur leurs salaires en dehors des retenues
consenties. Les ouvriers se trouvant en présence
d'un homme qui les connaissait personnellement

____

[1]. Plus de 1 200 hectares au lieu de 315.

et pouvait leur assurer des moyens d'existence ont lâché le caporal, c'est-à-dire le patron artificiel, pour le vrai patron. Tel est le résultat avantageux pour les deux parties du patronage intelligemment compris et loyalement pratiqué. Il semble que la suppression des caporaux eût dû être difficile pour les Abruzziens qui viennent faire les travaux d'assainissement : cependant le fermier a eu le même succès, il a fait la connaissance personnelle de tous ses terrassiers, s'est intéressé à eux et les a protégés contre les exploitations ; lorsqu'il a besoin d'eux, il leur écrit et les engage sans intermédiaire.

J'ai cité les exemples que j'ai pu observer personnellement, mais on en pourrait citer d'autres. Que conclure? sinon que les caporaux n'ont pas d'adversaires plus redoutables que les fermiers de la Haute-Italie qui viennent coloniser la Campagne romaine en y introduisant la culture intensive qui stabilise la population. Ces fermiers sont des capitalistes et des chefs d'atelier exigeant certainement plus de travail et de discipline que les « mercanti di campagna », et pourtant leur présence et leur action se manifestent non seulement par une augmentation de la productivité du sol, par un accroissement de la richesse publique, mais aussi par une amélioration du sort matériel et moral de la population ouvrière, et celle-ci s'en rend compte. En définitive, la question de l'émigration temporaire et du caporalat sera résolue tout naturellement dans un sens favorable aux travailleurs par la mise en culture intensive de l'Agro romano.

Le mode d'existence des émigrants dans la campagne romaine. — Du même coup seraient modifiées aussi les conditions d'existence des ouvriers agricoles qui sont actuellement déplorables. Le professeur Celli, député et directeur de l'Institut d'hygiène de Rome, a décrit d'une façon émouvante la vie de ces malheureux émigrants[1].

C'est le maïs préparé en polenta qui fait le fond de la nourriture du paysan. Mais les familles qui cultivent des terres en colonage ne mangent presque jamais leur propre maïs, mais celui que le caporal leur a avancé, qui est souvent de qualité inférieure et qu'il se fait rendre avec usure en reprenant parfois 25 à 50 pour 100 de plus qu'il n'a donné. Aux grandes fêtes, il distribue aussi du lard, du fromage et du vin, qu'il se fait rembourser largement. Pendant la période des foins et des moissons, les ouvriers reçoivent : $1^{kgr},360$ de pain, 2 litres de vin, 85 grammes de fromage ou de lard, du vinaigre, de l'huile et des oignons. En fait, que le salaire soit payé en totalité en argent ou en partie en nourriture, c'est presque toujours le caporal qui fournit les aliments à l'ouvrier. C'est une source d'abus criants : l'ouvrier est trompé sur le poids, le prix et la qualité, le plus souvent détestable. Il lui est impossible d'échapper à cette exploitation parce qu'il se brouillerait avec le caporal qui ne l'emploierait plus, et parce qu'il lui est pratiquement impossible de se fournir ailleurs. La Campagne romaine est

---

1. Cf. Angelo Celli, *Come vive il Campagnuolo dell'Agro romano*, Rome, Società editrice nazionale, 1900.

une sorte de désert où quelques latifundistes ont le monopole de la possession du sol ; il en résulte qu'aucune auberge, aucune boutique ne peut s'établir sans l'autorisation du propriétaire ; il n'y a donc pas de concurrence possible. Sur chaque domaine existe une cantine appelée *dispensa*, où l'on vend du vin et des aliments. Le tenancier de la *dispensa* verse une redevance assez élevée au propriétaire ou au fermier : on m'en a cité un qui paie 500 francs par mois. On remarque que les *dispensieri* font fortune assez rapidement et on les accuse, non sans apparence de raison, de voler honteusement les ouvriers et de leur fournir des vivres de mauvaise qualité. Les fermiers qui autorisent de pareils agissements et en profitent directement sont les premiers coupables. Les propriétaires qui les tolèrent et en profitent indirectement ne le sont pas moins ; ils pourraient atténuer les abus en facilitant l'établissement de boutiques concurrentes, en ne leur demandant qu'un loyer normal et en organisant, s'il le faut, un contrôle sérieux sur la qualité des aliments. Ils le peuvent puisqu'ils sont maîtres chez eux, mais ils ne savent que déplorer l'exploitation dont sont victimes les travailleurs de la terre, et leur sympathie pour eux ne va pas jusqu'à aviser aux moyens pratiques de la faire cesser. Il y a dans leur cas un peu d'égoïsme et surtout beaucoup d'insouciance. C'est à cette insouciance caractéristique de la race que sont dus ces abus dont profitent les plus intelligents et les plus avisés, sinon les plus honnêtes ; le paysan accepte sans protester les aliments avariés qu'on lui donne, les paie le prix qu'on en exige et se laisse voler sur le poids. Il se rend compte de tout cela et en souffre, mais ne fait pas effort pour y remédier. Toute organisation de coopérative est d'ailleurs difficile entre ouvriers presque nomades qui ne sont pas assurés de revenir deux années de suite sur le même domaine. L'anarchie semble être l'état normal actuel de l'Agro romano.

Je connais un fermier lombard qui a voulu supprimer les abus de la dispensa ; il l'administre en régie et n'en tire que le bénéfice normal des commerçants de détail. Il a établi et affiché un tarif et il distribue aux ouvriers des carnets de bons qui servent aux achats, afin d'empêcher le plus possible les tripotages d'argent ; les aliments sont de bonne qualité. Malgré cela, les ouvriers, tout en reconnaissant les bonnes intentions du patron, se plaignent vivement de la dispensa et surtout du préposé qui fait fortune, disent-ils. Il est possible qu'il y ait un peu de parti pris chez eux, car une longue expérience leur fait considérer tout *dispensiere* comme un voleur, mais il est possible aussi que le préposé, ne pouvant tromper ni sur les prix, ni sur la qualité, se rattrape sur le poids, fasse passer une qualité pour une autre et opère des détournements, etc... Les ouvriers se montrant incapables de se défendre eux-mêmes, il faudrait de la part du patron une surveillance de tous les instants, autant dire qu'il devrait faire lui-même le service du comptoir. Il est des cas où le patronage ne saurait pratiquement suppléer à l'incapacité de l'ouvrier.

En somme, la nourriture de l'émigrant dans

la Campagne romaine est plus que médiocre, souvent insuffisante, toujours très chère et parfois malsaine : la faim pousse souvent le paysan à manger les animaux morts de maladie.

L'habitation laisse à désirer autant que la nourriture. En 1881, on comptait dans l'Agro romano 556 maisons ; en 1900, ce nombre avait plutôt diminué, tandis que la population fixe et temporaire avait certainement augmenté. Lorsqu'on parcourt la Campagne romaine, on rencontre des villages de huttes construites en paille, en roseaux et en herbes sèches. C'est là qu'habitent les émigrants depuis octobre jusqu'en juillet. S'ils reviennent l'année suivante sur le même domaine, ils retrouvent leur cabane, sinon ils la démolissent pour aller la reconstruire ailleurs, car chaque famille est propriétaire de sa cabane, souvent même elle paie un loyer pour le sol occupé par elle et le jardinet attenant.

Le village de Lunghezza est bien réduit cette année, car la culture des céréales ayant cessé à cause du prochain départ du fermier, sur quarante familles il n'en est resté que neuf employées à des travaux spéciaux : fossés, clôtures, etc... Par une porte basse nous entrons dans une des cabanes qui mesure 4 mètres de long sur 3 de large ; au milieu, quelques pierres marquent l'emplacement du foyer, dont la fumée s'échappe par les interstices des roseaux ; au fond se trouvent deux lits montés sur des planches, et deux bancs complètent l'ameublement. Au toit sont suspendus des jambons ; je félicite la mère de famille sur cette abondance, mais elle m'explique que ces jambons appartiennent au fattore qui les a mis là pour les faire fumer ; elle espère qu'il lui en laissera un. Cette femme est en habits de dimanche très propres avec un collier de corail au cou ; elle vit dans cette cabane avec son mari et ses enfants pendant dix mois de l'année et ne semble pas aigrie contre le sort. « Nous travaillons et nous mangeons, » me dit-elle en riant. En face de la porte un minuscule jardin est défendu par des fagots d'épines contre les poules qui errent à l'entour. Au bas de la pente se trouvent la fontaine et l'abreuvoir. A cent mètres de ce village de huttes, on voit une maison vaste dont les murs sont en bon état, qui pourrait loger une quinzaine de familles si on n'en avait pas enlevé le toit pour employer la charpente et les tuiles à couvrir un fenil.

Du côté d'Ostie on trouve, paraît-il, d'immenses cabanes où vivent en commun plusieurs familles et où s'abritent jusqu'à 150 personnes ; on y voit plusieurs rangs de couchettes et, au milieu, une longue file de foyers. J'ai vu ailleurs une sorte de grange où étaient installées cinq ou six familles séparées par des cloisons de roseaux et de paille, mais, comme il n'y avait qu'une porte, il existait forcément des servitudes de passage et l'unique fenêtre dépourvue de carreaux laissait pénétrer librement le vent et la pluie. En certains endroits les émigrants s'installent dans les ruines ou dans les grottes creusées dans le tuf pour l'extraction de la pouzzolane. Partout c'est l'entassement et la promiscuité. En été, les moissonneurs dorment en plein champ, à peine abrités par une couverture tendue sur des piquets.

Étant donné la façon dont sont nourris et logés les ouvriers de la Campagne romaine, il n'est pas étonnant que les maladies fassent parmi eux de nombreuses victimes. En été, c'est la malaria, mais nous verrons qu'elle est actuellement victorieusement combattue ; en hiver, c'est la pneumonie, car les cabanes abritent mal de la pluie et du vent, et la garde-robe est souvent insuffisante pour lutter efficacement contre le froid et la tramontane.

A Rome, on compare volontiers les villages d'émigrants à des campements de nègres africains et on n'est pas très fier de ces huttes aux portes de la capitale. L'Agro romano n'en a cependant pas le monopole en Europe : j'en ai trouvé de toutes semblables dans les tourbières de l'Allemagne et dans la région sablonneuse de la Frise. Mais dans la Plaine saxonne la hutte est le premier abri du paysan qui se fixe au sol et qui y plonge de fortes et vivantes racines, tandis que dans l'Agro romano, c'est le gîte toujours provisoire d'un ouvrier nomade condamné à une vie toujours errante. En Allemagne et en Hollande, une maison solide et confortable remplace au bout de quelques années la hutte misérable ; dans la Campagne romaine, la hutte succède à la hutte. C'est à peine si aujourd'hui, sur quelques domaines transformés, on arrive à abriter les ouvriers temporaires ; mais sur ces domaines la population stable du moins est logée convenablement et peut se nourrir de façon satisfaisante.

Le mode d'existence des émigrants temporaires de l'Agro romano nous révèle combien sont insuffisants la capacité de l'ouvrier et le patronage du propriétaire et du fermier; ce patronage est même le plus souvent inexistant. La famille ouvrière vit donc au jour le jour, sans épargne, et ne peut compter sur aucun appui; aussi est-elle complètement abattue par les accidents, les maladies et les calamités de tous genres qui peuvent fondre sur elle. Elle n'a pas alors d'autre ressource que la charité publique et elle est même souvent incapable de faire valoir ses droits. On me cite le cas d'un ouvrier victime d'un accident: le caporal se fait verser pour lui par le patron une somme de 500 francs, mais il ne la lui remet pas et la garde pour soi. Où l'ouvrier aurait-il appris qu'il avait droit à une indemnité? D'où lui viendrait l'énergie suffisante pour obtenir justice? Qui lui donnerait un concours efficace pour cela, si ce n'est peut-être l'homme de loi dont l'intervention absorberait le plus clair de l'indemnité?

Vis-à-vis de l'assistance publique même, ces émigrants de l'Agro romano sont dans une situation très défavorable. N'étant pas domiciliés dans la commune de Rome, ils n'ont droit à aucun secours; en fait, on ne les leur refuse pas, mais, s'ils sont admis dans les hôpitaux de Rome, ceux-ci s'adressent à leur commune d'origine qui doit payer les frais d'hospitalisation; cette commune de montagne qui n'est pas riche, exerce son recours contre la famille si celle-ci possède quelque bien, et parfois ce bien est vendu. Quand on dit que les ouvriers de l'Agro romano vivent comme des bêtes et sont traités en esclaves, on exagère à peine.

Nous venons d'examiner les répercussions d'une

certaine organisation de la propriété, du latifundium, sur les faits de la vie privée. Si le latifundium est favorisé par la nature du sol très propre
au pâturage, il est aussi à son tour très favorable
au maintien de l'art pastoral, mode de travail qui
exige le minimum de transformation du sol et le
minimum de capitaux fonciers, dont l'outillage
est très rudimentaire, dont les opérations simples,
peu pénibles, ne demandent qu'une capacité et une
prévoyance limitées et peuvent être exécutées par
un personnel peu nombreux; en définitive, travail de simple récolte qui a pour corollaire une
occupation du sol assez faible, quoique le droit
légal de propriété soit absolu et que l'absence de
population stable permette au propriétaire de le
maintenir tel sans contestation.

L'étendue des latifundia ne permet pas aux propriétaires de conserver la direction effective de
l'atelier agricole; d'autres causes d'ailleurs les en
détournent; aussi le fermage est-il la règle, mais
il faut remarquer qu'il est très favorisé par le mode
de travail qui exige peu ou pas de capitaux in-
corporés au sol.

*Le latifundium à culture extensive, en s'oppo-
sant à l'établissement d'une population stable dans
l'Agro romano, tend à avilir les salaires :* 1° parce
qu'il met en concurrence des ouvriers venus
d'un grand nombre de régions pauvres où font
défaut les moyens d'existence; 2° parce qu'il
oblige le fermier à recourir à des entrepreneurs
de main-d'œuvre qui prélèvent une part très
large sur les salaires; 3° parce qu'il oblige les
ouvriers à accepter en fait un salaire en nature

sur lequel ils sont frustrés ; 4° parce qu'il rend très difficile l'organisation ouvrière. De telle sorte que, dans un pays où la main-d'œuvre semble manquer totalement, les salaires sont très bas. Il en résulte que l'épargne est presque impossible et qu'ainsi tout moyen d'ascension fait défaut à la population ouvrière.

Quant à la famille, elle subit des influences désorganisatrices : 1° parce qu'une partie de ses membres, souvent même son chef, sont éloignés d'elle chaque année, pendant de longs mois ; 2° parce que, si elle reste groupée, elle vit loin de son propre foyer où elle ne séjourne que deux ou trois mois, et qui se trouve tout à fait séparé et éloigné de son atelier de travail. Il s'ensuit qu'elle perd l'appui de la communauté sans apprendre à développer son énergie et son initiative puisqu'elle émigre temporairement, en territoire non peuplé, et en compagnie d'autres familles de même formation sociale et subissant les mêmes influences. Cette famille déprimée se résigne à un mode d'existence déplorable, sans dignité, sans respectabilité, sans confort et sans hygiène ; elle subit aussi sans résistance toutes les calamités qui viennent à l'assaillir.

Elle aurait besoin d'un patron attentif, bienveillant et énergique ; mais le propriétaire latifundiste est trop loin, trop insouciant, et trop nombreux sont les ouvriers qui travaillent sur ses terres. Le fermier ne s'intéresse pas à des ouvriers temporaires et nomades. Ceux-ci n'ont qu'un patron effectif, c'est le caporal ; or, nous avons vu les défectuosités de ce patronage.

Il nous reste maintenant à étudier les effets que peut avoir le latifundium sur l'organisation de la vie publique.

III. — LA VIE COLLECTIVE

Rappelons que nous sommes ici dans un pays où la population stable est pour ainsi dire nulle.

D'après le recensement de 1881, il n'y avait que 764 personnes domiciliées dans les fermes de la Campagne romaine, réparties comme suit :

Fattori et agents.	151
Paysans, bouviers, ouvriers fixes. . . .	613

soit 0,264 habitant par kilomètre carré. Telle exploitation de 15 000 hectares est conduite avec un personnel de quinze à vingt hommes[1]. Ces chiffres ont certainement augmenté par suite de la mise en culture de certaines propriétés, mais sur les domaines non transformés, qui sont l'immense majorité, le nombre des employés fixes a plutôt décru à cause de la diminution des cultures. Quant à la population émigrante, elle ne s'élève, en somme, qu'à quelques milliers d'individus campés temporairement sur le sol. Ce sol est entièrement concentré en quelques mains ; il en résulte un monopole foncier bien accentué en faveur des latifundistes.

Voisinage et associations. — Comme dans tous

---

1. Cf. W. Sombart, *op. cit.*, p. 111-121.

les pays à population clairsemée, le voisinage s'étend fort loin. A Testa di Lepre, j'ai vu distribuer le pain aux bergers ; ce pain venait de Bracciano, distant de 40 kilomètres ; Rome est plus rapprochée, mais on trouve le pain de Bracciano meilleur. Comme les habitants sont peu nombreux, ils se connaissent facilement presque tous ; il suffit de causer quelques instants avec un campagnol pour s'en convaincre. Leurs faits et gestes sont toujours signalés et connus ; il y a peu de passants sur les routes, les auberges y sont rares ; ceux qui se déplacent, ont les plus grandes chances de se rencontrer et ils sont sûrs d'être vus et reconnus. Ainsi s'explique la rapidité avec laquelle se répandent les nouvelles dans la Campagne. Les moyens de communication étant rares, pour ne pas dire nuls, on ne voyage qu'en voiture ou à cheval, et cela vous met en contact avec les auberges et les passants beaucoup plus que le tramway et le chemin de fer. Les laitiers qui, chaque jour, vont chercher le lait jusqu'à 20 et 25 kilomètres de Rome, jouent un rôle important dans les relations entre la ville et la campagne : ils répandent les nouvelles, font les commissions, transportent les gens qui ont à se rendre quelque part sur leur route. On voit qu'en dépit des apparences, l'habitant de la Campagne romaine est moins isolé que l'habitant de Rome : il a un cercle de relations beaucoup plus étendu.

Il n'en est pas de même des émigrants, et il est intéressant d'observer que ceux-ci transportent dans l'Agro romano leurs habitudes de voisinage telles qu'elles existent dans leur pays de montagne. Ils viennent en bandes originaires du même village et conservent ce mode de groupement, qu'il s'agisse des colons ou des *guitti* ; par ailleurs, ils n'ont presque aucun contact avec la population stable. Ils restent bien des exilés quoiqu'ils soient la majorité.

Les émigrants temporaires doivent à leur formation communautaire une inaptitude presque absolue à constituer des associations libres. S'il est un pays où elles seraient nécessaires, c'est bien l'Agro romano, où les ouvriers auraient à s'affranchir de l'oppression des caporaux et de l'exploitation des cantines ; cependant, je n'ai pas eu l'occasion de rencontrer de coopératives.

Ce sont les pasteurs qui s'associent le plus volontiers pour mettre en commun leurs troupeaux et louer ensemble un domaine ou une portion de domaine. Il existe aussi des associations temporaires entre paysans en vue de la culture d'un champ pendant un an ou deux ; nous avons reproduit un contrat où l'une des parties est une société de seize paysans[1]. C'est bien là une sorte de fermage collectif ; cependant ce mode de location est rare dans l'Agro romano et il n'est pas organisé comme en Lombardie, en Sicile ou dans les Romagnes[2]. A ma connaissance, il n'existe qu'une coopérative agricole de production, c'est celle d'Ostie. Les travaux d'assainissement du marais d'Ostie ont été exécutés par une associa-

1. V. *supra*, p. 68.
2. Cf. *Le affitanze collettive in Italia*, Piacenza, 1906. (Enquête de la Fédération des Syndicats agricoles).

tion d'ouvriers romagnoles qui se sont fixés dans le pays assaini en obtenant de l'État des concessions de terres ; ils étaient une centaine formant trente familles. Les travaux d'aménagement et de défrichement du sol sont exécutés par la société, ainsi que le battage. Tous les trois ans, il y a une répartition du sol entre les familles ; les bœufs de travail appartiennent à la société. Cette coopérative ne bat que d'une aile, car la région ne semble pas encore susceptible de culture paysanne ; elle serait même dissoute si le roi Humbert ne lui avait fourni des subsides.

Nous verrons plus loin qu'il existe des domaines collectifs sur le pourtour de l'Agro romano, mais ce sont des exemples de culture et de propriété communautaires qui se distinguent nettement des associations librement constituées dans un but spécial et déterminé. Les syndicats hydrauliques obligatoires entre propriétaires pour l'aménagement des eaux et l'entretien des fossés et des canaux sont une institution administrative soumise à un contrôle étroit des pouvoirs publics et qui ne peut pas être considérée comme une manifestation de solidarité privée.

Les services communaux. — Au point de vue administratif, l'Agro romano fait partie de la commune de Rome qui, avec ses 208 000 hectares, est plus étendue que certaines provinces. Cette situation n'est pas sans inconvénient, car une grande ville comme Rome a des besoins très spéciaux et très différents de ceux de la campagne qui l'entoure. Il en résulte que celle-ci est un peu sacriliée, d'autant plus que sa qualité de capitale impose à Rome des charges qui ne sont pas en rapport avec ses ressources ni avec ses besoins réels : le con ortable y est quelquefois sacrifié au luxe, le nécessaire au superflu.

En 1900, les recettes de la commune s'élevaient à 28 millions de francs et les dépenses à 27 millions ; en 1909, les recettes atteignent 40 millions, mais les dépenses sont montées à 49 millions[1]. L'Agro romano figure pour 930 000 francs dans les recettes et pour 720 000 francs dans les dépenses ; on réalise donc près de 210 000 francs d'économies sur la campagne, qui pourtant a de grands besoins[2]. Si elle n'est pas sacrifiée davantage,

1. *Messagero* du 1er mars 1909.
2. Voici le budget sommaire de l'Agro romano :

Recettes.

Impôt foncier.	605 073	francs.
Taxe sur le bétail (486 246 têtes).	275 000	—
Remboursements pour le transport des malades non indigents.	1 000	—
Remboursements par les propriétaires de la quinine distribuée gratuitement..	49 000	—
Total.	720 513	francs.

Dépenses.

Voirie..	200 000	francs.
Service sanitaire.	293 300	—
Police..	36 440	—
Instruction publique.	147 420	—
Prix aux agriculteurs.	20 000	—
Bonification (assainissement, etc.)..	23 353	—
Total.	930 073	francs.

Économies : 930 078 — 720 513 = 209 560 francs.

En 1885, les recettes de l'Agro étaient de 900 000 francs et les dépenses de 234 000 francs : bénéfice au profit de la ville =

elle le doit à la bienveillance du conseil communal, car, presque déserte ou peuplée d'étrangers non électeurs, comment pourrait-elle faire entendre sa voix? Il est d'ailleurs question de réunir toute l'administration de l'Agro romano dans les mains d'un adjoint spécial, et de lui accorder une certaine autonomie.

Nous ne dirons rien de la police qui fonctionne de façon satisfaisante. En dépit des anciennes légendes, la Campagne romaine est aujourd'hui aussi sûre que tout autre pays. Mais il nous faut nous arrêter un instant sur la voirie, l'instruction publique et le service sanitaire.

L'Agro romano est extraordinairement pauvre en voies de communication[1]. Il existe un certain nombre de grandes routes qui partent de Rome, ce sont les anciennes voies romaines : mais elles ne sont pas reliées entre elles, de sorte qu'il est impossible de faire le tour de la ville à une cer-

---

666 000 francs ; en 1901, les recettes s'élevaient à 795 000 francs : et les dépenses à 369 000 francs : bénéfice de la ville = 426 000 francs. On voit que la situation de la Campagne s'est améliorée puisqu'elle n'est plus frustrée que de 209 560 francs.

1. En 1901, on répartissait ainsi les voies de communication dans l'Agro romano .

Routes provinciales..		480 kilomètres.
— syndicales.		7 —
— communales..		221 —
— vicinales.		114 —
	Total..	552 kilomètres.

soit, pour une superficie de 2 080 kilomètres carrés, une proportion de 267 mètres par kilomètre carré. Dans la province de Crémone, il existe 1 289 mètres de routes par kilomètre carré (Cf. Cadolini, *Il bonificamento dell' Agro romano*. Rome 1901).

taine distance des murs ; les rares chemins transversaux qui existent sont de vraies fondrières. Aussi la construction de routes s'impose-t-elle d'une façon urgente, si on veut faciliter la mise en culture de l'Agro romano. Actuellement, les denrées agricoles de certains domaines arrivent à Rome grevées de frais de transports considérables à cause du mauvais état des chemins. La municipalité semble avoir maintenant compris ses devoirs à cet égard, puisque 200 000 francs sont prévus au budget de cette année pour la construction de routes.

La rareté des voies de communication dans la Campagne romaine est une conséquence du latifundium et de son mode d'exploitation ; cela se comprend aisément. On prétend aussi que les propriétaires ne désirent pas toujours faciliter l'accès de leurs terres au public et ne voient pas avec plaisir leurs domaines coupés par des routes. Certains d'entre eux tout au moins ne mettent aucune bonne volonté à favoriser l'organisation des services publics. Ainsi ils demandent parfois des prix de loyer excessifs pour le logement des médecins qui, faute de centres habités, doivent forcément s'installer dans les fermes. On me cite le cas d'un propriétaire qui demande 1 400 francs de loyer pour une ancienne auberge composée d'un rez-de-chaussée, de trois pièces au premier, d'une écurie et d'un petit jardin ; le prix normal serait de 500 à 600 francs ; il réclame en outre le remboursement des réparations indispensables pour l'installation du médecin. Un des quatre vétérinaires de l'Agro romano n'a pas encore pu être installé, dans l'impossibilité où on est de lui trouver un logement. Les propriétaires se refusent énergiquement à vendre la moindre parcelle de leurs terres ; aussi est-on souvent obligé de recourir à l'expropriation, de payer le terrain 50 centimes le mètre et de construire une maison pour le médecin et l'école.

Car *le latifundium oppose à l'organisation de l'instruction publique les mêmes obstacles qu'à l'organisation sanitaire*. Les écoles sont rares et le plus souvent installées fort mal, faute de locaux convenables, dans une salle de ferme louée fort cher. Il y a actuellement dans l'Agro romano 27 écoles mixtes donnant l'instruction à 1 250 enfants ; 210 élèves fréquentent les écoles du soir et 225 les écoles du dimanche. Tous ces chiffres indiquent un progrès sensible sur les années précédentes. Il faut remarquer d'ailleurs que les paysans semblent peu à peu comprendre l'utilité de l'instruction ; c'est surtout vrai de ceux qui ont des parents ou des amis émigrés en Amérique. Ces derniers leur prêchent la nécessité de la propreté et de l'instruction pour les enfants. Les instituteurs débutent avec un traitement de 1 800 francs et peuvent arriver à 3 100 francs au bout de trente ans de service ; ils ont droit à une retraite et sont mis sur le même pied que les instituteurs de Rome. Le budget de l'instruction publique qui s'élève à 150 000 francs environ, est appelé à s'augmenter, car on projette la construction d'écoles avec jardins et logements pour l'instituteur et le médecin.

Il y a toute une population qui échappe à l'instruction, ce sont les émigrants qui sont souvent campés fort loin des écoles ; d'ailleurs, faute de locaux, l'obligation scolaire reste lettre morte. La municipalité songe à créer quatre écoles ambulantes qui, munies d'un matériel facilement transportable, pourront se déplacer chaque année de façon à s'installer dans les endroits où la population nomade attirée par les cultures sera la plus nombreuse. En attendant que la commune ait institué ses écoles ambulantes, l'initiative privée a déjà pris les devants. En 1904, la section romaine de l'*Union féminine nationale* ouvrait à Lunghezza, dans le local de l'école communale, la première école du dimanche[1]. En 1907-1908, sept écoles fonctionnèrent au profit de 340 élèves des deux sexes : on a aussi organisé quelques cours du soir. Les maîtres sont presque tous des instituteurs des écoles de Rome qui font preuve d'un grand dévouement en sacrifiant leur dimanche pour aller fort loin et par des chemins souvent peu praticables instruire les enfants abandonnés des familles de guitti ; la rétribution qu'on leur alloue couvre à peine les frais de voyage et de nourriture. Ces écoles libres, dont la dépense annuelle s'élève pour chacune à 900 francs environ, reçoivent des subventions de l'État, et des communes et des dons particuliers[2]. Elles se heurtent par-

---

1. Le comité directeur est composé de MM. le Prof. Angelo Celli, Giovanni Cena et de Mmes Anna Celli et Sibilla Aleramo. Il est à noter qu'aucune de ces quatre personnes n'est romaine d'origine.

2. Cf. *Le scuole festive dell'Agro romano*. Rome, 1908. Unione cooperativa editrice.

fois au mauvais vouloir des propriétaires ou des fermiers qui leur refusent le local nécessaire ; les paysans doivent alors construire une cabane de roseaux qui sert de classe; mais, même dans ce cas, le propriétaire qui est maître chez lui peut interdire la tenue de l'école : cela s'est vu et ne devrait soulever aucune protestation si le latifundium ne constituait pas un monopole foncier qui ainsi entrave la liberté d'autrui.

Les maîtres se plaignent aussi parfois d'être en butte à l'hostilité du clergé, et j'ai pu constater, en effet, que celui-ci a peu de sympathie pour ces écoles. Il serait téméraire de ma part de juger si ces plaintes sont fondées et si cette défiance est justifiée, mais il est assez surprenant que jusqu'ici le clergé n'ait presque rien fait pour l'instruction dans l'Agro romano. A Rome, vingt mille enfants fréquentent les écoles congréganistes ; il n'y a, dans toute la Campagne romaine, qu'une seule école de ce genre tenue par des religieuses, à Pratica di Mare[1]. Cependant il est certain que beaucoup des grands latifundistes romains auraient plus de sympathie pour les écoles organisées par le clergé que pour d'autres.

Le culte. — L'insouciance du clergé romain à l'égard des écoles apparaîtra toute naturelle quand on saura de quelle façon est organisé le service du culte dans la Campagne romaine. On recon-

1. On peut mentionner aussi l'école des Trois-Fontaines, fondée et entretenue par les Trappistes, mais dont les maîtresses sont laïques. Il y a aussi sept curés qui, faute de locaux, sont chargés par la commune de tenir l'école publique.

naîtra là aussi les fâcheux effets du latifundium et de la malaria.

Faute de population permanente et dense, il n'y a pas de clergé stable dans l'Agro romano. On y compte à peine quelques paroisses dont la juridiction ne dépasse pas les limites du domaine sur lequel elles se trouvent[1]. Presque tout le reste du territoire est réparti, au point de vue ecclésiastique, entre certaines paroisses de Rome ou des diocèses environnants : Tivoli, Frascati, Albano, etc... La juridiction du curé de Saint-Laurent-hors-les-Murs, par exemple, s'étend jusque près de Bagni, à vingt kilomètres de son église ; ce cas n'est pas isolé. Il en résulte qu'au point de vue religieux, l'Agro romano est dans l'abandon. Pour y remédier, Pie IX avait chargé un hospice de vieux prêtres d'organiser le service du culte aux environs de Rome ; mais c'est seulement en 1897 que quelques prêtres zélés aidés de laïcs dévoués ont organisé le service religieux dans la Campagne romaine d'une façon effective. Chaque dimanche 43 prêtres vont dire la messe dans les chapelles qui existent sur beaucoup de domaines : l'une d'elles est à 53 kilomètres de Rome. Comme les chemins de fer ne mènent pas partout, la plupart des prêtres vont en voiture ou à cheval ; le directeur de l'œuvre que j'ai accompagné un jour fait 23 kilomètres en cabriolet avant d'arriver à la

---

1. Castel di Guido, par exemple, est une des douze paroisses de l'évêché suburbicaire de Porto. Le territoire de cette paroisse se confond avec celui du domaine qui appartient à l'hôpital du Saint-Esprit ; sa population stable ne s'élève peut-être pas à vingt personnes.

chapelle qu'il dessert. Le manque de logement
ne permet pas d'avoir des prêtres à demeure :
c'est une conséquence du latifundium. Il est
assez piquant de trouver un vrai pays de missions
aux portes de Rome, capitale de la chrétienté,
où surabondent moines et prêtres.

L'*Opera per l'assistenza religiosa e civile dell'
Agro romano* tire ses ressources des contributions
des propriétaires, des subventions de l'Hospice
des Cent Prêtres et de sermons et concerts de
charité. C'est une œuvre privée qui ne reçoit aucun subside de l'autorité ecclésiastique. Elle ne
borne pas son activité à la célébration du culte
et à l'enseignement du catéchisme ; elle vient
aussi en aide matériellement aux paysans en leur
distribuant des vêtements, des couvertures, en
leur prêtant assistance pour les formalités qu'ils
peuvent avoir à remplir, en les faisant admettre
à l'hôpital, etc... On voudrait aussi organiser des
caisses d'épargne, créer des associations pour
supprimer les caporaux et s'opposer à l'exploitation des ouvriers. Ce sont encore là des projets.
Le dernier est très louable, mais semble voué à
un échec certain, car l'Œuvre tire ses principales
ressources des propriétaires et des fermiers ; or,
vouloir organiser les ouvriers c'est probablement
s'aliéner les patrons, du moins les patrons de
l'Agro romano. On a aussi essayé d'ouvrir une
ou deux écoles dominicales, mais ces tentatives
à peine ébauchées n'ont pas eu de suite : on profite seulement du catéchisme pour apprendre à
lire aux enfants. C'est peu, et il faut bien reconnaître que rien de sérieux n'a été fait jusqu'à ce

jour par la société pour l'instruction. Grâce à cette organisation, les habitants temporaires de l'Agro romano ne sont pas privés de tout secours religieux; les chefs de gare, les régisseurs, les médecins sont chargés par la société de lui télégraphier toutes les fois que la présence d'un prêtre est nécessaire.

Mais il y a mieux à faire; c'est de fonder des paroisses dans la Campagne romaine. Cette initiative a été prise par un prêtre belge, Mgr le chanoine Bodau, à qui ses relations avec les directeurs de la société belge du tramway de Rome à Tivoli et de l'établissement thermal de Bagni. ont donné l'idée de construire une église dans cette dernière localité. En dehors de la station et de l'établissement il n'y avait là que quelques masures, mais Bagni s'est développé et peut devenir un jour un centre important. La nouvelle paroisse compte près de 1 500 habitants, répartis pour la plupart dans ces misérables hameaux de cabanes que nous avons appris à connaître. L'église est aujourd'hui suffisamment avancée pour servir au culte. C'est grâce aux subsides de ses amis de Belgique et de France que Mgr Bodau a pu réaliser son œuvre [1]. Au début, tout au moins, les Romains étaient assez sceptiques sur l'issue de son entreprise, mais le succès lui a donné raison et il projette d'ajouter à son église une école et un hôpital [2]. En attendant la pleine réalisation

---

1. Ce sont des dames françaises qui viennent de Rome tous les dimanches faire le catéchisme aux enfants de la paroisse.

2. Il y a à Bagni une petite colonie de cultivateurs d'asper-

de son plan, son initiative a porté ses fruits, puisqu'elle a démontré qu'il était non seulement possible mais nécessaire et urgent d'organiser des paroisses dans l'Agro romano. Son exemple a entraîné l'autorité ecclésiastique, qui a décidé la création de sept paroisses rurales : l'une d'elles est à la veille de fonctionner. Mais là encore se révèlent les inconvénients du latifundium : les propriétaires se font tirer l'oreille pour vendre leur terrain ; ils permettraient bien de construire les églises, mais ils ne voudraient pas se dessaisir du sol. Avec juste raison l'administration diocésaine veut être maîtresse chez elle ; de là des négociations difficiles et de longs retards. Ces mêmes difficultés, l'œuvre d'assistance religieuse les rencontre pour faire entretenir, restaurer ou agrandir les chapelles appartenant aux propriétaires.

On voit, par les exemples que nous venons de citer, quels obstacles apporte le latifundium à la bonne organisation des services publics. Ces obstacles ne sont pas insurmontables car il reste aux pouvoirs publics la ressource de l'expropriation, mais cette procédure est une source de complications, de dépenses et une cause de retards ; d'autre part, l'initiative des particuliers est souvent paralysée, car ils ne peuvent trouver un endroit où poser le pied librement. A vrai dire, toute la vie sociale dépend du bon plaisir des latifundistes ; ils pourraient faire le vide dans la Campagne

---

ges auxquelles les eaux chaudes sulfureuses sont très favorables. Le curé belge de Bagni s'intéresse très vivement à cette culture : sous sa conduite les maraîchers ont planté une aspergerie dans les jardins du Vatican.

romaine et alors à quoi bon des routes, des écoles, des églises, des médecins. Ceci n'est pas une pure hypothèse puisque nous savons que le pâturage tend à devenir exclusif et que nous avons pu constater sur certains domaines une dépopulation presque totale par suite de l'abandon de la culture. Jusqu'ici on s'est peu occupé des émigrants temporaires, de ces étrangers qui ne sont pas de la commune, qui changent de résidence presque chaque année, et on les a laissés dépourvus de tout ce que la civilisation met aujourd'hui à la portée des hommes. Il faut bien reconnaître que les latifundistes ont ici gravement manqué à leurs devoirs de patrons, et c'est ce qui les fait considérer par certains comme des obstacles absolus au progrès et au bon ordre social, obstacles qu'il faut supprimer de gré ou de force.

Par lui-même le latifundium n'engendre pas l'anarchie. On le rencontre dans l'Allemagne orientale et les services publics fonctionnent normalement, mais là le patron ne se dérobe pas à ses charges : il existe des biens qui constituent à eux seuls des communes fermées dont les propriétaires possédant tout le sol sont revêtus de l'autorité publique communale, mais doivent subvenir à tous les services publics communaux : voirie, enseignement, culte, etc... C'est l'ancien système féodal, c'est le fonctionnement normal du régime latifundiste, qui est le régime du grand patron patriarcal. Les latifundistes romains ne conçoivent pas leur rôle de la même façon; ils n'ont aucune idée de leurs devoirs de grands propriétaires ruraux, et du fait qu'ils ne remplissent pas leur fonction, tous les autres rouages de l'organisation sociale se trouvent faussés. Leur utilité apparaît nulle et ceci est un grave danger pour eux, car tous les organes inutiles disparaissent par atrophie ou par suppression violente.

Pour caractériser en deux mots les conséquences du latifundium dans l'Agro romano, il semble que nous puissions dire qu'il aboutit *au régime de l'anarchie*. Le propriétaire ne remplit pas son rôle de patron, un peu par sa faute, un peu par la faute du latifundium ; la famille ouvrière exilée de son foyer pendant dix mois de l'année mène une existence misérable, précaire et presque nomade, elle subit des influences désorganisatrices et est la victime d'une foule d'intermédiaires qui, dans une société saine, contribueraient au contraire à lui faciliter l'existence ; enfin les organismes de la vie collective sont inexistants ou insuffisants.

C'est de cet état d'anarchie que dérive la question agraire. Par suite d'une direction patronale insuffisante ou inintelligente, d'immenses espaces restent dépeuplés, n'offrant que des moyens d'existence insuffisants et précaires aux populations surabondantes des confins qui ne font qu'errer dans la Campagne romaine sans pouvoir s'y fixer. Le latifundium n'est pas seul responsable de la situation de l'Agro romano, mais il est actuellement un obstacle aux transformations nécessaires.

CHAPITRE III

LE LATIFUNDIUM DANS LE VITERBOIS

Le lieu. — Nous venons d'étudier le latifundium dans une région où les conditions du lieu n'ont pas permis jusqu'ici le développement d'une population stable. Mais le latifundium n'est pas un produit exclusif de la Campagne romaine ; on le retrouve dans d'autres parties de la province de Rome. Il est donc intéressant de l'étudier maintenant dans une région où existe une population fixe groupée en villages. Pour cela nous ferons porter notre enquête sur le Viterbois, c'est-à-dire sur la partie septentrionale de la province qui, à l'exclusion du littoral, s'étend des confins de la Toscane jusqu'à 20 kilomètres au Nord de Rome. Au centre du pays se trouve Viterbe à peu près à égale distance entre les deux grands lacs de Bracciano et de Bolsena.

L'altitude de cette région varie de 150 à 500 mètres ; une ligne de hauteurs allant du lac de Bracciano au lac de Bolsena, en passant par les monts Cimini dont un sommet s'élève jusqu'à 905 mètres, sépare le versant du Tibre du versant tyrrhénien. Tandis que l'Agro romano est une sorte de plaine basse coupée de ravins et bosselée de mamelons, où l'eau peut facilement stagner, le Viterbois est une région élevée présentant des pentes générales suffisantes pour permettre l'écoulement facile des eaux et l'assainissement naturel du pays. La malaria existe bien dans nombre de villages, surtout par l'incurie des habitants qui laissent s'établir des mares et des flaques d'eau, mais en raison de l'altitude et de l'absence de marécages elle n'a jamais été un obstacle absolu au peuplement du pays.

C'est là la grande différence qui existe entre le latifundium du Viterbois et le latifundium de l'Agro romano : *la présence d'une population stable groupée en villages.* C'est l'action de ce facteur nouveau sur l'organisation du travail et de la propriété qu'il s'agit d'étudier. Nous n'aurons rien de particulier à signaler au sujet des services publics, puisque ces villages forment des communes régulièrement constituées, ce qui prouve bien que la crise des services publics dans l'Agro romano n'a pas pour cause exclusive le latifundium en soi.

Dans le Viterbois, comme dans la Campagne romaine, le pâturage est de beaucoup le mode d'exploitation dominant ; on constate que, depuis quelques années, il gagne chaque jour du terrain aux dépens de la culture. Mais celle-ci résiste mieux que dans l'Agro romano, à cause de la présence de la population qui a besoin de céréales pour se nourrir : c'est même là la principale cause du conflit entre propriétaires et paysans, c'est le nœud de la question agraire. Cette culture est d'ailleurs extensive comme l'est le pâturage lui-même. Il en résulte qu'en dépit des apparences l'appropriation du sol est incomplète, le droit de propriété incertain ou limité par des usages publics, et que des contestations et des conflits au sujet de la terre surgissent entre latifundistes et villageois.

I. — LES USAGES PUBLICS

LA CULTURE EXTENSIVE ET LES « USI CIVICI ». — Nous sortons de Rome par la Porte du Peuple et nous nous engageons sur la via Cassia que nous quittons à la hauteur d'Isola Farnese, bâti sur l'emplacement de l'antique Veies, pour nous diriger à droite sur Formello. Ce village, qui se trouve à 23 kilomètres de Rome, est situé sur les dernières pentes de la région, d'où la vue s'étend sur toute la Campagne jusqu'à la mer qu'on voit briller au loin. Il occupe une sorte de promontoire sur lequel s'allonge l'unique rue en cul-de-sac, trop étroite pour le passage des voitures et bordée de maisons serrées les unes contre les autres ; il n'y a qu'une entrée située sous le palais Chigi. Les habitants se tiennent sur le pas de leurs portes et bavardent. Les hommes flânent assis sur les parapets et les marches ; nous demandons si c'est un jour de fête et on nous répond que, comme il a plu la veille, on ne peut pas travailler. Cette réponse indiquerait que les paysans manquent de travail ou qu'ils sont peu laborieux. Cette seconde explication paraît la bonne, car à la campagne, ne trouve-t-on pas toujours quelque chose à faire quand on a le désir de s'occuper ? J'apprends d'ailleurs que la main-d'œuvre salariée est ici fournie par des étrangers venus des Marches et des Abruzzes ; ce sont aussi les seuls qui prospèrent et qui habitent des maisons convenables. Les indigènes croiraient déroger, me dit-on, en travaillant à-la journée ; il sont peu désireux d'améliorer leur mode d'existence, car des maisons remises à neuf restent sans locataires, sous prétexte qu'elles sont à 200 mètres du village. On a bien l'impression d'être là en présence de communautaires déprimés.

J'emprunte à un mémoire judiciaire l'état de la propriété sur le territoire de Formello :

« Le territoire et le castrum de Formello étaient un fief des Orsini et faisaient partie du duché de Bracciano. Mais la maison Orsini subit de grands désastres financiers et, en 1661, fut contrainte de vendre presque tous ses biens. Formello fit partie d'une vente qui comprit aussi le territoire de Campagnano, de Cesano et de Scrofano et fut acquis par la famille Chigi.

« Le territoire de Formello, dont le village occupe le centre, a une superficie de 2 250 hectares environ. 528 hectares sont biens patrimoniaux de la commune ; 1 600 hectares appartiennent au prince Chigi, la plus grande partie en pleine propriété et une petite partie en emphytéose. Le reste appartient à des particuliers ou à des personnes morales.

« Des terrains, quelques-uns sont clos (*ristretti*) et en culture intensive ; ils appartiennent soit au prince, soit à des particuliers, mais presque tous sont emphytéotiques ou paient des redevances au prince.

« Les autres terrains sont des bois appartenant en majeure partie à la commune, et puis des terrains à pâturage et à céréales non clos (*quarti aperti*). »

Voyons de quelle façon le propriétaire jouit de son domaine. Celui-ci se divise en *ristretti* (terrains clos) et en *quarti aperti* (terrains non clos). Dans les *ristretti* le droit de propriété est absolu ; ce sont des terrains plantés en oliviers qui sont exploités en régie directe au moyen d'ouvriers venus des Abruzzes, car les gens de Formello ne travaillent guère comme journaliers. Le pâturage d'hiver sous les oliviers est loué à des pasteurs des Abruzzes. A partir du 15 mars, on laisse pousser l'herbe qui est convertie en foin pour les besoins de la maison du prince.

Les *quarti aperti*, les terrains non clos, sont soumis à une rotation quadriennale. A partir du 15 février, on prépare les terres pour du maïs qui est semé en avril et suivi, en octobre, d'un blé qui occupe le sol jusqu'au mois de juillet suivant ; puis le terrain est laissé en pâturage pendant trois hivers et deux étés. Le pâturage s'étend donc sur les trois quarts des *quarti aperti* pendant l'hiver et sur la moitié pendant l'été. Le pâturage d'hiver appartient au propriétaire qui l'afferme à des pasteurs transhumants, tandis que le pâturage d'été, du 8 mai au 30 septembre, appartient aux habitants de Formello. Je crois d'ailleurs que ce règlement est le résultat d'un accord intervenu entre les parties pour délimiter leurs droits réciproques.

Ce qu'il importe de retenir c'est l'usage du pâturage existant sur les terres du propriétaire au profit des habitants. Cette servitude ne s'explique que par l'exploitation très extensive du sol, et elle a d'ailleurs pour conséquence d'interdire tout progrès agricole, car le propriétaire ne pourrait pas changer son mode de culture rudimentaire sans restreindre le droit de pâturage des habitants. Remarquons d'ailleurs que, dans ces conditions, le pâturage de jachère est assez maigre.

Comment se fait donc la culture des céréales ? Jadis le propriétaire ou son fermier distribuait les terres à cultiver entre tous les habitants qui en faisaient la demande ; pour éviter les discussions, on procédait souvent au tirage au sort pour assigner à chacun sa part. Les colons payaient une redevance de un rubbio et demi (325 kilogrammes) par rubbio de terrain (1ʰᵃ,84) pour le *maggese* (culture sur jachère), et un rubbio (217 kilogrammes) seulement pour le *colto* (culture de deuxième année). En somme, jusqu'en 1905, la culture se faisait par contrats individuels écrits ou tacites. En 1905, sous l'influence des socialistes, les paysans prétendirent avoir le droit de cultiver les terres sans contrat et en ne payant plus qu'un rubbio ; ils basent leur prétention sur l'usage immémorial, mais on leur répond que l'usage est aussi de payer un rubbio et demi pour le *maggese*. Depuis lors, chaque année, ils envahissent les terres et se les partagent pour la culture ; chaque année un notaire dresse un procès-verbal de l'invasion et rédige une protestation. En 1909, la commission d'arbitrage pour les usages publics, dont nous verrons plus loin les attributions, saisie de la question, s'est tirée d'affaire en décidant que le propriétaire ne pouvait pas refuser des terres aux habitants de Formello, mais que ceux-ci devaient en faire la demande individuellement et que la redevance serait de un rubbio un quart. C'est un jugement de Salomon, qui n'est que provisoire, mais qui aura du moins pour résultat d'atténuer momentanément le conflit, en attendant la fin du procès pendant devant la cour d'Ancône. Car le propriétaire est en litige avec les habitants de Formello depuis le 28 janvier 1883 à propos des servitudes dont il veut affranchir ses terres. Il a d'abord fallu fixer les indemnités à payer pour les droits de pâturage et d'affouage qui ne sont pas contestés ; puis la question du droit d'ensemencement qui est contesté a amené les parties devant la cour de cassation qui a cassé un arrêt de la cour de Rome admettant le droit des Formellois et a renvoyé l'affaire devant la cour d'Ancône.

Il existe aussi à Formello des bois appartenant aux Chigi et qui sont grevés d'un droit d'usage au profit des habitants. Ceux-ci l'exercent d'une façon si anarchique que ces bois sont réduits à l'état de misérable brousse.

De la description que nous venons de donner de Formello il faut retenir que le latifundium est le mode de propriété dominant puisque, sur 2 250 hectares, 122 environ seulement appartiennent à de petits propriétaires ; qu'une très faible partie du sol est soumise à une culture intensive, tout le reste étant exploité d'une façon très extensive par le pâturage transhumant et par la culture des céréales avec jachère prolongée ; que l'action patronale du propriétaire se réduit à un minimum puisque, en dehors de l'exploitation des olivettes, il se contente de toucher les redevances féodales existant encore sur certains terrains, les redevances des colons partiaires et les fermages pour le pâturage d'hiver. En un mot, l'homme ne tire pas du sol les produits qu'il en pourrait obtenir. Cette culture sommaire a pour conséquence un droit de propriété incertain et contesté : ces incertitudes dans l'appropriation du sol se manifestent par les *usages publics* de pâturage, d'affouage et de semailles ; les contestations aboutissent à des procès et à l'invasion des terres par les paysans. Les usages publics n'existent ici que par suite de la présence d'une population stable ; ils donnent à la question agraire dans cette région son caractère propre ; il nous faut donc les étudier en détail.

On désignait jadis ces usages publics sous le nom de servitudes ; actuellement ils sont qualifiés officiellement « usi civici » et certains auteurs, les socialistes notamment, emploient l'expression droits publics (*diritti civici*) pour affirmer que ce sont bien des droits de copropriété. Ce sont là questions de mots qui n'affectent pas le fond des choses. Il faut prendre les usages publics pour ce qu'ils sont en réalité, des droits d'user de certaines terres en vue du pâturage, des semailles et de l'affouage dans des conditions déterminées par des titres ou par la coutume ; l'existence de ces droits modifie naturellement le caractère du droit de propriété et apporte à son exercice des entraves et une limitation.

J'ai dit que les usages publics avaient pour cause première une exploitation peu intelligente et peu intensive du sol. Cela est si vrai que les contestations à leur sujet ont éclaté précisément à la fin du xixe siècle lorsque les propriétaires ou les fermiers ont cherché à tirer meilleur parti de leurs terres, soit par la culture, soit par la location du pâturage à des pasteurs transhumants. Nous en verrons un exemple bien net à Mentana où le défrichement opéré par un fermier a provoqué un conflit avec la population en restreignant l'étendue des pâturages. La culture rationnelle et intensive implique, en effet, la disposition exclusive du sol ; mais, par contre, une population qui s'accroît et qui n'est pas habituée à augmenter ses moyens d'existence par un travail plus intense et plus productif ou par la fabrication, revendique plus âprement des droits d'usage qui sont sa seule ressource, et cherche à leur donner la plus grande extension possible. Tout concourt donc aujourd'hui à rendre le conflit inévitable et souvent violent.

Origine et historique des usages publics[1]. — Il ne faut pas oublier que nous sommes ici dans un pays où l'évolution de la propriété collective vers la propriété particulière ne s'est pas faite complètement ni définitivement. Les deux formes de propriété sont ici en présence et parfois en lutte, l'une ou l'autre prenant le dessus suivant les temps et les circonstances.

---

1. Cf. Carlo Calisse, *Gli usi civici nella provincia di Roma*. Prato, Giachetti, 1906. — Ettore Ciolfi, *I Demani popolari e le leggi agrarie*. Roma, Unione cooperativa editrice, 1906.

A l'époque romaine, il y avait plusieurs catégories de terres publiques. Les unes étaient affectées à un service public : bois pour les édifices, pâturage pour les milices, etc... ; elles étaient inaliénables et ne pouvaient être détournées de leur affectation. D'autres étaient utilisées directement par les habitants, c'étaient des pâturages et des bois ; elles n'étaient pas inaliénables et pouvaient être affermées. Enfin il y avait des terres qui appartenaient à un groupe de citoyens ; les agrimensores les qualifient aussi de publiques.

Aux derniers temps de l'Empire et lors des invasions des Barbares, la culture subit un recul, et par une conséquence naturelle le pâturage et l'usage commun du sol prirent la prépondérance. Les troupeaux deviennent alors la grande richesse pour tout le monde. Pour les nourrir on a : 1° les terres publiques appartenant au fisc, au roi, aux ducs et aux comtes. Ce sont les anciennes terres impériales, des terres conquises ou confisquées, elles sont très étendues ; on y acquiert le droit de pâturage moyennant le paiement d'une taxe ; le prince accordait parfois ce droit gratuitement, par faveur ; 2° les terres communes appartenant aux habitants du lieu qui ont sur elles un droit absolu, quoique l'exercice de ce droit soit ordinairement soumis au paiement d'une taxe de la part des individus au profit de la collectivité.

Les historiens font remarquer que les Barbares n'ont pas dépossédé les habitants, et que les Lombards n'ont pas fait d'établissement durable dans la province de Rome où la propriété est restée romaine. Les familles patriciennes n'avaient pas toutes perdu leur patrimoine ; ce sont elles qui constituèrent la féodalité militaire lorsque les troubles de la fin du vIIIᵉ siècle et les incursions des Sarrasins obligèrent les habitants à organiser la défense. Le seigneur féodal n'est pas ici un conquérant étranger comme dans le royaume de Naples. Les défenseurs des droits de la propriété privée insistent sur ce point. Le féodal romain est un grand propriétaire revêtu d'une autorité publique sur un certain territoire ; sauf titre ou usage contraire, ses terres privées sont donc libres ; le féodal napolitain est au contraire un conquérant qui s'est attribué toutes les terres, mais qui, par là même, doit tolérer sur lesdites terres l'exercice des usages publics de la part de la population expropriée qui sans cela mourrait de faim ; de là le dicton : *ove feudi, ivi usi civici*, pas de fief sans usages publics.

Les jurisconsultes napolitains, considérant donc que les usages publics sont une conséquence naturelle du droit à la vie, enseignent qu'ils sont une dette de celui qui détient le pouvoir envers les personnes sujettes. Basant les *usi civici* sur le droit naturel, ils concluent logiquement qu'ils sont imprescriptibles et inaliénables. Ce serait très juste si l'humanité était figée dans l'immobilité et si, au xxᵉ siècle, il n'y avait pas d'autres moyens d'existence qu'au xᵉ siècle. D'ailleurs, dès l'époque romaine, on trouve des usages publics en faveur de tous les habitants riches et pauvres, et les riches en profitent plus que les pauvres, puisqu'ils ont plus de bétail ; en outre, les usagers pouvaient affermer leurs terres,

les donner en emphytéose et même les vendre.
La théorie ne cadre donc pas ici avec les faits.
Si le droit de vivre est absolu, les moyens de
vivre sont variés à l'infini, suivant les lieux et les
temps ; vouloir les maintenir immuables, c'est
condamner l'humanité à ne faire aucun progrès,
c'est nier l'évolution des sociétés.

La question des *usi civici* a été étudiée surtout
par des légistes qui se placent au point de vue
uniquement juridique et cherchent à édifier des
théories et à formuler des principes. C'est de là
que vient tout le mal ; on aboutit alors à une
intransigeance inacceptable. Prétendre que les
usages publics sont imprescriptibles et inaliénables, c'est croire un peu trop à la vertu des
mots. La prescription semble au contraire être
une des grandes lois de l'humanité ; elle est à la
fois une conséquence et une condition de l'évolution sociale ; et une chose ne reste inaliénable que
tant que son propriétaire est assez puissant pour
la conserver. Prétendre ne reconnaître que les
usages publics basés sur un titre ou sur une
jouissance incontestée, immémoriale et toujours
identique à elle-même dans son étendue et ses
caractères, c'est oublier que la terre doit nourrir
tous les hommes, que le degré d'appropriation du
sol dépend de la nature et de l'intensité de la culture et que l'exercice des usages publics, comme
du droit de propriété lui-même, est parfois soumis à des influences passagères qui peuvent,
momentanément, le dénaturer ou le supprimer.

Il est hors de doute que les usages publics dans
la province de Rome ont subi de nombreuses

vicissitudes et que, dans bien des cas, il est
impossible de produire un titre légal. A certaines
époques ils ont pris une grande extension et,
d'autres fois, ils ont été réduits ou mutilés par
les usurpations des seigneurs féodaux qui se sont
arrogé sur les terres communes des droits qu'ils
n'avaient pas, ce qui a pu les conduire dans certains cas, à s'en déclarer propriétaires. Il faut
noter aussi que la jouissance des usages publics a
subi une déformation due au' développement des
communes qui ont remplacé peu à peu les
anciennes communautés. La commune s'est attribué le droit de réglementer et souvent de restreindre les usages publics, soit pour assurer la
conservation des pâturages et des bois, soit pour
favoriser la culture par la propriété privée. Elle
en est arrivée à considérer les biens communs
comme propriété particulière de la commune : elle
a établi des taxes pour leur usage, les a affermés
même à des étrangers et parfois les a cédés
moyennant redevance fixe à des associations privées. Ces taxes et ces redevances allègent le budget communal alimenté par les contributions des
habitants aisés qui détiennent l'administration
municipale, mais elles restreignent le droit
d'usage direct des terres communes, d'où opposition d'intérêts entre la masse de la population et
la municipalité. Au début du xix° siècle, l'État
ordonna aux communes obérées de vendre leurs
biens. Mais, comme les usages publics s'exerçaient sur ces biens, les habitants réclamèrent,
et Pie VII, par son *motu proprio* du 7 novembre
1820, ordonna que, dans les ventes, les droits

d'usage des habitants fussent réservés. Les terres vendues étaient donc grevées d'une servitude dont les acquéreurs désiraient s'affranchir ; ce fut une source de difficultés. Il advint aussi que des communes, pour payer leurs dettes, vendirent leurs *usi civici* à des personnes autres que celles qui possédaient ou acquéraient les terres sur lesquelles ils s'exerçaient : nouvelles difficultés et complications inextricables.

On voit qu'il est presque impossible de démêler exactement les droits réciproques originaires des usagers et des propriétaires. Le législateur qui voudra résoudre la question des usages publics devra abandonner le terrain des principes pour s'en tenir aux solutions pratiques dérivant des situations de fait et variables suivant les cas: c'est ce qui fait la difficulté de son œuvre. La question des *usi civici* n'est pas simplement une question juridique qu'il soit possible de résoudre avec un texte législatif ; elle est dominée par les réalités économiques : c'est une question vitale pour les populations de la province de Rome et qui trouve son explication dans leur état social. Ici la formation communautaire originaire a été maintenue et favorisée par le mode de travail adapté aux conditions du lieu, c'est-à-dire par le pâturage et la culture extensive. Il en est résulté une appropriation imparfaite du sol, une incertitude dans le droit de propriété et un enchevêtrement des divers droits en présence. *Les usages publics sont une forme atténuée de la propriété collective.*

II. — LA LUTTE POUR LA TERRE

LE CONFLIT ENTRE PROPRIÉTAIRES ET PAYSANS. — L'état incertain du droit de propriété a forcément amené de tout temps des contestations entre les latifundistes et les usagers. Ces contestations se réglaient alors par la force ou par des transactions ; mais, en définitive, chacun s'accommodait d'un état de choses qui était en somme compatible avec le mode d'exploitation des terres. Le propriétaire jouissait du pâturage conjointement avec les usagers et plus largement qu'eux, car il possédait plus de bétail ; il trouvait encore assez de bois pour son usage après que les paysans en avaient pris pour le leur ; les redevances qu'on lui payait pour la culture des céréales étaient pour lui un revenu fixe et assuré. Le droit d'ensemencement qui est actuellement très discuté, est très rarement mentionné dans les anciens actes ; cela s'explique bien, car les paysans n'avaient pas besoin de réclamer ce droit et, par suite, le propriétaire ne songeait pas à le contester : le propriétaire, en effet, pour la culture de ses terres devait faire appel à la main-d'œuvre locale[1] et on comprend très bien que, pour simplifier son administration, il ait adopté le colonat partiaire ou le fermage en nature ; que, n'ayant aucune raison

---

[1]. En 1725, le prince Chigi intenta une action aux habitants de Formello pour les *obliger* à cultiver ses terres moyennant la redevance d'usage : il fut débouté de sa demande. Aujourd'hui, ce sont les habitants qui réclament le *droit* de cultiver les terres.

de favoriser les uns aux dépens des autres, il ait
donné des terres à tous ceux qui lui en demandaient, et qu'il ait employé souvent le tirage au
sort pour effectuer la répartition. La situation de
fait donnant satisfaction aux deux parties, aucune
des deux ne songeait à discuter la question de
droit. Aussi est-il très difficile aujourd'hui de distinguer exactement les terres sur lesquelles existe
réellement le droit de semailles. Il n'en est pas
de même pour les droits de pâturage et d'affouage
qui, n'impliquant aucune prestation de la part de
l'usager, s'affirment bien plus nettement comme
droits et, par suite, sont souvent reconnus expli-
citement par des titres. Les contestations ne
surgissent guère qu'au sujet de leur étendue.

Nous touchons là à une des raisons qui ont, de
nos jours, rendu aigu le conflit latent entre latifundistes et paysans. Les usages publics sont souvent mal définis, toujours indéterminés et très
élastiques. Si la population est peu nombreuse et
le bétail rare, les droits d'affouage et de pâturage
grèvent légèrement les terres du propriétaire ; si,
au contraire, les habitants sont nombreux et possèdent beaucoup d'animaux, le bois est ravagé et
il n'y a plus place au pâturage pour le bétail du
propriétaire [1]. On comprend donc comment les
usages publics sont devenus pour le latifundiste
une servitude plus lourde à notre époque où la
population s'est accrue beaucoup [2].

1. On me cite un bois de 200 hectares, vendu 3 000 francs, à
cause des usages publics dont il est grevé.

2. Si on admet la théorie de la copropriété entre usagers et
propriétaire nominal, la situation de fait est la même ; ce dernier

Ils sont aussi devenus une servitude plus gênante à une époque où les progrès de la technique agricole et le développement des transports permettent une meilleure utilisation du sol. L'usage d'ensemencement s'oppose à l'extension du pâturage, dont le revenu actuel est élevé ; les propriétaires reprochent aussi aux paysans de faire une culture vampire et désordonnée qui ruine la terre et ne donne que de faibles rendements. *Les usages publics sont donc un obstacle à l'intensification de la culture.* Nous en avons une démonstration à Formello où seuls les terrains affranchis sont livrés à la culture arborescente des oliviers ; l'herbe elle-même y est utilisée de façon plus intensive, puisqu'on en fait du foin. Dans les *quarti aperti,* au contraire, on ne peut pas changer le mode de culture sans léser les droits des usagers. C'est là une excuse que ne manquent pas d'alléguer les propriétaires à qui on reproche la mauvaise exploitation de leurs domaines. On tourne ainsi dans un cercle vicieux : la culture extensive a rendu l'appropriation du sol imparfaite et l'appropriation imparfaite du sol rend impossible la culture intensive. Il semble donc que la question soit jugée et qu'on doive affranchir les terres de toute servitude, de tout usage public.

Mais alors les paysans prennent la parole et font remarquer que tout le sol de leur village étant monopolisé par un ou deux propriétaires, il leur est impossible de vivre s'ils n'ont pas le droit de

se trouve réduit à la portion congrue. C'est d'ailleurs ce caractère d'élasticité des usages publics qui en rend l'affranchissement si difficile.

profiter au moins partiellement de ce sol par pâturage ou par culture. Cet argument ne peut manquer de paraître juste. Ainsi, à Ischia di Castro, il y a 3 000 habitants et tout le territoire de la commune appartient à des latifundistes qui trouvent plus avantageux et plus commode de louer le pâturage que de faire de la culture. Ils abandonnent quelques centaines d'hectares aux paysans pour semer des céréales, mais l'étendue de ces terres diminue chaque année à cause de l'extension du pâturage et la population affamée, ralliée autour du drapeau rouge, prend possession des terres par la force.

Nous voyons donc aujourd'hui le conflit s'affirmer nettement entre propriétaires et paysans : les premiers assurent que les usages publics leur rendent tout progrès agricole impossible ; les seconds protestent qu'ils n'ont pas d'autres moyens d'existence que les *usi civici*. Ce sont là des faits qui ne sont pas niables et dont il faut bien tenir compte ; nous verrons plus loin s'il n'y a pas un moyen de résoudre cet antagonisme.

Le conflit est aggravé par des facteurs d'ordre psychologique. Les propriétaires ont aujourd'hui une conception plus absolue et plus intransigeante du droit de propriété privée ; ils la doivent à l'influence des pays du Nord et surtout aux doctrines du libéralisme économique qui, à la fin du xviiie siècle et au commencement du xixe, ont fait beaucoup de mal en Italie, parce qu'elles y ont trouvé des gouvernements « éclairés » qui les ont appliquées avec zèle et enthousiasme, mais sans se demander si elles étaient bien en rapport avec l'état social du pays. Une fois de plus l'homme est ici dupe d'un mot ; on se demande quel étrange droit de propriété est celui qui est limité par des droits de pâturage, d'affouage et de semailles, mais on ne s'est jamais demandé si le droit de propriété devait être nécessairement le même dans la province de Rome qu'en Allemagne, en Hollande, en France et en Angleterre, s'il n'y avait pas entre les méthodes de culture dans ces divers pays, entre les populations elles-mêmes, des différences expliquant et justifiant une différence dans la conception du droit de propriété.

Tandis que les propriétaires tendaient à réaliser intégralement leur droit de propriété, les paysans, de leur côté, devenaient plus conscients de leurs droits et plus intransigeants sous l'influence des socialistes. Le spectacle des terres incultes qui entourent les villages où ils souffrent de la faim est bien fait pour les révolter. Ils voient les brebis errer dans des champs qu'ils pourraient travailler et se nourrir sur des terres qui, par la volonté des propriétaires, ne portent plus les moissons qui feraient vivre les hommes. Condamnés à l'oisiveté et à l'inaction, ils sentent plus vivement leurs souffrances et sont bien préparés à écouter et à applaudir ceux qui viennent leur dire qu'ils ont droit à la vie par le travail et que la terre doit appartenir au paysan capable de la féconder par son labeur et non au riche latifundiste qui, insouciant du sort des populations, ne demande à la terre que d'entretenir son luxe et son oisiveté.

LES LIGUES DE PAYSANS ET LE PARTI SOCIALISTE. —

C'est le parti socialiste qui a pris la défense des paysans en conflit avec leurs patrons naturels. Ce sont les légistes socialistes qui ont étudié les usages publics avec d'autant plus d'enthousiasme qu'ils croient y trouver un vestige du collectivisme primitif et qu'ils y voient le germe du collectivisme futur ; ce sont eux qui ont exhumé les vieilles chartes, dénoncé les usurpations et procuré aux paysans des armes pour défendre leurs droits et les faire triompher ; ce sont les orateurs socialistes qui ont parcouru les campagnes, agitant les populations en leur parlant du droit à l'existence, en leur montrant des terres incultes qui n'attendent que la bêche pour donner de belles récoltes, en leur démontrant qu'elles ont le droit de cultiver ces terres et en les exhortant à les envahir et à les défricher si on leur dénie ce droit. Ces exhortations n'ont pas tardé à porter leurs fruits et à convaincre les paysans misérables et affamés ; c'est sous leur influence que le conflit est devenu aigu depuis une dizaine d'années et que des troubles se renouvellent périodiquement parfois accompagnés de meurtres.

Voici ce qu'on peut lire dans le *Messaggero* du 23 mars 1909 : « Avec le plus grand calme, accompagnés ou mieux gardés par deux carabiniers, environ cinq cents paysans de Bassano di Sutri (au Nord du lac de Bracciano) se sont rendus avant-hier en masse compacte dans le terroir dénommé Ponticciano appartenant au prince Odescalchi, se sont pacifiquement partagé les terres et ont commencé immédiatement à les travailler pour y semer du maïs.

« Le fait en lui-même ne représente qu'une invasion à ajouter à tant d'autres qui ont eu lieu, ou qui auront lieu, pour la revendication des droits des pauvres paysans de la province de Rome. Mais à Bassano il y a plus que l'exercice d'un droit. C'est l'amour-propre offensé des paysans qui les a, en un instant, unis et convaincus que désormais, pour obtenir ce qui est juste, il faut recourir aux invasions.

« L'invasion devait avoir lieu en janvier dernier, mais ces pauvres paysans en furent dissuadés et on leur promit que le prince Odescalchi leur donnerait de la terre pour le maïs. En effet, la terre a été concédée et régulièrement divisée ; mais quelle terre ! la plus mauvaise, la plus stérile, celle en un mot qui produit de tout sauf du maïs !

« Ajoutez à cela que, pendant que ces pauvres paysans allaient prendre possession de cette mauvaise terre, dans le terroir voisin de Ponticciano, quelques habitants de Capranica se partageaient des terres très fertiles, concédées à eux par le fermier, et chansonnaient même les habitants de Bassano parce que Ponticciano fait partie du territoire de Bassano.

« Alors la patience des pauvres paysans de Bassano est venue à bout et, en une seule soirée, ils se sont mis d'accord environ cinq cents qui, au son retentissant d'une bêche, se sont trouvés prêts pour l'invasion.

« Maintenant que l'invasion a eu lieu, que le prince Odescalchi reconnaisse donc le fait accompli et ne se laisse pas entraîner à intenter un procès ! En fin de compte, les paysans veulent payer les redevances comme leurs compagnons étrangers et même mieux qu'eux ; donc qu'il les laisse travailler, et il aura bien mérité de cette laborieuse population !

« Si, au contraire, il veut les contraindre à sortir des terres envahies pour faire travailler celles-ci par des habitants de Capranica, il pourra arriver de grands malheurs, parce que les gens de Bassano sont bien décidés à ne pas permettre que le sol de leur territoire soit travaillé par d'autres. »

Le lendemain, le même journal donnait la nouvelle suivante : « Il faut ajouter qu'un autre motif de l'invasion a été le fait que, dans la répartition faite par l'administration Odescalchi par tirage au sort, n'étaient pas comprises toutes les familles dépendant de la maison Odescalchi : les gardes, les jardiniers, le chapelain et jusqu'au curé reçurent un lot de terres meilleur et plus étendu que celui concédé à chaque paysan.

« On dit que le prince reconnaîtra le fait accompli et qu'il donnera la permission de semer le maïs, moyennant une juste redevance. »

J'ai reproduit ce récit parce qu'il est typique : la force armée spectatrice et d'ailleurs impuissante ; occupation et répartition des terres par des paysans pacifiques s'ils ne trouvent pas d'opposition, mais résolus à tout s'ils rencontrent un obstacle ; des terres de qualité médiocre assignées aux paysans usagers ou prétendus tels ; hostilité et exclusivisme à l'égard des étrangers même voisins, ce qui est une marque d'esprit communautaire non moins que la passion de l'égalité et la jalousie à l'égard des frères du village ; enfin le propriétaire cédant à la force et reconnaissant ce qu'il ne peut empêcher. Cela est peut-être pacifique, mais ressemble terriblement à l'anarchie : abdication du patron qui ne dirige plus l'exploitation du sol ; abdication des pouvoirs publics qui, par les tribunaux, doivent dire le droit, et, par la force armée, doivent le faire respecter. Il est vrai qu'à l'heure actuelle on ne sait guère où est le droit et, en dépit des principes d'imprescriptibilité ou d'inaliénabilité, il est en train de se constituer par la force.

On loue le ministère actuel de faire intervenir moins fréquemment les soldats en faveur des propriétaires. Cette modération qui est due à l'indécision où on se trouve le plus souvent à l'égard du droit, a pour résultat de diminuer le nombre des conflits sanglants, mais cependant les rixes et les meurtres ayant pour cause les usages publics ne sont pas rares.

A Attigliano, par exemple, une lutte sauvage s'engage entre un fermier et des paysans qui veulent faire du bois ; il y a deux blessés et deux morts : le président et le secrétaire de la Ligue des paysans restent sur le carreau, le fermier a une main coupée et le crâne fendu.

« Depuis quatre ans, Attigliano, précédant tous les autres pays de la région, a commencé la lutte pour ses revendications ; l'ignorance du législateur, la faiblesse de l'autorité ont permis à cette lutte de se prolonger en devenant chaque jour plus acharnée, et de se répandre comme une épidémie dans tous les pays voisins... Cette agitation, sacro-sainte dans son origine, aboutit maintenant à l'anarchie, semant partout la haine.

« Pourquoi vivre tristement dans l'oisiveté et la misère quand d'immenses étendues de terres, patrimoine d'une seule famille inconnue des paysans, sollicitent au travail et quand le peuple a sur ces terres des droits indiscutables? Pourquoi rester transis de froid quand il y a à proximité des bois sur lesquels la coutume et la loi font peser des servitudes publiques irréfutables ?...

« Je dois observer que la résurrection économique et morale de certains pays qui jouissent des bénéfices de l'invasion a été admirable. Les habitants commencent à jouir d'un peu de bien-être, ils trouvent le nécessaire pour vivre, la vie apparaît plus gaie, l'émigration cesse. Mais, d'un autre côté, c'est au dépens de l'agriculture : le propriétaire ne se soucie plus de ses terres, désormais à la merci de tous ; de magnifiques tentatives d'amélioration courent de graves périls.

« En attendant, des avocats de métier cherchent à tirer profit du conflit actuel ; ils sont prêts à raviver les contestations ; fermiers et administrateurs font obstacle de toute manière à une conciliation entre les parties, car ce serait leur ruine [1]. »

Je pourrais multiplier les exemples de ce genre : à Formello, une certaine année, la commune s'est arrogé le droit de vendre les coupes dans les bois du prince Chigi sur lesquels existe une servitude d'affouage au profit des habitants.

Les troubles agraires se sont aujourd'hui généralisés, grâce à la propagande du parti socialiste et à l'organisation des Ligues de paysans qui est

1. *Giornale d'Italia*, 31 janvier 1909.

Roux.   9

son œuvre. Il existe actuellement, dans la province de Rome, 36 ligues comptant 20 000 adhérents affiliés à la Chambre du travail (*Camera del Lavoro*), et à la Confédération du travail. C'est seulement à partir de 1900 que les Ligues de paysans ont été organisées et généralisées, car jusqu'au ministère Zanardelli-Giolitti la liberté d'association et de grève inscrite dans la loi n'existait guère en fait [1]. Il y aussi une quinzaine de ligues qui ne sont pas adhérentes à la Chambre du travail. Dans la province de Rome, les ligues ont surtout pour but la revendication des usages publics, la constitution des « universités agraires » et des domaines collectifs ; ce sont des ligues de paysans proprement dits, car les ouvriers agricoles sont rares, du moins dans la région peuplée, et jusqu'à présent l'organisation socialiste a laissé complètement de côté les ouvriers temporaires de la Campagne romaine [2].

1. De 1892 à 1900, la Chambre du travail de Rome a été dissoute quatre fois sous divers prétextes.

2. Voici, d'après les statuts-types des Ligues de paysans, les buts qu'elles poursuivent :

1° Amélioration matérielle et morale du sort des travailleurs par l'action collective et l'affirmation de leurs droits ;

2° Élévation des salaires et respect des tarifs ;

3° Revendication des *usi civici* et constitution des *università agrarie* ;

4° Fermage collectif et coopératives de production et de consommation ;

5° Diffusion des sociétés de secours mutuels.

Devoirs des membres des Ligues :

1° S'employer pour le bien de la Ligue et des adhérents ;

2° Être courtois pour tous, éviter l'ivresse et ne pas abuser du bien d'autrui ;

3° Respecter les statuts, les ordres du Conseil et du Président·

Ainsi se trouve vérifiée, dans la province de Rome, cette observation que, lorsque le patron naturel fait défaut ou ne remplit pas sa fonction, il est remplacé par un patron artificiel ; mais généralement celui-ci ne patronne qu'en vue d'un but étranger au patronage lui-même, par prosélytisme religieux, ou bien en raison d'un intérêt politique ou d'un idéal social. Ceci nous explique pourquoi le patronage artificiel du parti socialiste s'est développé jusqu'ici exclusivement dans la région peuplée. La population stable prête à l'organisation d'un parti politique et l'existence des usages publics permet de tendre à la réalisation de l'idéal collectiviste. Rien de semblable n'est possible actuellement dans l'Agro romano où l'instabilité de la population émigrante est un obstacle sérieux à toute tentative d'organisation. Aussi les socialistes portent-ils tous leurs efforts dans les communes où existe un conflit entre les paysans et les latifundistes, et là le terrain leur est très favorable. J'ai pu m'en convaincre en accompagnant un candidat socialiste pendant la période électorale, en mars 1909 ; les orateurs ne touchaient pas d'autres questions que la question agraire et aux acclamations enthousiastes qui les saluaient, on sentait bien que c'est là pour le peuple des campagnes une question vitale et que toute sa sympathie est acquise à ceux qui la résoudront en sa faveur. Si le parti socialiste n'obtient pas plus de succès aux élections législatives dans la province de Rome, cela tient à l'analphabétisme : pour être électeur, il faut, en effet, savoir lire et écrire ; or, bien rares sont encore les paysans qui en sont capables. C'est pourquoi les socialistes réclament le suffrage universel intégral : « On vous trouve bons pour être soldats et pour payer les impôts, disent-ils aux paysans, on doit vous trouver bons pour être électeurs. »

On reproche souvent aux Ligues de paysans d'être un instrument de désordre et une cause de troubles, d'avoir des tendances et des procédés révolutionnaires. On leur reproche aussi de servir quelquefois les intérêts et les rancunes de leurs chefs. Tout ceci est en partie vrai, mais tout mouvement amène des agitations et cause quelque trouble, et les Ligues ont fait cesser bien des abus. Dans certains villages, le tarif des salaires a été relevé ; ailleurs les habitants ont obtenu la reconnaissance de leurs droits ou ont pu tout au moins formuler leurs revendications. Parmi celles-ci il y en a d'exagérées et d'injustifiées, mais d'autres sont légitimes et triompheront par l'organisation des paysans ; l'éducation sociale de ces derniers n'est pas encore faite ; il n'est donc pas surprenant qu'ils se laissent aller quelquefois à des excès et à des violences mais l'expérience et le temps les assagiront. En tout cas, le résultat le plus évident de la constitution des Ligues et de leur action, surtout peut-être dans ce qu'elle a d'excessif, de révolutionnaire, c'est d'attirer l'attention de l'opinion et des pouvoirs publics sur la question agraire et de montrer qu'il est urgent dans l'intérêt de tous, paysans et propriétaires, d'y apporter une solution.

Nous disions que l'Agro romano était sous le régime de l'anarchie ; on en peut dire autant du

Viterbois. L'anarchie y est même plus manifeste. Les troubles agraires y ont pour cause les incertitudes du droit de propriété, conséquence du mode de travail, de l'exploitation rudimentaire et extensive du sol, qui ainsi ne suffit pas à nourrir la population. La crise provient, en effet, d'un manque d'équilibre entre les besoins des habitants qui deviennent chaque jour plus nombreux et la productivité du sol qui reste faible, par suite d'un travail peu intelligent et mal adapté aux nécessités actuelles. Les patrons insouciants ne songent pas à donner au travail agricole une meilleure direction et les paysans mal patronnés et incapables, par leur formation communautaire, de se patronner eux-mêmes cherchent un remède à leurs souffrances, non dans une meilleure organisation de leur travail, mais dans des revendications agraires aboutissant à des désordres et à des jacqueries. De notre excursion dans le Viterbois nous pouvons tirer deux enseignements : le premier, c'est que le droit de propriété fermement établi a sa base dans le travail intelligent et productif ; le second, c'est que le privilège du propriétaire foncier ne se justifie que par la direction opportune et efficace qu'il donne au travail agricole dans le but de faire participer les populations rurales aux avantages de la propriété.

On voit qu'en définitive, si la crise agraire est plus aiguë et plus apparente dans le Viterbois, elle provient des mêmes causes que dans la Campagne romaine. Dans le premier cas, en face du latifundium inculte ou soumis à une faible culture extensive réduite chaque année par le développement croissant du pâturage, se dresse une population chaque année plus nombreuse, mais toujours misérable, à laquelle font défaut et la propriété du sol et les occasions de travail; pour vivre, elle réclame ces terres qui restent incultes. Dans le second cas, autour du latifundium à pâturage extensif, se presse la population montagnarde des confins qui déborde de ses misérables villages dont le territoire trop restreint et trop pauvre est incapable de la nourrir ; si elle n'envahit pas les terres du latifundium, c'est qu'il est trop loin de son village, de sa communauté primitive et qu'elle n'a pas le sentiment d'avoir des droits sur ces terres, mais elle en a certainement besoin pour vivre. Dans l'une et l'autre région de la province de Rome, le problème se pose dans les mêmes termes : *assurer des moyens d'existence abondants à une population nombreuse sur un sol jusqu'ici peu productif.*

Il me semble que l'étude que nous venons de faire de l'organisation actuelle du travail et de la propriété dans la province de Rome nous permet de conclure que c'est bien le latifundium qui y est la cause principale de la crise agraire, j'entends le latifundium à exploitation extensive tel que nous l'avons décrit. Si, dans ce pays, la terre ne nourrit pas ses habitants, c'est parce qu'on n'y applique pas un travail énergique sous une direction intelligente et prévoyante ; c'est parce que ceux qui ont le monopole du sol se dérobent à leurs devoirs de patrons et n'en remplissent pas la fonction. La population ouvrière, composée de communautaires désorganisés, ou du moins fortement ébranlés, est incapable de se patronner elle-même ; elle a besoin d'un patronage d'autant plus efficace, et ce patronage lui fait défaut ; elle a besoin d'une forte éducation professionnelle par l'exemple de cultivateurs habiles, et cet exemple lui fait défaut ; incapable de s'organiser avec force et avec ordre, elle aurait besoin, pour ne pas tomber dans l'anarchie, d'une direction énergique et clairvoyante, et cette direction lui fait défaut. En un mot, *la question agraire dans la province de Rome est une question de patronage rural*.

En soi, le latifundium n'est pas un obstacle au patronage, l'exemple d'autres pays en fait foi. Mais, à Rome, il monopolise le sol et s'oppose ainsi à l'ascension des paysans et à la sélection progressive de patrons capables. Or, les latifundistes actuels sont des patrons ruraux foncièrement incapables ; ils doivent cette incapacité à leur origine, à leur éducation et à leurs habitudes de vie urbaine. Ce n'est donc pas d'eux qu'on peut attendre des initiatives hardies et des transformations fécondes. Le latifundium, en immobilisant tout le sol entre leurs mains, ne permet pas non plus à ces transformations de se réaliser par des initiatives étrangères. C'est le danger de tous les monopoles de supprimer la concurrence et d'amener l'immobilité et la léthargie. Un jour vient cependant où le désaccord apparaît trop choquant entre les procédés du monopole et les nécessités sociales : le monopole est alors balayé. Nous sommes à la veille de ce jour pour le latifundium romain. Pour lui, se pose désormais ce dilemme : se transformer ou disparaître.

C'est une évolution de la propriété foncière qui se prépare dans la province de Rome. Il nous reste à examiner dans quel sens s'orientera cette évolution, vers le collectivisme ou vers la propriété privée, et quels remèdes elle peut apporter à la crise agraire.

CHAPITRE IV

LES LOIS AGRAIRES ET LES USAGES PUBLICS

Il y a longtemps qu'à Rome la plèbe réclame
des terres et que l'aristocratie réussit à maintenir
son monopole foncier. Cette situation de la propriété a été une cause d'agitations et de troubles
dès le temps de la République romaine; il n'est
donc pas étonnant que l'État ait songé à intervenir par voie législative pour remédier à la crise.
Ceci nous explique le grand nombre de lois agraires qui ont été promulguées à Rome. Cette fécondité législative ne s'est pas atténuée à notre époque, car les conditions géographiques et sociales
du pays ont frappé d'inefficacité toutes les lois
sorties du cerveau du législateur. L'échec de ce
dernier tient essentiellement à ceci qu'il n'a vu
que le côté extérieur de la question agraire et
qu'il n'en a pas pénétré la raison profonde. Du
moins, c'est seulement dans ces dernières années
qu'il semble l'avoir soupçonnée et qu'il en a tenu
compte en modifiant ses procédés d'intervention
à propos de la mise en valeur de l'Agro romano.

Nous savons que, dans le Viterbois, la crise
agraire se manifeste surtout par les troubles cau-

sés par l'exercice des usages publics : c'est une affaire de police et une question juridique relevant directement des pouvoirs publics qui ont promulgué des lois agraires ayant pour but de mettre un terme au conflit entre latifundistes et paysans. Le législateur s'est proposé de faire cesser les incertitudes relatives au droit de propriété, pensant que c'était là la cause de la crise agraire, alors qu'en réalité cela n'en est qu'une manifestation.

Deux tendances se sont succédé dans la législation relative aux *usi civici*; deux conceptions répondant l'une aux principes individualistes de l'économie politique orthodoxe, l'autre à l'idéal collectiviste de l'école socialiste, ont inspiré successivement les réformateurs. Ils ont d'abord cherché à affranchir complètement les terres des servitudes publiques, au profit des propriétaires nominaux, moyennant le paiement d'une indemnité aux usagers; plus tard, ils ont cherché à favoriser la constitution de domaines collectifs en groupant les usagers en universités agraires.

I. — L'AFFRANCHISSEMENT DES PROPRIÉTÉS

La législation. — La notification pontificale du 29 décembre 1849 marqua le premier pas vers l'affranchissement des propriétés privées. A vrai dire, elle ne décrète ni l'abolition des usages publics ni le partage des domaines communaux, mais elle sanctionne le droit des propriétaires de libérer leurs terres des servitudes en observant certaines règles d'ailleurs assez dispendieuses et assez difficiles à mettre en pratique, si bien que la situation ne fut guère modifiée à la suite de cette loi, et que la nouvelle administration italienne trouva le problème des usages publics encore entier.

C'est la loi du 24 juin 1888, complétée par celle du 2 juillet 1891, avec laquelle elle a été réunie en un texte unique par le décret du 3 août 1891, qui règle actuellement la matière[1].

L'article premier déclare abolies « dans l'extension et la mesure de la dernière possession de fait », toutes les servitudes exercées sous une forme quelconque, avec ou sans redevance, par les habitants eux-mêmes ou par les communes, tant sur les terres communales que sur les terres des personnes morales et des particuliers.

L'article 2 impose aux propriétaires des terres affranchies l'obligation de donner aux usagers une indemnité consistant soit en terrains soit en une redevance annuelle, correspondant à la valeur de la servitude ou du droit existant sur le fonds affranchi.

D'après l'article 3, l'indemnité doit consister en une cession de terrains si les usages publics sont exercés en nature par les habitants d'un village ou par les membres d'une université ou d'une association[2].

---

1. Cependant l'exécution de cette loi est suspendue dans ses parties les plus importantes par la loi du 8 mars 1908.

2. Nous verrons plus loin ce que sont ces universités et ces associations d'agriculteurs.

L'indemnité consiste au contraire en une redevance annuelle calculée sur la moyenne des dix dernières années et toujours rachetable : 1° quand les usages publics ne consistent pas dans la jouissance en nature, mais dans la perception de revenus provenant de la vente de l'herbe, du fermage du pâturage ou de taxes de pâturage ; 2° quand la partie du fonds à attribuer aux usagers ne surpasse pas 4 hectares dans les régions de montagne et 10 hectares dans les autres (art. 5).

L'article 9 autorise l'affranchissement en faveur des usagers moyennant redevance annuelle à payer au propriétaire lorsque l'exercice des usages publics est reconnu indispensable à la vie de la population et que le terrain à assigner aux usagers en vertu de l'article 3 est jugé insuffisant pour les besoins de la population.

Les biens revenant aux usagers sont attribués aux associations et aux communautés qui jouissaient des usages publics ; dans certains cas, ce peut être la commune (art. 16).

L'application de la loi est confiée à une commission d'arbitrage composée d'un juge-président désigné par le président de la cour d'appel, et de deux arbitres nommés pour deux ans, l'un par le président du tribunal, l'autre par le préfet (art. 8).

La commission d'arbitrage (*giunta d'arbitri*) est chargée : 1° de reconnaître et d'identifier les terrains soumis aux servitudes ; 2° de fixer et d'attribuer les indemnités dues aux ayants droit ; 3° de résoudre toutes les difficultés relatives aux servitudes (art. 9). Ses décisions sont sans appel, sauf en cas de contestation sur l'existence, l'étendue et la nature des servitudes; les intéressés peuvent alors se pourvoir devant la cour d'appel (art. 11), ce qui entrave complètement le travail de la commission.

A première vue, cette loi semble devoir atteindre son but tout en respectant les divers intérêts en présence. Elle a certainement eu quelques bons effets en précisant certains droits et en mettant fin à d'anciens litiges. Cependant, dans l'ensemble, les résultats espérés n'ont pas été obtenus : de nombreux procès ont surgi ; de vieilles querelles ont été envenimées et le bien-être des populations n'en a pas été accru. Le malaise est même devenu tel que le gouvernement a dû suspendre l'exécution de la loi et faire étudier les modifications qu'il serait nécessaire de lui apporter. On se trouve donc actuellement dans une période de transition, sous une législation provisoire.

Quels sont donc les reproches qu'on adresse à la loi de 1888?

Les uns sont dus à sa rédaction. Par exemple, elle n'a pas défini ce qu'il fallait entendre par « dernière possession de fait », et cela a donné lieu à des discussions interminables entre partisans et adversaires de l'imprescriptibilité des usages publics. Elle ne fait non plus aucune distinction entre les divers *usi civici*. On peut aussi critiquer la façon dont sont composées les commissions d'arbitrage et souhaiter d'y voir figurer des représentants des parties intéressées. Enfin, la loi détruit ce qu'elle a édifié en déclarant les décisions arbitrales définitives, sauf en cas de contestation sur l'existence, l'étendue ou la nature des usages publics, ce qui est précisément l'essentiel de la question.

On peut aussi reprocher à la loi de ne pas tenir compte de l'état social. Nous sommes ici en présence de paysans communautaires qui ignorent la culture intensive et sont habitués à vivre des usages publics. L'affranchissement limite leurs droits ou tout au moins restreint l'espace sur lequel ils s'exercent. Souvent même, les usages publics sont complètement supprimés et remplacés par une indemnité en argent : il est loisible, en effet, aux propriétaires d'affranchir leurs terres tènement par tènement de façon que la part à assigner aux usagers soit inférieure à 10 ou à 4 hectares (art. 5). Ajoutons que l'affranchissement en faveur des usagers est présenté par la loi comme une exception et, en fait, sur 1977 affranchissements qui ont eu lieu dans la province de Rome de 1889 à 1904, il n'y a eu que 37 attributions de terrains aux usagers[1]. Il en résulte que ceux-ci se trouvent souvent dépouillés très légalement de leurs moyens d'existence, car les sommes qui tombent dans la caisse de leurs associations ou de la commune ne leur sont d'aucun secours pour vivre. Les paysans ont donc le sentiment très net et très vif d'être spoliés, et ceci suffit à expliquer les agitations et les troubles agraires qui, bien

---

1. Cf. *Relazione sull'andamento dei dominii collettivi* présentée au Parlement par le ministre Luigi Rava. Roma, 1906. — On y voit des affranchissements donnant lieu à une redevance de *un* centime ! On se rend compte par là combien le travail de la commission est minutieux et ingrat.

loin de décroître, n'ont fait que se multiplier depuis l'application de la loi de 1888.

En outre, les usages publics sont maintenant définis, déterminés et limités à certains terrains, et ceci est une grave modification, car ils étaient jadis essentiellement vagues et leur étendue variait avec le nombre des habitants ; c'étaient des moyens d'existence très élastiques. Les indemnités en argent ou en terrains sont calculées d'après l'étendue de l'usage tel qu'il s'exerce au moment de l'affranchissement, en fonction, par conséquent, de la population. En supposant que les terres attribuées aux usagers soient aujourd'hui suffisantes, elles peuvent ne plus l'être demain quand la population aura augmenté : c'est ce dont se rendent très bien compte les paysans. De là des réclamations qui seront encore plus nombreuses et plus âpres dans l'avenir puisque « la loi a sacrifié l'intérêt des générations futures ». En réalité, la loi a surtout oublié que l'exploitation extensive du sol exige bien moins une appropriation parfaite qu'une superficie considérable, et qu'à vouloir réduire cette superficie, on risque de condamner les gens à mourir de faim. Le législateur a oublié que la propriété se constitue en vue du travail et que vouloir modifier le droit de propriété sans que le mode de travail se soit transformé, c'est faire œuvre vaine.

Les défauts de la loi ont été encore aggravés par l'application qui en a été très défectueuse, de l'avis du ministre lui-même[1]. Les autorités

1. *Ibid.*

communales ont souvent péché par ignorance ou passion ; les autorités supérieures n'ont souvent exercé qu'un contrôle indolent et insouciant. Les commissions d'arbitrage ont pu parfois donner à la loi une interprétation fausse ou inexacte. Quelquefois, pour se tirer d'une difficulté, elles adoptent une solution mixte qui ne satisfait ni le droit ni les plaideurs ; elles sont d'ailleurs souvent suspectes aux deux parties. On constate aussi que les propriétaires privés sont plus aptes à se défendre qu'une collectivité d'usagers ; ceci n'est pas pour nous surprendre, c'est une supériorité de la propriété particulière. Les usagers sont parfois représentés par les administrateurs de la commune dont les intérêts sont différents des leurs. Enfin, on se plaint de la longueur des procédures et de l'incertitude de la jurisprudence. A vrai dire, le concept juridique des *usi civici* n'a été ni clair ni constant : les uns y ont vu de simples servitudes, d'autres un droit de propriété, et ces opinions diverses ont triomphé tour à tour. Les tribunaux n'ont rien fait pour éclairer les obscurités de la loi et ils ont émis des jugements pleins de déviations et de contradictions. La Cour de cassation elle-même ne semble pas encore avoir fixé sa jurisprudence, et il y a vingt ans que la loi est votée et s'applique.

Les résultats. — Beaucoup de propriétés ont été affranchies des usages publics à la suite de la loi de 1888. Le rapport du ministre de l'Agriculture sur les domaines collectifs, publié en 1906, indique, pour la province de Rome, 106 900 hectares affranchis, dont 16 000 ont été attribués en indemnité aux usagers auxquels ont été aussi assignés 170 800 francs de redevances, tandis que 41 900 francs sont à payer annuellement aux propriétaires pour les cas où l'affranchissement a eu lieu en faveur des usagers. Il resterait encore plus de 60 000 hectares à affranchir[1].

Il semblerait donc que le but de la loi d'affranchissement soit en passe d'être atteint, mais le ministre reconnaît lui-même que son application a multiplié les troubles agraires : « La loi pour l'affranchissement des servitudes publiques rencontre maintenant un milieu de lutte et de défiance réciproque, et son application, au lieu de s'effectuer avec cet esprit d'ordre et de respect pour les droits d'autrui nécessaire pour assurer les fins d'une loi quelconque, et spécialement de celles qui ont un caractère social, a servi au contraire à préparer le champ de bataille et, dans beaucoup de cas, à fournir des armes pour d'âpres conflits qui ont souvent dégénéré en désordres et en actes de violence. » Il n'en pouvait être autrement, car le principe même de la loi est une cause de trouble et de gêne pour les popula-

---

1. On remarquera que l'étendue relative des terrains attribués aux usagers est proportionnellement plus élevée (16 800 hectares sur 106 900) que le nombre des attributions (37 sur 1 977. V. *suprà*, p. 142). Cette différence s'explique par ce fait que quelques attributions ont eu pour objet des étendues considérables : Farnèse, 2 327 hectares ; Corneto Tarquinia, 3 457 hectares ; Morlupo, 1 080 hectares ; Manziana, 1 250 hectares. Ces grosses attributions ont porté presque exclusivement sur des pâturages ou des bois dont le propriétaire nominal était une personne morale ou un latifundiste.

tions dont la manière de vivre a été bouleversée. Les indemnités en argent ou en terrain ne sauraient compenser les avantages de la jouissance directe, à cause de l'élasticité de cette jouissance, de ses abus mêmes et des produits secondaires que pouvait fournir le sol aux usagers. « La somme des utilités que les usagers retiraient de l'exercice des droits de servitude était en fait plus grande que celle qu'ils pouvaient démontrer d'en retirer et qui devait servir de base à l'affranchissement. » Le droit des usagers est donc restreint dans son étendue matérielle, et il ne gagne pas en intensité puisque les terrains donnés en indemnité sont attribués soit à la commune, soit à une association qui joue alors vis-à-vis des paysans le rôle que jouait auparavant le propriétaire. En définitive, le droit des usagers en tant qu'individus ne s'est pas modifié, il s'exerce seulement sur une surface moindre. Les paysans ne peuvent donc pas compenser par une culture plus intensive la diminution du territoire d'où ils tiraient leurs moyens d'existence. C'est là le vice du système dû à la méconnaissance de cette loi sociale que la propriété s'organise en vue du travail et que, si l'on veut modifier la forme de la propriété, il faut d'abord changer le mode de travail ; or, la population n'y semble pas disposée et la loi est inefficace en pareille matière.

On peut donc affirmer que *l'affranchissement des terres par l'abolition des usages publics n'est pas une solution de la question agraire.* Le législateur s'en est bien rendu compte, puisque la loi du 8 mars 1908 a suspendu l'application de la loi de 1888. Actuellement les commissions d'arbitrage ne peuvent prendre aucune décision relative à l'affranchissement des servitudes ; elles doivent se borner, à la requête des intéressés : 1° à reconnaître l'existence, la nature et les limites des usages publics ; 2° à statuer provisoirement sur les difficultés surgissant de l'exercice de fait des usages publics.

On a donc renoncé pour le moment à modifier par voie d'autorité l'organisation de la propriété ; on se contente de prendre les mesures propres à sauvegarder l'ordre public par voie d'arbitrage.

II. — LES DOMAINES COLLECTIFS

Puisque l'abolition des usages publics et le cantonnement des usagers sur une étendue de terres restreinte est une cause de trouble, de gêne et de souffrance pour la population, on a entrevu la solution de la question agraire dans l'affranchissement des usages publics au profit des usagers, c'est-à-dire dans l'expropriation avec indemnité des propriétaires nominaux et la constitution de domaines collectifs. Le législateur, n'ayant pas réussi dans sa tentative en faveur de la propriété privée libre et absolue, a pensé être plus heureux en essayant de constituer légalement la propriété collective. Cette solution n'a pas seulement la faveur des socialistes, mais bon nombre de conservateurs en sont aussi partisans. Il est cependant peu probable qu'elle soit adoptée intégralement dans la nouvelle loi actuellement à l'étude ; il nous paraît également douteux que la crise agraire y trouve un remède radical. Toutefois, le domaine collectif n'est ni une utopie ni une hypothèse : il existe, et pour savoir s'il peut apporter à la question agraire une solution, il faut l'étudier dans sa constitution, dans son fonctionnement et dans ses résultats.

Les « universités agraires ». — L'article 16 de la loi de 1891 ordonne de remettre les biens attribués aux usagers à la suite de l'affranchissement des servitudes aux associations et aux communautés qui jouissaient des usages publics. Certaines de ces associations avaient une existence juridique remontant même à un temps très ancien, mais le plus souvent la communauté n'avait qu'une existence de fait, et c'est alors la commune qui se présentait pour recevoir les terrains ou toucher les indemnités. Cela n'était pas sans inconvénient en raison de l'organisation municipale. Beaucoup de communes sont fort étendues et fort peuplées ; leur chef-lieu est souvent une sorte de petite ville où sont nombreux les artisans, les petits rentiers qui y forment une aristocratie. En raison de la loi électorale et des conditions politiques du pays, c'est cette oligarchie qui détient l'administration communale ; comme c'est elle aussi qui paie la plus grande part des impôts, elle a intérêt à ce que le patrimoine de la commune soit le plus riche possible pour augmenter les revenus du budget. Les paysans, au contraire, ont intérêt à jouir directement des biens collectifs, ce qui est absolument indifférent aux habitants du bourg qui ne possèdent pas de bétail ou ne sont pas agriculteurs. Il en résulte un conflit d'intérêts très net et parfois très aigu entre la classe des usagers qui sont agriculteurs et la municipalité composée d'urbains ; ce conflit d'intérêts se traduit généralement par l'oppression des paysans pauvres et ignorants, oppression qui a pour conséquence des agitations et des troubles.

C'est pour mettre fin à ces conflits que la loi du 4 août 1894 a constitué les usagers en associations ayant la personnalité juridique et a institué les domaines collectifs formés avec les biens de ces associations et ceux qui pourraient leur échoir à la suite d'affranchissements[1]. Les universités agraires peuvent se constituer même quand l'indemnité consiste en une redevance annuelle, et cela afin que celle-ci profite aux véritables usagers et non à la commune. Elles élaborent leur règlement qui doit être approuvé par l'autorité provinciale. Lorsqu'il n'existe pas d'association, c'est le maire qui doit réunir les usagers en vue de la constitution d'une université agraire. Beaucoup de maires affectent la plus grande négligence à cet égard ; certains d'entre eux s'opposent même à la formation des associations[2].

Il existait en 1906, dans les dix provinces auxquelles s'applique la loi de 1894[3], 513 domaines

---

1. La loi a spécifié que l'affranchissement aurait lieu de plein droit en faveur des usagers lorsque la propriété des biens à affranchir appartient à des personnes morales : communes, hôpitaux, églises, etc...

2. Cf. *Relazione sull'andamento dei dominii collettivi*, p. 30.

3. Ancône, Ascoli Piceno, Bologne, Ferrare, Macerata, Modène, Parme, Pérouse, Pesaro Urbino, Rome.

collectifs dont 335 antérieurs à la loi d'affranchissement de 1888. La loi de 1894 n'a donc fait que confirmer un état de choses déjà ancien et rendre obligatoire l'organisation juridique de ces propriétés collectives. Dans la province de Rome, il existait à la même date 23 anciens domaines collectifs et 46 nouveaux constitués légalement à la suite de la loi de 1888. Ces 69 domaines s'étendent sur une superficie de 33 199 hectares : ils ont une valeur de 10 millions 700 000 francs et sont possédés par 19 218 participants chefs de famille [1].

Les anciens domaines, tout en se conformant à la loi de 1894, conservent presque toujours leur ancienne organisation : la jouissance du patrimoine collectif est limitée aux familles originaires de la commune ou de la section qui en jouissent de temps immémorial, ou encore à une classe déterminée d'agriculteurs, les *boattieri* (possesseurs de bétail) par exemple. Pour les domaines nouvellement constitués, la jouissance est ordinairement étendue à tous les habitants ; il arrive cependant qu'elle soit restreinte aux seules familles pauvres, ou, au contraire, aux familles possédant une maison ; parfois les étrangers sont admis dans l'association après un certain nombre d'années de résidence et leur admission peut être subordonnée au paiement d'une taxe.

Les terrains constituant les domaines collectifs sont surtout des bois et des pâturages (24 532 hectares dans la province de Rome) ; mais il y a

---

1. Cf. *Relazione sull'andamento dei dominii collettivi.*

aussi des terres arables (8 666 hectares). L'importance des domaines collectifs est très variable ; ainsi l'université agraire d'Allumiere, près de Civitavecchia, qui comprend 82 familles, possède plus de 4 000 hectares, valant un million de francs ; celle de Filacciano ne possède au contraire que 11 hectares de broussailles.

Ces domaines sont administrés par l'assemblée générale des usagers et par un conseil d'administration. Il arrive souvent qu'un ou deux membres du conseil sont désignés par la municipalité ; il existe même encore des domaines collectifs administrés par la commune dont le budget profite ainsi des revenus de ces propriétés.

Quant au mode de jouissance des usagers, il est déterminé par le règlement de chaque université. Quelquefois la répartition est faite pour une longue période, afin de favoriser l'amélioration du sol et la mise en culture intensive ; d'autres fois, elle est faite seulement pour un an ou deux, pour la culture des céréales. Le pâturage et l'affouage sont exercés suivant les anciennes coutumes. Le meilleur moyen de nous rendre compte de l'organisation des domaines collectifs est d'observer le fonctionnement d'une ou deux universités agraires. Nous étudierons celles de Frascati et de Mentana.

Frascati, petite ville de 12 000 habitants, est située à une vingtaine de kilomètres de Rome, au pied des monts Albains. Son territoire est couvert de vignes généralement cultivées en faire-valoir par les propriétaires : les principaux d'entre eux possèdent seuls des olivettes, car ici l'olivier est une culture moins intensive que la vigne, et les propriétés sont en général peu étendues.

Il existe à Frascati une *Università dell' arte agraria,* qui est très ancienne et semble s'être constituée légalement à la fin du xviᵉ siècle ou au début du xviiᵉ, à la suite de la concession faite aux agriculteurs de Frascati par la Chambre apostolique des terrains qu'elle possédait dans le voisinage[1]. La dernière rédaction des anciens statuts de la société remonte au 26 novembre 1730[2]. On y voit que peuvent être admis au nombre des associés tous ceux qui ont leur domicile à Frascati depuis dix ans et qui y ont acheté des biens et y ont fixé leur résidence, ou y ont pris femme et y ont acheté des bœufs ; sont exclus ceux qui exercent les métiers déclarés infâmes (?) par la loi ou des arts mécaniques déclarés peu honorables (?) par la loi. Il est interdit de tenir plus de 50 bœufs sur les terrains de l'Université, plus d'une jeune bête par charrue de quatre bœufs et plus de cinq chevaux, mulets ou ânes. L'Université est donc une société exclusivement agricole et légèrement aristocratique.

Les statuts actuels, rédigés en conformité de la loi de 1894, datent du 15 août 1895. Peuvent être associés tous les citoyens de Frascati *sui juris,* hommes ou femmes, possesseurs d'au moins un bœuf, ayant leur domicile légal depuis

---

1. La Chambre apostolique était le fisc pontifical.

2. « Statuti della nobil' Arte dell' Agricoltura dell' Università dei buattieri della città di Frascati. » Les *buattieri* ou *bovattieri* ou *boattieri* sont les possesseurs de gros bétail et plus spécialement de bœufs de travail.

dix ans et leur résidence habituelle la plus grande partie de l'année dans la commune. Une cinquantaine de familles font partie de la société ; la liste en est revisée tous les ans au mois de septembre. L'Université est administrée par l'assemblée générale et par un conseil composé d'un président nommé pour trois ans par le préfet sur une liste de trois personnes désignées par l'assemblée générale, et de quatre membres élus par moitié pour deux ans ; deux d'entre eux sont nommés par le conseil municipal. La tutelle administrative s'exerce donc sur ces sociétés ; certains de leurs actes doivent être approuvés et le conseil d'administration peut être, dans certains cas, dissous par l'autorité supérieure. Il en résulte souvent des conflits (je ne parle pas ici de Frascati) et comme le pouvoir central ne peut pas complètement se substituer à l'assemblée générale, il s'ensuit un arrêt dans le fonctionnement de la machine. C'est ce qui explique en partie que, en 1906, douze ans après la promulgation de la loi sur les domaines collectifs, beaucoup de ceux-ci ne fussent pas encore constitués, par suite soit de l'indolence des intéressés, soit des entraves apportées par les communes, soit de désaccords au sujet des statuts entre les usagers et l'autorité publique. « Donner et retenir ne vaut, » dit un adage juridique : on ne peut pas à la fois créer une association autonome et la maintenir sous l'autorité du pouvoir central.

En 1895, la propriété de l'Université agraire de Frascati se composait de 266 hectares de terres arables et de pâturages et d'un certain nombre de redevances en argent. Jadis la société devait à un propriétaire une rente qu'elle a rachetée au prix de 180 000 francs. Les associés jouissent directement du pâturage et de l'herbe moyennant une taxe fixée par le conseil ; ils jouissent du même lot de terres arables deux ans de suite pour y cultiver le maïs et le froment, et ils donnent le cinquième de la récolte à la société. Il est interdit aux associés d'entretenir plus de six bœufs sur les terres de l'Université. Celle-ci achète chaque année six veaux qu'elle donne en cheptel à trois habitants sans bétail et à trois associés ne possédant qu'un bœuf.

Il existe à Frascati une autre association ; le cas est assez rare. C'est la *Consociazione agraria* comprenant tous les citoyens, hommes et femmes, ayant capacité juridique et ayant leur domicile légal depuis quinze ans et leur résidence habituelle à Frascati. Cette association comprend 436 familles ; elle s'est constituée à la suite de la loi de 1888 sur l'affranchissement des *usi civici*, car l'ensemble de la population de Frascati possédait des droits d'usage sur les biens de l'Université agraire. La Consociazione s'est formée pour revendiquer ces droits et en régler l'exercice. La commission d'arbitrage a décidé que l'Université concéderait chaque année à la Consociazione une superficie de douze rubbia et demi (23 hectares) pour la culture des céréales moyennant une redevance de 40 francs par rubbio[1]. Cette superficie est répartie par parcelles de 1/2 hectare. Mais ac-

---

1. Le rubbio = 1 hectare 84.

tuellement ce droit de la Consociazione ne peut plus s'exercer faute de terres, car le domaine de l'Université a fondu petit à petit et se trouve réduit maintenant à une cinquantaine d'hectares de pâturage. Le reste a été cédé en emphytéose à des habitants de Frascati qui y ont planté de la vigne et paient des redevances. Ceci est absolument contraire à la loi, mais l'autorité supérieure a dû accepter le fait accompli, car ce sont les habitants eux-mêmes qui ont demandé à l'Université ces concessions. On voit qu'ici *sur un terrain favorable à la culture intensive, le domaine collectif évolue vers la propriété particulière* et ne se maintient que pour les pâturages. Cette évolution n'est pas un phénomène récent, car, d'après les anciens documents, l'Université de Frascati possédait au xviie siècle près de 1 000 hectares qui ont été peu à peu concédés en emphytéose. Depuis cette époque le nombre des *boattieri* a augmenté ; mais leur richesse respective en bétail a diminué, puisque le maximum de bœufs qu'ils sont autorisés à entretenir a passé de cinquante à six ; nouvelle preuve de l'évolution qu'a subie le mode de travail et avec lui la constitution de la propriété.

Actuellement, à part les terrains en pacages, la fortune de l'Université agraire de Frascati est exclusivement constituée par des redevances emphytéotiques. Quel emploi est-il fait des fonds provenant de ces redevances ? Nous avons vu qu'une certaine somme est consacrée à des achats de jeunes bêtes confiées à cheptel à des paysans peu fortunés ; mais la plus grande partie des ressources sert à affermer des terrains qui sont ensuite répartis entre les associés au prorata du nombre de leurs bœufs, moyennant redevance du cinquième de la récolte. Comme la dernière location a laissé un déficit important par suite d'intempéries et de mauvaise gestion, elle n'a pas été renouvelée, et, depuis quatre ans, l'Université emploie ses revenus à payer ses dettes. L'année prochaine, tout passif aura disparu et la société affermera un nouveau domaine ; c'est sur ces terres louées qu'elle donne les 23 hectares auxquels a droit la Consociazione.

Le cas de Frascati est intéressant, car il nous offre l'exemple d'une très ancienne association à recrutement limité (par la possession du bétail), à côté d'une association récente représentant la communauté des habitants, cette dernière possédant des droits d'usage sur les terrains de la première, qui, de son côté, en possédait sur les terres d'un particulier. On voit ici l'entremêlement des droits de propriété ; on en voit aussi la variété, puisque nous trouvons une propriété communautaire illimitée : celle de la Consociazione ; une propriété communautaire restreinte : celle de l'Université ; et enfin la propriété particulière emphytéotique ou absolue. Le mode de jouissance de ces diverses propriétés varie avec la nature du travail qui s'applique au sol : les pâturages restent soumis à l'usage commun ; les terres à céréales sont appropriées individuellement, mais pour un court terme, le temps de lever deux récoltes successives ; les terres à vigne au contraire sont complètement appropriées, car l'emphytéose équivaut pratiquement à la propriété. La culture intensive

ne s'accommode pas en effet d'une propriété incertaine et précaire, aussi avons-nous constaté que
les lois économiques ont eu ici raison des lois civiles. Enfin il faut observer que la constitution de
la petite propriété par concession emphytéotique,
bien loin de nuire aux générations actuelles et
futures, leur est favorable puisque la productivité
du sol est augmentée par la culture intensive et
que les redevances payées par les emphytéotes
permettent à l'Université agraire d'affermer des
terres qui sont ensuite concédées à des conditions
modérées aux associés et aux habitants.

L'Université disposant ainsi de quelques capitaux peut jouer efficacement le rôle de caution à
l'égard de ses membres et de fermier général vis-
à-vis du propriétaire qui, sachant ses fermages
assurés et payés en bloc, peut consentir un bail
plus avantageux que s'il affermait séparément
chaque parcelle. Elle joue aussi le rôle d'assureur
vis-à-vis des associés en cas de mauvaise récolte ;
ceux-ci savent qu'ils ne seront ni expulsés ni sai-
sis puisqu'ils paient une redevance en nature proportionnelle au produit. A l'égard de ses membres,
l'Université agraire patronne le travail puisqu'elle
leur fournit du travail et qu'elle exerce une certaine direction ; elle les fait aussi jouir de la propriété et facilite ainsi leur ascension sociale. Elle
est assez semblable à un syndicat ou à une coopérative ; son efficacité et son action patronnante
dépendent beaucoup de ses dirigeants, et elle n'est
pas à l'abri d'une mauvaise gestion de leur part.

A Mentana, nous assistons à la naissance d'une
Université agraire. Ce village, célèbre dans

l'histoire, est peuplé actuellement de 2 000 habitants répartis entre 300 familles. Le territoire, qui s'étend sur 2 500 hectares, était jadis un fief des Orsini, il passa ensuite aux Borghèse, et est maintenant propriété de la Banque de Naples. La famille Borghèse n'a conservé que le palais et ses droits sur les terrains concédés en emphytéose. Il est à noter que les maisons du village elles-mêmes lui appartiennent ou lui appartenaient il y a encore peu d'années ; le paysan était donc ici dans une situation précaire ; il est vrai que cette situation durait depuis des siècles. Il existe sur le domaine des droits de pâturage, d'affouage et d'ensemencement au profit de la population qui jadis possédait un nombreux bétail. Un vieillard me dit que son père entretenait plus de cent vaches sans compter les chevaux et les brebis. Ce bétail allait pacager sur les terres du domaine qui étaient pour ainsi dire incultes, souvent même envahies par les broussailles.

Vers 1850, le domaine fut affermé aux Ferri, célèbres mercanti di campagna qui entreprirent d'améliorer l'exploitation et d'augmenter les cultures. Le parcours se trouva réduit et le bétail diminua ; la population supporta cette perte, car elle trouva une compensation dans le travail que lui offrait la culture des céréales. La main-d'œuvre locale fut bientôt insuffisante (Mentana ne comptait à cette époque que 400 habitants) ; il vint alors des émigrants temporaires qui prirent à colonage la culture des céréales moyennant redevance de la moitié ou du tiers du produit, suivant la fertilité du sol ; en même temps, les fermiers transformèrent la redevance proportionnelle des habitants de Mentana (un quart du produit) en une redevance fixe. C'est aussi à la même époque que les vignes prirent de l'extension sur des terrains cédés en emphytéose ; elles occupent aujourd'hui 180 hectares, et certains vignerons ont affranchi leurs parcelles et sont devenus propriétaires absolus.

Il semble donc que par la culture de la vigne en emphytéose, par la culture plus étendue et plus intensive des céréales avec redevance fixe, les habitants de Mentana se trouvaient dans de bonnes conditions pour prospérer et s'élever. Mais l'existence des *usi civici* sur le territoire du village avait attiré à Mentana une centaine de familles étrangères qui s'y étaient établies à demeure ; la population s'accrut de la sorte plus vite que les moyens d'existence, et les habitants commencèrent à se plaindre que leur droit de pâturage fût réduit par l'extension des cultures, que leur droit de semailles eût été diminué ou au moins modifié par l'établissement d'une redevance fixe. En 1902, une agitation commença pour obtenir le rétablissement complet des usages publics dans leur état ancien et l'expulsion des émigrants temporaires qui venaient travailler sur les terres du domaine. On retrouve ici l'esprit d'exclusivisme et les tendances monopolistes d'une population communautaire qui cherche les remèdes à une crise, non dans un travail plus intense ou plus intelligent, mais dans la suppression de la concurrence extérieure.

En 1907, on constitua l'Université agraire qui

englobe tous les habitants, car ils sont tous agriculteurs. Le budget est alimenté par une taxe de pâturage et par des redevances dues par les usagers pour la culture des terres. Les dépenses s'élèvent à 12 500 francs ; ce sont surtout des dépenses d'administration et des frais de justice, car la société est en procès avec la Banque de Naples à propos des usages publics. L'Université agraire voudrait racheter au propriétaire tout le territoire du village qui, en tenant compte des impôts, des dépenses d'administration, des charges provenant surtout des usages publics, ne vaudrait, dit-on, guère plus de 80 000 francs. Mais la Banque de Naples n'accepte pas ce chiffre en raison même de l'incertitude des droits contestés.

En fait, l'Université agraire exerce les usages publics et en règle l'exercice entre ses membres. Les terres arables sont cultivées pendant deux ans en céréales et restent deux ans en jachère pâturée en commun. Les lots sont tirés au sort et restent affectés aux mêmes usagers pendant deux ans ; lors de la première répartition, on a attribué un lot à chaque personne majeure ; la seconde fois, en 1908, on a divisé le terrain par familles en donnant aux lots une étendue proportionnée au nombre des enfants, ce qui est plus pratique et plus juste. Le mesurage et la répartition des terres sont une cause de dépenses qui se renouvellent chaque année. Il va falloir aussi faire des travaux d'intérêt général tel que des fossés pour l'écoulement des eaux et cela aux frais de la société, car on ne peut compter sur des usagers d'un ou deux ans pour les exécuter. On pourrait procéder par corvées, mais ce serait une source de difficultés, les travailleurs non payés étant d'une docilité et d'une application discutables. Ces inconvénients n'échappent pas aux administrateurs de l'Université agraire qui se rendent compte aussi qu'une répartition bisannuelle des terres n'est pas favorable à une bonne culture ; aussi entrevoient-ils la possibilité de donner les terres en location pour trente, soixante et même quatre-vingt-dix ans. Ils écartent l'emphytéose, car elle est rachetable et peut alors aboutir à la pleine propriété, mais un bail de soixante ou quatre-vingt-dix ans, et même de trente ans, n'équivaut-il pas pratiquement à la propriété, surtout si le fermier a droit à une indemnité ou à un renouvellement de ferme pour les améliorations permanentes réalisées par lui, ce qu'on ne manquerait pas de stipuler pour favoriser la culture intensive. On songe aussi à régler l'exercice du droit de pâturage et du droit d'affouage pour éviter les déprédations. Pour échapper à l'afflux des étrangers, on a également l'intention d'exiger, pour l'admission dans l'Université, une résidence de trente ans. Mais il est impossible de faire un règlement définitif avant que le procès pendant ne soit terminé et, en vertu de la loi de 1908, il ne peut pas l'être tant que la nouvelle loi en préparation sur les usages publics ne sera pas promulguée.

J'ai demandé si les bons travailleurs ne réclamaient pas le partage définitif des terres. On m'a répondu que c'était, au contraire, les paresseux qui demandaient ce partage afin de pouvoir vendre leur lot. L'idéal des habitants semble être le mainlien de la propriété collective pour que toute la population actuelle et future ait toujours de quoi manger ; ils sont hantés par la crainte de voir la grande propriété se reconstituer. Cependant leur situation ne paraît pas s'être beaucoup modifiée : ils exercent les droits de pâturage et d'affouage, comme autrefois, et sèment le blé à peu près dans les mêmes conditions. Pour eux, la propriété n'est ni plus ni moins collective qu'auparavant et la manière dont ils en usent est la même ; l'ancien propriétaire unique, auquel ils avaient affaire, est remplacé par l'Université agraire. Mais ce changement de patron n'est pas négligeable : les paysans y ont gagné la paix et la sécurité. Plus de conflits incessants entre les usagers et le propriétaire ou ses représentants ; plus de crainte de voir tout à coup les moyens d'existence manquer par un caprice du fermier qui veut interdire le pacage ou employer d'autres ouvriers. N'auraient-ils gagné que cela à la constitution des Universités agraires que les paysans auraient gagné beaucoup. Mais les résultats obtenus sont plutôt le fait de l'organisation, de l'association, de la coopération que d'un changement dans la forme de la propriété ; d'ailleurs, à Mentana, cette forme n'a pas encore changé. Si, jadis, la situation des paysans était mauvaise, il en faut rechercher la cause moins dans la grande propriété privée que dans l'indifférence et l'insouciance du propriétaire qui, même animé de bonnes intentions, méconnaissait ses devoirs de patron ou ne savait pas les remplir, en organisant le travail de façon à assurer des moyens d'existence à tous ceux qui vivaient sur ses terres.

Les domaines collectifs et la petite propriété.
— Il est à remarquer qu'en Italie les pouvoirs
publics organisent les domaines collectifs, déjà
existant en fait d'ailleurs, à l'époque où, dans
d'autres pays, disparaissent les derniers restes de
la propriété communautaire. En Hollande et en
Allemagne, la *mark* a commencé à être partagée
dès les premières années du xixe siècle, et actuellement c'est à peine si on en peut signaler çà et là
quelques lambeaux : la propriété privée paysanne
s'est développée à ses dépens avec l'approbation
de tous et pour le grand profit de la collectivité
puisque des territoires autrefois incultes sont aujourd'hui en plein rapport. Évidemment, l'idéal
poursuivi n'est pas le même. Remarquons d'ailleurs que, dans la plaine saxonne, les droits d'usage
de la mark étaient attachés à la possession d'un
domaine, tandis qu'en Italie les *usi civici* sont des
droits attachés à la résidence. Comment en serait-il
autrement? Le paysan de la province de Rome
n'est généralement pas propriétaire ; il ne possède
souvent même pas sa maison, tandis que le paysan
saxon confond sa famille avec son foyer et son
domaine[1]. Plus le domaine sera productif et riche, plus nombreuse et plus prospère pourra être
la famille, plus forte et meilleure pourra être
l'éducation donnée aux enfants, plus efficace l'as-

1. On objectera peut-être que, sous le régime féodal, le paysan
saxon n'avait pas la pleine propriété de son domaine. C'est vrai,
mais il avait sur sa tenure des droits réels dont il ne pouvait
pas être privé arbitrairement. A défaut de la pleine propriété
juridique il avait le *domaine utile,* et au point de vue social,
c'est l'essentiel. Le paysan romain, au contraire, n'est pas fixé
au sol, il est seulement attaché au groupe.

sistance matérielle qui leur permettra de tenter leur établissement au dehors, car ils ne resteront pas tous sur le domaine[1]. A Rome, au contraire, personne ne veut quitter le village natal, la misère seule pousse à émigrer pendant quelques mois, au plus pendant quelques années ; si on a passé l'Océan et travaillé en Amérique, on ne désire qu'une chose, revenir au pays. Mais comment vivre au pays puisque la famille n'y possède rien ? On ne peut pas compter sur elle ; on ne peut compter que sur les droits que possède chaque habitant comme membre de la communauté. Aussi considère-t-on les usages publics comme le moyen d'existence primordial ; la vie ne serait pas possible sans eux, c'est pourquoi on veut en réserver le bénéfice à ses enfants. Or, si le domaine collectif, qui en dérive, était partagé, le droit sur la terre n'existerait plus au profit de tout homme qui naît, mais il en faudrait hériter de son père, et cet héritage pourrait faire défaut si le père avait aliéné son domaine. La propriété collective est donc une assurance en faveur des générations futures contre l'imprévoyance et la mauvaise gestion de la génération présente. Reste à savoir si la prime à payer n'est pas trop élevée.

Il est difficile de prévoir ce que donneront les domaines collectifs ; leur institution est encore trop récente. Il est bien vrai que la plupart d'entre eux en Italie remontent à une époque fort ancienne, mais ils consistaient ordinairement en

---

1. Cf. Paul Roux, *Le Bauer de la Lande du Lunebourg* (*Science sociale*, 23e fasc., 1906).

pâturages et en bois, et les terres arables ne sont
guère cultivées qu'une année sur deux : le pâturage reste en somme le mode de travail dominant.
Or, nous savons qu'on reproche précisément, et
avec raison, aux latifundistes de tout sacrifier au
pâturage et de ne pas faire de cultures nourri-
cières ; c'est pour favoriser la culture intensive
que les partisans des domaines collectifs en ont
préconisé l'organisation et les voudraient voir
constitués avec l'étendue totale des latifundia sur
lesquels existent des usages publics. « Il n'y a pas
d'économiste, écrit Ciolfi[1], qui ne comprenne que
la propriété collective des latifundia dans les mains
des agriculteurs soit la seule qui favorise une agriculture intensive complète et florissante, et la résurrection morale, hygiénique et économique des
plèbes rurales. » Si la culture dans la province de
Rome doit rester dans l'état où elle est, il est inutile d'affranchir les terres aussi bien au profit des
usagers que des propriétaires nominaux ; une modification de l'organisation actuelle de la propriété
ne se peut justifier que par un progrès dans la
technique agricole et par une augmentation des
rendements. Nous ne pouvons pas, à cet égard,
apprécier les résultats que donneront les domaines
collectifs qui ne sont pas sortis de la période d'organisation et qui sont souvent encore engagés
dans des procès longs, coûteux et incertains. Il
faut leur faire crédit de quelques années, mais
nous pouvons du moins enregistrer ici quelques
observations auxquelles ont donné lieu leur

1. Cf. *I demani popolari*. Rome, 1906, p. 53.

constitution et leur fonctionnement depuis 1894.

Le but de la loi du 4 août 1894 était « de conserver en vie, en leur donnant des raisons de vivre, les universités et communautés agraires préexistantes, d'infuser de la vie à la masse inorganique de ceux qui, avant la loi de 1888, exerçaient les droits d'usage sur les terres et, après la loi, en échange de ces droits, eurent la propriété d'une partie ou de la totalité des terres... » ; « de conserver les collectivités en les adaptant au progrès des temps, à l'orientation nouvelle de l'agriculture, à de nouvelles formes juridiques, à de nouveaux buts sociaux ». De telles collectivités « auraient dû greffer le principe moderne de la coopération sur le tronc vieilli des communautés écloses au moyen âge[1] ». Or il semble que la pensée du législateur n'ait pas été bien comprise, ou du moins que ses intentions n'aient pas été respectées par la population car on peut noter des indices très nets d'individualisme dans le fonctionnement des domaines collectifs.

Jadis les usagers trouvaient en face d'eux, dans l'exercice de leurs droits, le propriétaire qui s'opposait à l'exploitation abusive du fonds ; cet obstacle a disparu lorsque le propriétaire privé a été remplacé par une association collective « et la cupidité des particuliers s'est manifestée sous toutes les formes, toujours aux dépens de l'association à laquelle personne ne se sent appartenir, et de la chose commune que chacun considère comme la sienne propre et prétend exploiter à

[1]. *Relazione sull' andamento dei dominii collettivi*, p. 21.

son propre avantage en excluant autrui[1] ». Les professeurs d'agriculture se plaignent du mauvais état dans lequel se trouvent les biens communs par suite d'une exploitation abusive et anarchique, et la plupart de ceux que j'ai vus considèrent les domaines collectifs comme un obstacle au progrès agricole et au développement de la richesse publique.

Il arrive souvent que les universités agraires n'observent pas leurs règlements et que leurs membres se partagent amiablement les biens de l'association. Certains règlements admettent d'ailleurs la concession emphytéotique, le partage et la vente des terres[2], et parfois ces règlements ont été approuvés par les commissions provinciales, en violation formelle de la loi, ce qui dénote une complète ignorance ou une singulière insouciance tant de la part des administrateurs des universités que de la part de l'autorité chargée de les contrôler, à moins que cela ne soit la conséquence de nécessités économiques plus fortes que les prescriptions législatives, ou l'indice d'aspirations à la petite propriété de la part des paysans.

Nous avons déjà signalé la mauvaise volonté apportée par les syndics à l'exécution de la loi et l'opposition qu'y font les municipalités. L'intervention des administrateurs communaux n'a pas peu contribué à faire dévier les dispositions législatives parce que, « au lieu de s'employer dans l'intérêt exclusif des usagers qu'ils doivent

---

1. *Ibid.*, p. 21.
2. Frascati, Torrealfina, Montelibretti.

représenter, ils sont amenés soit par ignorance, soit par d'autres motifs moins excusables, à agir dans l'intérêt de la commune qui, en bien des cas, se confond avec celui de ses administrateurs et aussi parfois avec l'intérêt des propriétaires des terrains soumis aux servitudes, entravant, faussant et dénaturant l'application et le but de la loi elle-même ». On s'explique ainsi que les habitants réclament souvent contre les sentences d'affranchissement et se prétendent lésés : « En plusieurs communes, les désordres de caractère agraire sont précisément causés par la résistance qu'opposent les syndics aux légitimes requêtes des usagers qui réclament la cession des terres qui leur ont été assignées par la commission d'arbitrage et qui demandent à être convoqués pour constituer l'association collective[1]. » L'admission par les règlements de représentants des communes dans les conseils d'administration des universités agraires est aussi une cause de troubles dans le fonctionnement de ces associations.

Les plus grandes différences existent dans les résultats que donnent les universités agraires. Les unes se contentent de répartir leurs terres entre leurs membres, qui continuent la culture et l'exploitation d'après l'ancienne routine. D'autres, au contraire, instituent des caisses de subvention pour acheter du bétail, des semences, des engrais ; elles introduisent la culture intensive et organisent des encouragements pour les cultivateurs, elles sont malheureusement encore l'exception.

-----

1. Cf. *Relazione sull'andamento dei dominii collettivi*, p. 30.

Ce qui est souvent un obstacle à la prospérité des universités agraires, c'est l'insuffisance de leur patrimoine et le manque de capitaux et de chefs capables de diriger l'association avec fermeté et intelligence. Il est des cas où le domaine collectif est ridiculement exigu. On me cite le cas d'une université qui avait 55 hectares à répartir entre 800 ou 900 familles. Le professeur d'agriculture a fait accepter par le ministère l'exclusion de tous les usagers qui ne sont pas cultivateurs manuels et il a fait approuver un règlement cultural sévère qui permet l'exclusion de tous ceux qui ne cultivent pas bien. Il a pris ces mesures pour réduire le nombre des usagers et opérer une sélection, mais il fait remarquer que ces mesures ne sont pas légales.

Ces patrimoines, déjà pauvres et restreints, sont souvent chargés de dettes provenant des procès, des sentences d'affranchissement ou de redevances à payer pour les terrains attribués à l'association. Ces dettes sont parfois si élevées que les intéressés refusent de se constituer légalement en université. Le passif qui grève beaucoup de domaines collectifs est un obstacle à l'organisation du crédit qui leur serait si nécessaire pour réaliser les améliorations indispensables et intensifier la culture ; aussi propose-t-on de leur faire accorder par l'Etat de grandes facilités de crédit et un intérêt de faveur.

Quant aux chefs, ils sont non moins nécessaires ; on comprend qu'ils soient rares dans un pays qui souffre précisément du manque de patrons. Placés à la tête d'une association poursuivant un but économique et moral, il leur faudrait toutes les qualités du patron et quelques autres encore. On peut craindre que les questions personnelles et politiques n'interviennent dans l'élection des administrateurs ; mais on peut espérer que ceux-ci recevront leur leçon des faits eux-mêmes et qu'avec le temps ils acquerront l'expérience et l'autorité qui leur fait défaut au début. Les présidents d'universités agraires que j'ai vus m'ont paru être des hommes intelligents, prudents, sensés et avisés, se rendant compte des difficultés à résoudre et se faisant sur les domaines collectifs le minimum d'illusions. C'est une élite assurément, mais qui peut devenir plus nombreuse avec le temps.

Tels sont les principaux reproches qu'on adresse aux domaines collectifs ; tels sont les principaux défauts qu'on leur reconnaît. Il semble que le plus grave soit de n'être pas complètement en rapport avec l'état social et la mentalité de la population. « Ni partage, ni emphytéose, ni location à long terme et pas même répartition périodique, toutes formes que l'expérience a condamnées comme sanctionnant la frustration des générations futures, et qui, avec la sotte illusion de généraliser la petite propriété individuelle, inocule dans les générations présentes le germe d'un nouveau chancre social : le chancre des propriétaires pauvres condamnés dès leur naissance aux persécutions du fisc et à la charité spoliatrice des riches si l'année est mauvaise ou stérile ; formes, à cause de cela, capables seulement de reconcentrer dans les mains d'un petit nombre les propriétés rurales et de reconstituer un nouveau latifundium plus funeste que le latifundium actuel parce qu'il serait couvert du manteau de la légitimité. Ni partages donc, ni emphytéoses, ni locations, ni répartitions ; mais communautés constituées par communes ou groupes de communes d'après le nombre des associés et d'après l'étendue des terres, et disciplinées avec la forme de la coopération ; communautés autonomes [1]..... » Tel est l'idéal des promoteurs des domaines collectifs. Qu'est-ce que répondent les faits ?

Ils répondent qu'en plusieurs cas les intéressés ont préféré le partage définitif à la communauté ; que, d'autres fois, ils ont réclamé la concession emphytéotique des terres ; que toujours ils procèdent à une répartition annuelle et que parfois ils songent, en vue de l'amélioration des terres et du progrès de l'agriculture intensive, à affermer les terrains pour un long terme ; que presque toujours ils ont accepté l'intervention de la commune dans leur conseil d'administration ; que rares sont les universités qui se sont inspirées de l'idée coopérative pour patronner, soutenir et encourager leurs membres dans la voie du progrès agricole. On a l'impression que le paysan aspire inconsciemment à la petite propriété ; s'il vante la propriété collective, c'est que c'est la seule dont il ait joui jusqu'à présent et qu'elle est en opposition avec le latifundium dont il a horreur, nous savons pourquoi. A ses yeux, le domaine collectif

---

1. Cf. Avv. Ettore Ciolfi, *I demani popolari*. Rome, 1906, p. 51.

est le meilleur remède contre les abus du régime latifundiste ; mais il ne faudrait pas s'étonner que ce fût une étape vers la petite propriété. Cet état d'esprit et ces tendances du paysan de la province de Rome nous renseignent sur sa formation sociale et sont expliqués par elle. C'est un communautaire, mais un communautaire fortement ébranlé pour ne pas dire désorganisé. Cet ébranlement ne serait-il pas dû au régime même de la propriété dont la concentration entre quelques mains, en réduisant le paysan à la condition de prolétaire, a enlevé à la communauté patriarcale toute raison d'être[1] ? La constitution des domaines collectifs peut-elle renforcer et restaurer la formation communautaire originaire de la race ? Je ne le pense pas, car ces domaines collectifs ne s'adaptent pas à un cadre familial, mais à un cadre de voisinage : le village ; or, entre ces voisins, il y a déjà bien des intérêts divergents pour ne pas dire opposés. Il est bien peu probable que l'action législative arrive à comprimer la poussée individualiste qui, de nos jours, sous l'influence de causes diverses, se manifeste irrésistiblement partout où les communautés sont en voie de désorganisation.

A l'heure présente, le principal avantage des domaines collectifs est d'assurer l'indépendance du paysan en le libérant de la servitude du latifun-

---

1. Nous avons observé qu'en Toscane la communauté se maintient mieux chez les métayers qui cultivent un domaine indivisible que chez les paysans propriétaires qui pratiquent le partage égal. Cf. *Les populations rurales de la Toscane (Science sociale,* 55ᵉ fasc., 1909).

dium et de favoriser son éducation sociale en re-
mettant le sol entre ses mains et en l'obligeant à
s'organiser pour gérer ses propres affaires. Ses
aptitudes et sa capacité ne peuvent que s'accroître
et, après une inévitable période d'inertie et de tâ-
tonnements pendant laquelle, faute de patrons, il
attend l'impulsion et subit la tutelle du pouvoir
central, sauf à lui résister parfois, il apprendra
sans doute à administrer librement ses associations et à les rendre autonomes. C'est lui alors
qui décidera souverainement entre la propriété
collective et la petite propriété privée.

CHAPITRE V

LA BONIFICATION ET LA CULTURE INTENSIVE

Nous venons de voir comment la loi a essayé
de résoudre le problème agraire dans la province
de Rome. Trompé par les apparences de la « lutte
pour la terre », le législateur a cru pouvoir remédier au mal en modifiant la forme de la propriété
légale, en assurant l'indépendance absolue de la
propriété privée et en consacrant et en renforçant
à côté d'elle la propriété collective. Ces réformes
n'ont pas donné les résultats qu'on en attendait
parce qu'elles n'atteignent pas le mal dans sa
racine. Nous savons que la forme de la propriété
s'adapte au mode de travail : modifier l'une sans
transformer l'autre, c'est faire œuvre vaine ou
tout au moins imparfaite. C'est ce que les faits
ont démontré. La suppression des usages publics
sur les latifundia n'a pas par elle-même amené
la culture intensive et les paysans ne semblent pas,
actuellement et sauf exception, exploiter les domaines collectifs autrement qu'ils n'exploitaient
les terres soumises aux servitudes publiques.

Or, puisque la crise agraire provient d'un manque d'équilibre entre le nombre des hommes à

nourrir et la production agricole nécessaire pour les nourrir, c'est à augmenter la production brute par la culture intensive que l'on doit viser. Cette culture nourricière intensive devra non seulement donner des produits abondants, mais absorber beaucoup de main-d'œuvre puisque celle-ci est en excès et qu'il y a un intérêt national à retenir dans le pays le plus grand nombre d'habitants. Les décrets des pouvoirs publics ne suffisent pas à introduire la culture intensive, nous en aurons la preuve tout à l'heure ; il faut pour cela des patrons capables et compétents ; or, nous savons que les latifundistes romains ne sont pas ces patrons-là. Il faut aussi que ces patrons puissent disposer de capitaux abondants et qu'ils ne soient pas entravés dans leurs réformes techniques par des désordres civils ou de mauvaises conditions hygiéniques. Il en résulte que l'initiative privée a bien le rôle prépondérant dans la solution de la question agraire, mais que les pouvoirs publics ont aussi à intervenir pour lui préparer le terrain, ou du moins pour lever les obstacles qui pourrait la paralyser.

I. — LES INTERVENTIONS DES POUVOIRS PUBLICS

LES PAPES ET L'AGRICULTURE [1]. — Tandis que, dans les régions peuplées de la province de Rome,

---

1. Cf. Cesare de Cupis, *Per gli usi civici dell'Agro romano.* Roma, 1906 ; Prof. L. A. Fracchia, *Le leggi agrarie sull'Agro romano* (2ᵉ partie, *Età dei Papi*). Rome, Pistolesi, 1907.

le législateur est intervenu presque uniquement dans le but de mettre un terme aux troubles agraires et aux conflits entre paysans et latifundistes, dans la Campagne romaine, il a cherché depuis fort longtemps à développer la culture et à favoriser l'établissement d'une population fixe. À cet égard, le gouvernement italien n'a fait que continuer le gouvernement pontifical.

J'ai déjà signalé la fondation des *domuscultuae*, au viiie siècle, par les papes Zacharie et Hadrien ; des fondations semblables se continuèrent dans les siècles suivants[1]. Remarquons en passant que la domination temporelle des papes s'étendit sur la campagne bien avant d'être acceptée par la ville, car elle a pour origine la propriété foncière de l'Église constituée à partir de Constantin. C'est aux xiie et xiiie siècles, pendant les luttes des barons, et au xive siècle, pendant l'exil d'Avignon, que l'Agro romano se dépeupla définitivement au profit de Rome et des villages fortifiés des hauteurs environnantes : la culture fut alors complètement abandonnée et remplacée par le pâturage[2]. Il résulte d'un rescrit de Boniface IX, daté de 1402, que la transhumance était déjà organisée régulièrement entre les Abruzzes et la province de Rome. C'est donc à partir du xive siècle que la Campagne romaine a été réduite en l'état où elle se trouve actuellement ; depuis lors, la situation ne s'est guère modifiée.

---

1. La nécessité de pareilles fondations est une preuve de l'état peu florissant de l'agriculture.

2. Cf. Tomassetti, *I centri abitati della Campagna romana nel Medioevo.*

Les premiers actes pontificaux attestés par des documents se rapportent à la *Nobilis Universitas Bobacteriorum Urbis*. La première mention de l'*Ars Bobacteriorum* remonte à 1088 : c'était la corporation des agriculteurs de Rome, laquelle venait en tête de toutes les autres corporations. Les plus anciens statuts dont on ait connaissance datent de 1407 ; ils n'étaient d'ailleurs qu'une revision de statuts antérieurs. Dans un des chapitres il est dit que chacun a le droit de travailler dans tous les domaines de l'Agro et d'y faire paître ses bœufs de travail, plus loin il est dit qu'on ne doit pas cultiver les domaines d'autrui avant d'en avoir obtenu la permission du propriétaire. On voit par là que les usages publics existaient alors dans la banlieue de Rome.

Les *Statuta nobilis artis Bobacteriorum Urbis* furent réédités plusieurs fois aux xvi, xvii et xviii siècles sans changements notables, ce qui semble bien indiquer que l'agriculture romaine est restée stationnaire du xii au xviii siècle, car ces statuts sont non seulement un règlement de corporation, mais une sorte de manuel pratique de l'agriculteur et un code rural.

Au xiv et au xv siècle, il y eut à Rome de fréquentes disettes. Pour y porter remède, Sixte IV, par sa bulle du 1ᵉʳ mars 1476, tente de restaurer la culture. Il décide qu'à l'avenir et perpétuellement il sera permis à quiconque voudra cultiver les campagnes du territoire de Rome, du patrimoine de Saint-Pierre en Tuscie et des provinces de Marittima et Campagna, de rompre, labourer et cultiver aux époques voulues et habituelles le tiers du domaine qu'il aura choisi dans ce but, que ce domaine appartienne à un monastère, à un chapitre, à une église, à une œuvre pie ou à un particulier de quelque état et condition qu'il soit. Si le propriétaire ne donne pas la permission de cultiver ses terres, on peut passer outre avec l'autorisation de juges spécialement institués.

Mais les barons, qui trouvaient le pâturage plus avantageux, obligeaient les cultivateurs à leur céder à vil prix le grain récolté qu'ils revendaient ensuite très cher en temps de disette et, comme les routes n'existaient pas, ils s'opposaient au passage des chariots sur leurs terres. Plusieurs fois Rome dut recourir au blé de Sicile. Pour remédier à cet état de choses, Jules II, par une constitution du 1er mars 1508, interdit à tout propriétaire, dans un rayon de 50 milles autour de Rome, d'acheter du grain au delà des besoins de sa consommation, et de mettre obstacle au transport des blés, le tout sous peine d'excommunication, d'interdit et même de confiscation du fief.

Sous Léon X, des lettres patentes renouvellent la bulle de Sixte IV et fixent la redevance à payer au propriétaire entre le cinquième et le dixième de la récolte suivant la difficulté des transports et l'éloignement de Rome. Clément VII, dès la première année de son pontificat (1524-1534) reproduit les ordonnances de Sixte IV et de Jules II. Il constate que les propriétaires ont plus d'avantage à maintenir le pâturage et surtout l'élevage des vaches rouges, mais il proclame que la terre doit nourrir l'homme plutôt que les animaux ; à cet effet, il interdit d'entretenir plus de 125 vaches rouges par propriétaire ; il réserve aussi l'exercice de l'agriculture aux seuls Romains à l'exclusion des étrangers. Les propriétaires qui veulent cultiver eux-mêmes leurs terres doivent commencer les travaux en février et transporter à Rome tout le grain obtenu, sauf ce qui est nécessaire à leur consommation. Si le propriétaire ne cultive pas, les redevances à payer par celui qui exerce le droit de semailles sont d'un cinquième ou d'un septième du produit, suivant l'éloignement de la ville. Il est défendu à qui que ce soit, laïque ou ecclésiastique, de molester les travailleurs et d'accaparer le grain. Ces décrets pontificaux mécontentèrent naturellement les propriétaires qui trouvèrent un porte-parole dans Casali. Celui-ci soutint que de telles lois étaient despotiques et imposées par les gens qui voulaient s'enrichir en envahissant les terres de l'Église et des œuvres pies, à l'instar de ce qui se passait alors dans les pays où prévalait la Réforme.

En 1566, Pie V renouvelle les édits de ses prédécesseurs, accorde des exemptions de péage et prend diverses mesures pour favoriser l'approvisionnement de Rome. En 1588, Sixte-Quint affecte une somme de 200 000 écus à des prêts aux agriculteurs pauvres qui voudraient cultiver l'Agro romano ; cette somme fut portée à 500 000 écus par Grégoire XIV en 1591.

Clément VIII, en 1597 et en 1600, rappelle tous les édits précédents, interdit puis autorise successivement l'exportation des céréales, confirme que tout citoyen a le droit de semailles sur les terres de l'Agro, ordonne d'élever le quart des veaux et fait défense aux bouchers d'abattre les bœufs de travail ; enfin il prescrit à chaque propriétaire de planter un mûrier par rubbio de terre. Paul V, par sa constitution du 19 octobre 1611, remémore les prescription de Clément VIII et ordonne en outre au Mont-de-Piété de donner aux agriculteurs des subventions à 2 pour 100 d'intérêt jusqu'à concurrence de mille écus.

Aux xviie et xviiie siècles, un grand nombre de règlements de détail reproduisent tous les édits antérieurs, mais ont surtout pour but d'assurer l'approvisionnement de Rome. Signalons cependant les édits de 1631, 1659 et 1777 qui réglementent l'industrie des caporaux et cherchent à en combattre les abus.

Pie VI, par *motu proprio* du 25 janvier 1783, examine les mesures ordonnées par ses prédécesseurs et prescrit au préfet de l'Annone d'établir pour chaque domaine un cadastre avec plan de culture obligatoire pour le propriétaire : « Ordonnons que, le fermier ou le colon manquant à ladite obligation en tout ou en partie, il soit permis à toute autre personne de quelque qualité, rang ou condition que ce soit, même étrangère et n'habitant pas notre État, de labourer et semer ce quart ou cette portion de quart qui, devant être cultivé d'après le plan du cadastre, serait laissé en abandon, et cela sans payer aucune redevance ni en grain ni en argent, et que le propriétaire, fermier ou colon du domaine soit obligé de lui fournir gratis des greniers, des bâtiments et le pâturage nécessaire pour la culture du terrain, et que, partout où aura été fait le *maggese,* et à la même personne qui l'aura fait, il soit permis, l'année suivante, de faire le *colto* sans payer aucune redevance[1]. »

L'œuvre la plus durable du pontificat de Pie VI fut le cadastre de 1783, d'après lequel le territoire de l'Agro romano comprenait 204 435 hectares répartis entre 362 latifundia dont 234 (127 320 hectares) possédés par 113 particuliers et 128 (77 107 hectares) par 64 œuvres pies. Trois propriétaires possédaient plus du quart de la Campagne romaine, à savoir :

Le prince Borghèse.	22 149	hectares.
Le chapitre de Saint-Pierre.. . . .	20 162	—
L'hôpital du Saint-Esprit.	15 310	—

D'après l'avis des experts, l'étendue à ensemencer chaque année aurait été de 42 577 hectares[2].

Pie VII, par *motu proprio* du 4 novembre 1801, établit des amendes sur des terres arables laissées incultes et des primes pour les terrains cultivés. Dans le but de favoriser le peuplement par la culture intensive il frappe, le 15 septembre 1802, les terrains incultes d'une surtaxe qui cessera d'être appliquée seulement quand les terrains seront subdivisés par vente, emphytéose ou colonage, ou quand les propriétaires se détermineront à y introduire la culture des céréales ou des plantes arborescentes. Le produit de cette « taxe

---

1. *Maggese* : culture sur jachère ; *colto* : culture sur terrain déjà cultivé l'année précédente.
2. Fracchia, *op. cit.*, p. 76.

d'amélioration » doit être consacré à encourager les propriétaires qui amélioreraient leurs terres. Le même *motu proprio* prévoit des mesures à prendre pour assainir l'Agro romano, favoriser la construction de maisons pour les paysans et encourager les plantations.

Sous la domination française, de 1809 à 1814, on fait des essais de culture de coton, on décrète pour les propriétaires l'obligation de planter des arbres le long des chemins et de construire (dans le délai d'un an !) des maisons pour les cultivateurs, et on nomme une commission pour rechercher les moyens d'assainir et de mettre en culture la Campagne romaine.

En 1815, Pie VII restauré institua une congrégation économique dont le secrétaire fut Nicolaï, qui a publié plusieurs mémoires intéressants sur la question de l'Agro romano. Dans son rapport de 1818, il retient que les causes du mal sont : 1° le latifundium ; 2° le tempérament indolent des Romains ; 3° le manque de capitaux ; 4° l'interdiction abusive et capricieuse du commerce des céréales ; 5° l'insalubrité de l'air ; 6° l'avantage évident des propriétaires à conserver leurs domaines en pâturage.

Sous les papes suivants, il n'y a à signaler que quelques règlements à propos des forêts et des plantations d'arbres fruitiers, et la notification du 29 décembre 1849 relative à l'affranchissement des servitudes publiques.

Toutes ces mesures gouvernementales, souvent très minutieuses, ont ceci de commun qu'elles tendent à opérer par contrainte, privilège ou par prescriptions impératives, qu'elles visent surtout à assurer l'approvisionnement de Rome, enfin qu'elles n'ont généralement pas été appliquées et surtout que le but poursuivi, la mise en culture de l'Agro romano, n'a pas été atteint. Les innombrables lois pontificales relatives à l'agriculture dans la Campagne romaine prouvent sans doute la sollicitude des papes pour la subsistance et le bien-être de leurs sujets, mais elles sont aussi une preuve éclatante de l'inefficacité des interventions législatives pour résoudre les problèmes économiques.

La législation pontificale que nous venons de parcourir appelle une observation au sujet du droit accordé à tout citoyen de cultiver le tiers de tout domaine laissé inculte. On argue des décrets de Sixte IV et de ses successeurs, pour affirmer que les usages publics de pâturage et de semailles grèvent toutes les terres de l'Agro romano. Il semble bien, d'après les statuts de l'*Ars bobacteriorum,* que les *usi civici* ont dû exister au moyen âge, mais remarquons qu'à cette époque la Campagne romaine n'était pas complètement dépeuplée comme elle l'a été après le xive siècle. C'est évidemment en souvenir des anciennes coutumes et sous l'influence des idées communautaires que Sixte IV a proclamé le droit de cultiver les terres d'autrui, mais ce droit n'est pas un droit absolu comme le serait un droit d'usage public, il est subordonné à ce fait que le propriétaire laisse ses terres incultes. Cette dépossession temporaire est décrétée contre lui dans l'intérêt public, pour assurer la nourriture des habitants de Rome. L'État ne fait ici que sanctionner une loi sociale : *à savoir que l'appropriation du sol est en rapport avec l'intensité du travail, et qu'elle n'a de raison d'être que la mise en production du sol.* La société ne reconnaît et ne consacre la propriété privée, absolue et perpétuelle, que parce qu'elle y a intérêt pour favoriser l'exploitation intensive des richesses naturelles. Mais l'observation démontre que les populations à formation communautaire urbaine ont peu d'aptitude et de goût pour la culture, aussi ne sommes-nous pas étonnés de voir que le droit, reconnu d'abord aux habitants de Rome, a dû être étendu plus tard à tous les sujets de l'État pontifical et même aux étrangers (ce qui est tout à fait contraire aux coutumes qui régissent les usages publics), sans d'ailleurs qu'il ait été exercé d'une façon générale, du moins dans les derniers siècles. Actuellement, le droit de semailles est tombé depuis longtemps en désuétude, ce qui prouve qu'il est devenu inutile, et vouloir le restaurer en vertu d'une conception spéciale du droit de propriété serait méconnaître l'évolution économique, faire œuvre d'idéologue et entraver grandement les progrès agricoles et la mise en valeur de l'Agro romano.

Les lois de bonification du gouvernement italien[1]. — En 1873 fut décrétée la sécularisation et la

---

1. Nous traduisons par *bonification* les synonymes italiens *bonifica, bonificazione, bonificamento* qui signifient assainissement, dessèchement, amélioration mais aussi l'ensemble des moyens employés pour la mise en culture d'un territoire inculte ou marécageux.

vente de la plus grande partie des biens ecclésiastiques de la province de Rome. Voici comment le député Celli apprécie les résultats de cette mesure : « La loi de 1873 sur la sécularisation des biens ecclésiastiques, votée avec un enthousiasme si bruyant et si plein de promesses, avait deux articles qui pouvaient avoir de bons effets : l'un établissait la vente des latifundia en petits lots ; l'autre permettait l'emphytéose de quelques biens avec un contrat d'améliorations agricoles. Mais les domaines vendus en petits lots furent, grâce à d'habiles intrigues, achetés à prix avantageux par des mercanti di campagna et par des propriétaires pour agrandir encore leurs trop vastes possessions. Les fermiers emphytéotiques n'exécutèrent qu'en partie ou pas du tout les travaux qui leur étaient étrangement imposés ; et ainsi, *mutato nomine*, les latifundia subsistèrent et furent même agrandis. Le revenu de la terre, que le propriétaire ecclésiastique employait en partie en aumônes et en œuvres de bienfaisance, servit à accroître le luxe de quelques familles, et le paysan a passé de la domination d'un patron débonnaire et collectif sous celle d'un spéculateur[1]. » La suppression de la mainmorte ecclésiastique n'a donc amené aucun changement ni dans la forme de la propriété, ni dans le mode d'exploitation des terres, ni par suite dans la condition des ouvriers agricoles et des populations rurales.

Cependant la question de l'Agro romano avait

____

1. *Come vive il Campagnolo dell'Agro romano.* Roma, 1900.

préoccupé le gouvernement italien dès son installation à Rome, puisqu'un décret du 20 octobre 1870 nommait une commission chargée d'étudier les moyens d'assainir la Campagne romaine. Le nouveau gouvernement mettait une sorte de point d'honneur à transformer le désert qui entourait la nouvelle capitale, et à réussir dans une œuvre où avait échoué le gouvernement pontifical. Mais après trente-neuf ans d'efforts et de tentatives, la situation s'est à peine modifiée, et au xxe siècle le spectacle de la Campagne de Rome rappelle encore les descriptions qu'en ont laissées les anciens voyageurs.

Les travaux de la commission aboutirent à la loi du 11 décembre 1878 qui ordonne :

1° le desséchement des marais et notamment des étangs d'Ostie et de Maccarese aux frais de l'État ;

2° la captation des sources et l'aménagement des eaux aux frais des propriétaires intéressés ;

3° la mise en culture d'une zone de 10 kilomètres de rayon à partir du milliaire d'or du Forum, aux frais de l'État, avec contribution des propriétaires égale à la plus-value acquise.

En conséquence, il était institué des syndicats hydrauliques obligatoires entre les propriétaires intéressés pour les travaux d'assainissement, et il était nommé une commission chargée d'étudier les moyens à adopter pour la mise en valeur de la zone des 10 kilomètres.

Cette commission tint seize séances du 5 avril au 5 juillet 1880 ; elle proposa la création de villages pouvant loger au début un millier d'habitants dont on assurerait l'existence en obligeant les propriétaires voisins à leur céder, moyennant redevance, 600 hectares ; l'État exproprierait le terrain destiné à l'emplacement des villages et ferait des avances pour la construction des maisons et le défrichement du sol. L'État devrait aussi imposer aux propriétaires de construire des logements pour leurs ouvriers, interdire le pâturage et faire disparaître les bois et les roseaux dans les vallées humides.

Ces propositions ne furent pas adoptées ou du moins ne furent jamais appliquées ; constatons cependant la tendance de faire encore agir l'État par voie d'autorité et de contrainte. Les propriétaires ne changèrent rien à leur mode d'exploitation, et comme la loi n'avait pas prévu de sanction, elle resta lettre morte et on dut la réformer. D'après la loi du 8 juillet 1883, si un propriétaire n'exécute pas le plan d'amélioration qui lui est imposé, l'État a le droit de l'exproprier et de vendre les biens expropriés ou de les donner en emphytéose sous condition, pour les acquéreurs, d'exécuter la bonification.

On a entrepris le desséchement des grands étangs littoraux dans un but sanitaire, croyant qu'ils constituaient des foyers d'infection malarique. A cette époque régnait la théorie du paludisme ; des études ultérieures ont démontré que ces grandes masses d'eau agitées par le vent avaient peu d'inconvénient au point de vue hygiénique. On a dépensé à Ostie et à Maccarese plusieurs millions et le but qu'on se proposait n'a pas été atteint : il paraît que la malaria y règne plus intense qu'autrefois et la mise en culture des terrains desséchés offre de grandes difficultés, tandis que l'élevage des buffles qui était d'un bon rapport a dû disparaître presque complètement par suite de la suppression des pâturages inondés. La première partie de l'œuvre d'assainissement visée par la loi de 1878 a donc abouti à un échec, mais on ne saurait en rendre responsable l'État, qui s'est laissé guider par les théories médicales d'alors et par l'exemple des polders hollandais.

Pour assurer l'assainissement intérieur, on a constitué entre les propriétaires intéressés 89 syndicats hydrauliques groupés en cinq arrondissements correspondant à des bassins de cours d'eau. Quelques travaux ont été exécutés ; les autres sont encore en projet et leur utilité est contestée : on reproche au Génie civil de manquer d'unité de vues et d'imposer aux syndicats des travaux dispendieux qui ne correspondent pas aux nécessités locales. On estime aussi que ces syndicats sont trop nombreux, ce qui augmente beaucoup les dépenses d'administration [1] ; aussi les propriétaires mettent-ils des entraves à l'exécution des travaux et au fonctionnement des syndicats. On fait remarquer que, dans l'ensemble, l'Agro romano n'est pas marécageux et que les travaux hydrauliques à exécuter sont peu nombreux, mais que le pays est malsain parce qu'il est inculte : l'eau des sour-

---

1. De 1883 à 1899, quarante syndicats ont dépensé en travaux 876 449 francs, et en frais d'administration 393 250 francs. Les dépenses annuelles d'entretien de 19 syndicats se répartissent ainsi : 11 370 francs pour les travaux et 8 080 francs pour l'administration.

ces et des pluies séjourne dans les fonds, forme des mares et des flaques qu'on ne songe pas à faire disparaître puisqu'il n'y a aucune culture à laquelle puisse être préjudiciable cet excès d'eau. L'entretien des cours d'eau et des fossés existants et les travaux ordinaires de culture suffiraient, le plus généralement, à assainir la Campagne romaine. La bonification hydraulique se ramène donc en dernière analyse à la bonification agricole.

A ce point de vue là encore les lois de 1878 et 1883 ont abouti à un échec. Cette dernière loi établissait comme sanction l'expropriation des domaines dont les propriétaires n'exécuteraient pas les plans de bonification. Or, il n'y a eu jusqu'ici que *trois* expropriations, deux en 1891 et une en 1898. La première fut celle du domaine de Bocca di Leone, situé à quelques kilomètres de Rome dans la basse vallée de l'Anio ; 129 hectares furent divisés en deux lots de 61 et 68 hectares. Achetée 248 000 francs, cette propriété fut revendue 271 376 francs ; nous verrons plus loin ce qu'elle est devenue entre les mains des acquéreurs. La seconde fut celle du domaine de S. Alessio et Vigna Murata, situé sur la via Ardeatina. Des 261 hectares qu'il comprenait, 80 furent affectés au champ d'expériences et le reste fut divisé en 14 lots de 7 à 52 hectares. Payée 269 012 francs et revendue 318 873 francs, cette propriété est aujourd'hui en pleine culture. La troisième expropriation fut celle de Grotta di Gregna (près de Boccaleone), achetée 224 700 francs et revendue 226 843 francs : 216 hectares furent divisés en cinq lots de 33 à 60 hectares. En définitive, 607 hectares seulement ont été expropriés et revendus avec bénéfice. Les acquéreurs ont engagé, en cheptel et améliorations, des capitaux évalués en moyenne à 500 francs par hectare. Le revenu brut des deux premiers domaines était de 27000 francs; au bout de huit ans, il dépassait 94 000 francs et le revenu net était de beaucoup supérieur à l'ancien revenu brut. Cependant les résultats obtenus sont très différents suivant les lots ; ils dépendent des capitaux qui y ont pu être engagés et des qualités personnelles des acquéreurs. Plusieurs de ceux-ci ont dû revendre ; d'autres (7 sur 14 à S. Alessio) n'avaient encore fait aucune amélioration au bout de neuf ans[1].

Toutefois, dans leur ensemble, ces trois domaines ont été mis en valeur et la loi paraît ici avoir atteint son but. Mais pourquoi son application a-t-elle été si restreinte alors que presque tout le reste de la zone restait inculte ? Cela tient en partie au manque de fonds. On fait remarquer, il est vrai, que les domaines expropriés ont été revendus avec bénéfice, mais c'est parce qu'ils étaient peu étendus, à proximité du *Suburbio,* dans une situation exceptionnelle permettant un lotissement facile et tentant les acquéreurs. Les hauts prix obtenus sont dus au désir très vif de quelques personnes de devenir propriétaires, mais il n'en serait plus de même si on appliquait l'expropriation

1. Cf. G. Cadolini, *Il bonificamento dell'Agro romano.* Rome, 1901 (Rapport à la commission d'enquête de la Société des Agriculteurs italiens).

à tous les domaines restés dans le *statu quo*, c'est-à-dire à toute la zone. Il faudrait des sommes considérables pour cette opération, et la vente aux enchères publiques de 28 000 hectares ne manquerait pas d'amener un effondrement des prix qui causerait de grosses pertes à l'État et favoriserait sans doute les manœuvres de quelques spéculateurs. L'expropriation est donc une vaine menace qui n'a pas troublé les propriétaires, et si l'État n'en a fait qu'un usage si restreint, c'est qu'il en a reconnu l'inefficacité. D'autre part, il y a une arrière-pensée politique dans l'inaction du gouvernement. La plupart des biens de l'Agro romano appartenant à l'aristocratie noire restée fidèle au Vatican, le gouvernement italien qui prétend achever l'unité nationale dans les esprits et y rallier tous les Italiens, ne veut pas paraître traiter les propriétaires romains en ennemis en usant de rigueur envers eux. Or, une loi sur l'Agro romano a facilement l'apparence d'une loi personnelle en raison de la monopolisation du sol par quelques latifundistes.

On peut conclure sans exagération que les lois de 1878 et de 1883 n'ont atteint, au point de vue hydraulique et sanitaire, que des résultats partiels et qu'elles ont abouti, au point de vue économique et agricole, à un échec presque complet. Nous savons pourquoi la contrainte de l'État était condamnée à être inefficace, mais nous pouvons encore nous demander pourquoi les propriétaires n'ont pas répondu à l'invitation du gouvernement et à la pression de l'opinion publique.

La première raison est d'ordre financier. Les

propriétaires prétendent qu'ils n'ont aucun avantage pécuniaire à réaliser des améliorations, et ils citent l'exemple de quelques acquéreurs de biens expropriés qui ont fait faillite. Le ministre a lui-même reconnu que l'intérêt direct et immédiat des propriétaires était opposé à la bonification et il en a conclu à une organisation du crédit agricole à intérêt réduit [1].

Ce sont, en effet, de grandes dépenses qui incombent aux propriétaires et le bénéfice en est souvent douteux, car il faut transformer tout le système actuel de culture et on marche ainsi vers l'inconnu. Voici, par exemple, les améliorations imposées au domaine de Grotta Perfetta, qui compte 240 hectares :

1° Assurer l'écoulement des eaux; creuser 6500 mètres de fossés de niveau (*girapoggi*) avec puits de retenue tous les 100 mètres ; recueillir les eaux de source ;

2° Aménager 60 hectares de prairies naturelles ou artificielles et 60 hectares de cultures en rotation divisés en champs de 4 hectares par des fossés bordés d'arbres et d'une longueur totale de 17 500 mètres ;

3° Faculté d'introduire quelques cultures irriguées après avoir assuré l'écoulement ;

4° Clore le domaine et les divers tènements ;

5° Réparer le bâtiment existant, y aménager des logements et installer au rez-de-chaussée une étable pour 26 bêtes bovines au moins ;

6° Construire une route principale de 2 kilomè-

1. Cf. Cadolini, *op. cit.*

tres avec empierrement, fossés et arbres, et des chemins de desserte de 3 mètres de large et bordés de fossés ;

7° Planter des peupliers ou des saules le long des cours d'eau, des vignes et des arbres fruitiers le long des fossés ; reboiser les pentes en essences forestières ou en oliviers, suivant l'exposition.

Ces travaux, évalués à 46 000 francs, devaient être exécutés en cinq ans ; mais le propriétaire adresse une réclamation au ministre qui par décision du *6 avril 1885* : *a*) réduit l'étendue des cultures de 60 à 40 hectares ; *b*) dispense le propriétaire de construire les chemins de desserte, à condition que la viabilité soit assurée ; *c*) limite l'étable au nombre de bêtes nécessaires à la bonne culture des terres. Douze ans après, en 1897, *pas une* de ces prescriptions n'était exécutée[1].

Voyant que le système de la contrainte échouait si piteusement devant la résistance des intérêts privés, l'État, par la loi du 13 décembre 1903, voulut diminuer les sacrifices immédiats qu'il exigeait des propriétaires dans un but hygiénique et social à échéance lointaine et essaya même de rendre l'intérêt privé solidaire de l'intérêt public. Il voulut, par son intervention, créer une situation telle que les propriétaires eussent avantage à mettre leurs terres en culture. A cet effet il édicta des exemptions d'impôt en faveur des domaines améliorés, mit des capitaux à la disposition des propriétaires moyennant 2 1/2 pour 100

<hr>

1. Cf. Cadolini, *op. cit.*

d'intérêt, et rendit l'expropriation plus facile et moins onéreuse pour le Trésor[1]. C'est bien toujours le régime de contrainte, mais atténué par les avantages offerts par l'Etat.

D'autre part, les pouvoirs publics abordent une tâche qui est proprement la leur en construisant

1. Voici le résumé de la loi du 13 décembre 1903 :

ARTICLE PREMIER. — Exemption d'impôt foncier pendant dix ans pour les terrains situés dans la zone des 10 kilomètres, sur lesquels ont été exécutés les travaux d'amélioration prescrits par la loi de 1883. *Idem* pour les nouveaux bâtiments ruraux.

ART. 3. — Exemption pendant dix ans de la taxe communale sur le bétail pour les vaches laitières, animaux d'élevage, d'engrais et de travail entretenus dans les nouvelles étables construites dans tout l'Agro romano.

ART. 4. — Prêts de faveur à 2 1/2 pour 100 remboursables en quarante-cinq annuités pour les travaux de bonification jusqu'à concurrence de deux millions par an.

ART. 6. — Les travaux de bonification doivent être exécutés dans un délai de cinq ans.

ART. 7. — Pour les expropriations éventuelles, le prix sera fixé par trois experts nommés par le premier président de la Cour de Cassation. On ne doit pas tenir compte de la valeur des terrains à bâtir, ni de l'existence de tuf, pouzzolane et matériaux de construction si la carrière n'est pas ouverte depuis un an au moins.

ART. 11. — Les acquéreurs de biens expropriés ont cinquante ans pour se libérer par annuités.

ART. 15. — L'aménagement des eaux et des sources par les syndicats ou les particuliers donne droit à des subventions de l'État, de la province et de la commune égales aux trois dixièmes des dépenses approuvées.

ART. 16. — Institution d'une commission de vigilance pour assurer l'exécution de la loi.

ART. 19. — Construction de routes à frais communs par l'État et la commune, cette dernière restant seule chargée de l'entretien.

ART. 22. — La commune doit installer 16 nouvelles stations sanitaires.

ART. 23. — La commune doit organiser des écoles dans tous les lieux où il y a au moins 30 enfants.

des routes et des écoles et en assurant l'hygiène générale : c'est dans le développement des services publics et dans leur adaptation aux conditions spéciales du milieu qu'ils doivent déployer toute leur activité. Or, il faut bien reconnaître qu'ils ont jusqu'ici négligé cette partie de leurs attributions pour se cantonner dans l'élaboration de lois et de règlements, par eux-mêmes inefficaces.

C'est donc un progrès sensible qu'a marqué la loi de 1903. Elle a, en outre, étendu au bassin de l'Anio la zone à bonifier qui se trouve portée à 51 259 hectares, réduits à 43 803 si on en retranche le *Suburbio*, les routes, chemins de fer, etc... Il y avait là, en 1908, 202 domaines, presque tous affermés, appartenant à 133 propriétaires et renfermant 4 000 têtes de gros bétail en pâturage libre, 300 000 brebis et 2 000 vaches laitières en stabulation.

Voici quels étaient les résultats atteints au 31 décembre 1908 : la commission de vigilance avait approuvé les plans de bonification pour 155 fermes de l'Agro couvrant 35 687 hectares et pour 14 fermes du *Suburbio*, comprenant 317 hectares.

Pour 18 domaines s'étendant sur 1 551 hectares, les plans ont été acceptés par les propriétaires sans observation.

Pour 32 domaines (28 294 hectares), on est arrivé à un accord par l'intermédiaire du bureau de conciliation[1].

---

1. Il existe une commission de vigilance pour assurer l'exécu-

Pour 12 fermes (2 325 hectares), appel a été interjeté devant le Conseil supérieur de l'Agriculture qui a confirmé dans leur ensemble les plans de bonification.

Pour 9 fermes (2 167 hectares), les négociations sont en cours ; et le reste de la zone est à l'étude.

Par ses prescriptions la commission de vigilance cherche à obtenir :

1° La division des latifundia en unités culturales ne dépassant pas 300 hectares ;

2° La construction de logements sains et convenables pour les ouvriers permanents et temporaires ;

3° La construction d'étables bien aménagées pour le bétail ;

4° Le respect du règlement, tout en laissant aux propriétaires et fermiers liberté complète pour le choix des cultures.

D'après les plans établis par la commission, il y aurait dans les domaines déjà étudiés :

En culture régulière.	20 957 hectares.
En reboisement.	3 000 —
En pâturage provisoire mais entretenu.. . . .	9 854 —

Dans les maisons dont la construction est prévue, il y aura logement pour 1 160 familles stables et 500 ouvriers temporaires ; dans les étables pourront trouver place 9 600 têtes de gros bétail.

Les dépenses actuellement prévues s'élèvent à

tion des lois de bonification et un bureau de conciliation pour examiner les réclamations des propriétaires et résoudre à l'amiable les difficultés qui s'élèvent entre eux et la commission.

8 millions. Sur les 4 millions immédiatement nécessaires pour réaliser les plans de bonification la
commission avait, au 31 décembre 1908, accordé
des prêts de 2 1/2 pour 100 s'élevant à la somme
de 2 766 375 francs pour 21 domaines. Les travaux sont déjà entrepris presque partout et même
çà et là terminés.

En ce qui concerne les routes publiques, 16 kilomètres et demi sont en construction, 19 sont en
projet et 12 à l'étude. La commission a, en outre,
ordonné la construction de 175 kilomètres de
chemins ruraux privés.

Enfin, pour stimuler les propriétaires, les emphytéotes et les cultivateurs, 228 200 francs sont
affectés à des prix pour divers concours. Des
bourses de séjour de deux ans accordées à des in-
génieurs agricoles qui doivent demeurer sur un
domaine en voie de transformation, ont pour but
de former un personnel de direction instruit qui
connaisse pratiquement l'Agro romano.

Ce qui caractérise la loi de 1903 et ce qui
explique son efficacité relative, c'est qu'elle est
plus souple que les précédentes ; elle laisse plus
de part à l'initiative des propriétaires et elle tend
à établir une collaboration intime entre eux et les
fonctionnaires de la bonification. C'est à ces derniers surtout et à la façon dont ils appliquent la
loi qu'il faut reporter le mérite des progrès réali-
sés. Après une expérience de vingt-cinq années,
ils ont compris que la manière forte n'aboutissait
qu'à des échecs et ils ont entrepris d'agir par per-
suasion, de tenir compte des objections et des
desiderata des propriétaires et d'établir les plans

de bonification de concert avec eux. Ils ont cessé de commander pour conseiller et pour patronner ; c'était la voie à suivre en matière agricole, mais la nécessité de ce patronage des fonctionnaires prouve combien sont insuffisants les patrons naturels.

Un des reproches qu'on fait le plus généralement à la loi de 1903, c'est d'avoir laissé l'évaluation des indemnités d'expropriation à l'estimation des experts. On prétend, à tort ou à raison, que ceux-ci ont tendance à évaluer trop haut et qu'ainsi les expropriations seraient ruineuses pour l'État et avantageuses pour les propriétaires, de sorte que cette sanction reste, aujourd'hui comme hier, vaine et inefficace. On propose de fixer le prix des domaines expropriés d'une façon mathématique en se basant sur le revenu cadastral, mais il est probable que ce procédé aboutirait dans la pratique à des injustices criantes qui discréditeraient la loi et légitimeraient l'opposition que lui font certaines personnes.

Il ne faudrait pas croire, en effet, d'après ce que nous venons de dire des résultats de la loi de 1903, que la zone de bonification soit aujourd'hui transformée et mise en culture : ce serait là une erreur grossière. Quelques rares domaines sont déjà bonifiés, mais si presque partout des travaux sont entrepris, il s'en faut qu'ils soient achevés ou même poussés activement. C'est une tactique de certains propriétaires d'accepter les plans après des discussions plus ou moins longues et de commencer les travaux pour avoir la paix, mais avec l'arrière-pensée de les faire traîner en longueur et de les suspendre ensuite. C'est ce qui explique

que 21 propriétaires seulement aient eu recours au crédit de bonification ; les autres ne se soucient pas d'augmenter le contrôle de l'État sur leurs domaines.

Enfin, si les propriétaires semblent aujourd'hui accepter plus volontiers l'application de la loi de bonification, c'est qu'ils ont sous les yeux des exemples de domaines transformés par l'initiative privée et qui ont donné de bons résultats économiques. Ils ne redoutent donc plus autant la marche vers l'inconnu.

Inefficacité des interventions de l'État. — Nous avons dit que la loi de 1903 paraissait devoir ouvrir une ère nouvelle pour la bonification de la Campagne romaine, et nous avons enregistré les résultats déjà acquis. Nous avons attribué les succès obtenus à ce fait que l'État, tout en maintenant le principe de la contrainte administrative, a, dans l'application, adopté les pratiques du patronage, en donnant aux cultivateurs et aux propriétaires la direction de ses fonctionnaires techniques et en leur offrant l'appui de ses finances. L'avenir seul dira si la loi de 1903 appliquée avec cette méthode aura plus d'efficacité que les précédentes. Il faut bien reconnaître, en effet, que les tentatives antérieures du gouvernement pontifical pendant les quatre derniers siècles, et du gouvernement italien pendant les trente premières années de son fonctionnement à Rome, n'ont donné aucun résultat et ont été incapables de stimuler l'initiative privée.

Si les interventions gouvernementales ont

échoué et n'ont pas réussi à transformer la Campagne romaine, c'est que les pouvoirs publics n'ont pas compris quel était leur rôle en pareille matière et qu'ils ont cherché à engager les propriétaires dans une entreprise contraire aux conditions économiques du lieu et de l'époque. L'Agro romano n'a pas encore été mis en culture intensive parce que les propriétaires n'avaient aucun intérêt à cette transformation [1].

La plupart des propriétaires sont de riches latifundistes auxquels leurs immenses possessions fournissent des revenus suffisants pour subvenir aux besoins de leur vie élégante et mondaine. Ils ne sentent pas le besoin d'augmenter leurs revenus. Leur existence urbaine les rend étrangers à l'agriculture. Ni la nécessité ni leur goût ne les poussent donc à entreprendre des améliorations agricoles. Quant à ceux qui, moins riches ou obérés, souhaiteraient augmenter leurs revenus en transformant leurs domaines, ils sont arrêtés par le manque de capitaux et l'impossibilité de s'en procurer.

Il ne faut pas oublier en effet, que la bonification est une opération coûteuse. Il s'agit de construire des bâtiments et des chemins, de creuser des fossés et d'aménager les eaux, d'établir des clôtures, de constituer un cheptel, d'exécuter des défoncements et des travaux d'irrigation, de faire des plantations, sans compter les dépenses ordinaires d'une culture rationnelle. Or, Rome

---

1. Cf. Ghino Valenti, *La Campagna romana e il suo avvenire economico e sociale* (Giornale degli Economisti, vol. VI, 1893).

n'est pas, et, depuis l'époque romaine, n'a jamais été une ville de commerce ; les capitaux y sont donc rares et chers. Les plus riches latifundistes n'ont souvent aucune fortune mobilière ; s'ils veulent faire des améliorations sur leurs terres, il leur faut les hypothéquer à un taux élevé et sans être sûrs de retrouver l'intérêt de leur argent. C'est pourquoi l'Etat a dû organiser un crédit agricole à conditions très douces pour favoriser la bonification.

Le système du fermage n'est pas non plus favorable à la transformation de l'Agro romano. Les mercanti di campagna font de beaux bénéfices tout en engageant des capitaux peu importants. Ils ne sont donc pas partisans des améliorations et, en tous cas, ils ne peuvent pas en faire sans la coopération du propriétaire. L'intervention financière de celui-ci se traduit naturellement par une augmentation du prix de ferme et parfois le fermier aime mieux abandonner le domaine que de subir cette augmentation : nouvel ennui pour le propriétaire.

L'exploitation extensive du sol a l'avantage d'immobiliser peu de capitaux tant de la part du propriétaire que de la part du fermier, d'être par conséquent très souple, car on passe aisément, suivant les fluctuations économiques, de la culture au pâturage, et vice versa. Les propriétaires, voyant actuellement leurs revenus augmenter à chaque renouvellement de bail, ne sentent pas la nécessité de modifier leur système d'exploitation. Pour mettre un latifundium en culture intensive, il faut le subdiviser en plusieurs fermes, ce qui entraîne des dépenses de construction, complique l'administration, en augmente les frais généraux et n'assure pas forcément un revenu net supérieur. En outre, l'organisation de l'atelier et du personnel sur le latifundium donne le minimum de soucis au fermier qui, au contraire, éprouve de grandes difficultés à recruter un personnel capable pour la culture soignée car l'ouvrier agricole de la province de Rome a encore à faire toute son éducation professionnelle.

Enfin il faut tenir compte des conditions du lieu qui sont très favorables au pâturage ; or, il semble qu'il n'y ait aucune raison d'abandonner le pâturage qui paie bien. Il convient d'ailleurs de remarquer que, si les progrès de la culture faisaient disparaître le pâturage transhumant, les populations montagnardes de l'Apennin seraient atteintes dans leur principal moyen d'existence [1]. Par-dessus tout il y a la malaria qui contribue à maintenir le latifundium et un mode d'exploitation permettant au travailleur d'abandonner la Campagne romaine à l'époque des fièvres. C'est bien là l'obstacle invincible qui dominait tous les autres et contre lequel se sont heurtées toutes les tentatives et toutes les contraintes gouvernementales. On voulait peupler la Campagne romaine, mais la malaria ne permettait de la peupler que de ca-

---

1. Cependant il faut ici distinguer les régions où l'altitude ou le climat maintiennent le pâturage naturel à l'exclusion de la culture, des régions où le pacage a lieu sur jachère comme dans les montagnes du Sublaquois ; dans ce dernier cas, la population peut trouver des ressources dans une culture plus intensive. D'autre part, le peuplement de l'Agro romano aurait pour résultat de *décongestionner* les régions montagneuses en offrant un débouché à l'émigration définitive.

davres. C'est là qu'il faut chercher la raison dernière de l'état inculte dans lequel est resté l'Agro
romano. C'est aussi à la malaria qu'il faut attribuer le manque de voies de communication et
l'insuffisance des services publics qui rendent
plus compliquée et plus onéreuse la mise en valeur de cette région.

Nous venons de constater que l'intérêt économique du propriétaire semble être ici en opposition avec l'intérêt social de la nation. Le premier
paraît exiger le maintien de l'exploitation extensive et du pâturage transhumant, le second exige
impérieusement la culture intensive à production
brute abondante et le peuplement de ce pays désert. Jusqu'ici la malaria a permis à l'intérêt privé
de l'emporter sur l'intérêt social ; mais au fond
l'opposition entre eux n'est qu'apparente. Nous
le démontrerons par des exemples, mais nous
devons faire remarquer aussi que la situation
économique s'est modifiée. Une contrainte qui a
échoué jadis peut donc être efficace aujourd'hui,
mais elle devient presque inutile du moment
qu'elle agit dans le sens des forces économiques.

Ce sont bien les forces économiques qui actuellement favorisent la transformation de la zone de
bonification. L'accroissement de la population de
Rome et le voisinage de la ville offrent de larges
débouchés aux produits de laiterie et de jardinage.
Les familles ouvrières trouvent aussi des facilités
plus grandes dans la banlieue pour y fonder un
établissement durable : il y a à proximité des ressources de toutes sortes, tant morales que matérielles. En somme, dans la zone visée par la loi

de 1878, la bonification rencontre des conditions spécialement favorables au succès. On comprend aussi que le Suburbio se soit, depuis déjà long-temps, étendu progressivement aux dépens des terrains incultes voisins et qu'il se soit ainsi produit spontanément sur les confins de l'Agro et du Suburbio une transformation agricole insensible et peu apparente, mais cependant réelle et dont les progrès ont été en rapport avec le développement économique et démographique de Rome.

C'est donc aux conditions économiques locales que l'on doit attribuer l'immobilité du système agricole de l'Agro romano, malgré les efforts des gouvernements pour le modifier. Le latifundium ne peut être rendu responsable de la crise agraire que dans la mesure où il favorise le maintien de ces conditions défavorables et est un obstacle à leur modification. La transformation agricole a bien été plus aisée et plus prompte dans la zone de bonification parce que les domaines y sont d'étendue plus restreinte, mais il ne faut pas oublier que, malgré l'absence des latifundia, cette zone est restée inculte tant qu'un changement dans les conditions hygiéniques et économiques du lieu n'a pas favorisé son défrichement [1].

---

1. Nombre et étendue des propriétés dans la zone de bonification déterminée par la loi de 1878 :

1° Dans le Suburbio :		2° Dans l'Agro romano :	
Inférieures à 1 hectare. .	83	Inférieures à 50 hectares.	35
De 1 à 5 — . .	321	De 50 à 100 — .	27
De 5 à 20 — . .	399	De 100 à 200 — .	20
De 20 à 50 — . .	55	De 200 à 400 — .	28
Supérieures à 50. . . .	7	Supérieures à 400. . . .	8
Total. . .	865	Total. . .	127

Jusqu'à nos jours, les gouvernements n'ont songé qu'à agir par voie d'autorité sans se préoccuper de remplir leur fonction propre qui est d'assurer le fonctionnement des services publics de façon à provoquer et à aider les initiatives particulières. C'est là encore une des causes du marasme dans lequel est resté plongé l'Agro romano. Pendant longtemps la sécurité y a fait défaut ; les moyens de communication y sont encore presque inexistants ; l'outillage public, économique ou social, n'existe pas. Enfin, la malaria est un fléau qui, par sa nature, son ampleur, ses répercussions sur l'ensemble de la nation, les moyens à mettre en œuvre pour le combattre, légitime, appelle même l'intervention des pouvoirs publics. Or, il ne semble pas que, jusqu'en ces dernières années, ceux-ci aient rien entrepris de sérieux contre la malaria, mais ils ont pour excuse valable l'ignorance dans laquelle on se trouvait sur les moyens de la combattre et de la prévenir.

Actuellement le problème de la bonification nous paraît se poser de la manière suivante : pour l'État, organiser les services publics et améliorer les conditions hygiéniques afin de permettre le peuplement ; pour les particuliers, trouver des capitaux et des patrons capables d'organiser la culture intensive. Il va de soi que l'État et les particuliers ne doivent pas s'ignorer, encore moins se combattre, mais se prêter au contraire un mutuel appui et marcher la main dans la main.

Nous ne nous arrêterons pas sur l'organisation encore embryonnaire des services publics, mais avant de décrire les moyens employés et les résultats obtenus dans l'œuvre de la bonification par l'initiative privée, il nous faut étudier la question de la malaria, question préalable dont dépendent toutes les autres.

II. — LA MALARIA [1]

LES FIÈVRES MALARIQUES. — La malaria est due à de petits parasites animaux vivant dans le sang et provoquant la fièvre tous les jours (fièvre quotidienne), tous les deux jours (tierce), tous les trois jours (quarte). Si on ne traite pas le malade par la quinine, les parasites restent dans le corps pendant plusieurs années, occasionnant de fréquents accès de fièvre, de l'anémie et un développement exagéré de la rate qui peut occuper presque tout le ventre et atteindre le poids de 2 kilogrammes et demi, alors que son poids normal est de 200 grammes. Ces parasites sont transportés d'homme à homme par une classe de moustiques, les *anophèles* dont les larves vivent dans les eaux stagnantes. Si un malade infecté de parasites arrive dans une localité où abondent les mares et les anophèles, ces insectes s'infectent en piquant le malade et transportent les microbes qu'ils ont

1. Cf. Jones. Ross. Ellett, *La Malaria, un fattore trascurato della storia di Grecia e di Roma* (traduction du Dr Francesco Genovese). Naples, Detken et Rocholl, 1908. — Prof. A. Celli, *Andamento periodico delle febbri malariche negli Ospedali di Roma dal 1850 ad oggi* (Extrait des *Atti della Società per gli studi della malaria*, vol. IX, Rome, 1908); *L'opera della Società per gli studi della malaria* (1898-1908) (Extrait de *Malaria*, vol. 1, fasc. 1, Leipsig Barth., 1908).

sucés dans le sang des autres personnes qu'ils piquent. La malaria peut ainsi se répandre inopinément et rapidement, grâce à un seul malade et se transmettre de génération en génération. En 1866, l'île Maurice fut brusquement, et sans qu'on sut comment, envahie par la malaria qui y était jusqu'alors inconnue. L'hypothèse de la transmission de la malaria par les moustiques est déjà ancienne, mais elle a été vérifiée et confirmée scientifiquement en 1897 et 1898 par Ross, médecin de l'armée anglaise ; nous verrons toute l'importance de cette découverte pour la lutte contre la malaria. Cependant, d'après les observations récentes, les anophèles qui hivernent guériraient ; il n'est donc pas absolument certain que ces moustiques transmettent l'épidémie d'une année à l'autre et s'infectent de mère à fille par hérédité. Il n'y a pas non plus relation directe entre l'intensité de l'épidémie malarique et le nombre des anophèles ; on n'a pas jusqu'ici, en Italie et en Algérie, trouvé plus de 4 pour 100 d'anophèles infectés, même dans les mois et dans les endroits où la malaria sévit avec le plus d'intensité. « Il se rencontre aussi dans le Nord de l'Europe, comme dans l'Italie septentrionale et centrale, de nombreuses localités renfermant des marais où abondent les anophèles, sans que, pour cela, la malaria s'y développe, même s'il arrive du dehors des malariques ou s'il s'y manifeste quelque cas autochtone et sporadique de fièvre. Les causes de ce phénomène si intéressant qui, pour notre bonheur, peut aussi se vérifier en pleine Italie méridionale, ne sont pas encore connues. Quelles qu'elles soient, il est certain que paludisme et anophélisme peuvent exister sans malaria et peuvent persister quand la malaria s'atténue ou disparaît. Cependant, l'anophélisme sans malaria peut être compromis toutes les fois qu'un ou plusieurs des facteurs directs de la malaria, comme le paludisme accentué, ou des facteurs indirects comme l'agglomération, la misère, les désordres de vie, etc., s'élèvent en puissance, tandis que, dans d'autres cas, il faut des facteurs étiologiques plus complexes et plus obscurs pour déterminer la réinfection du site [1]. »

Les larves d'anophèles peuvent hiverner sous la glace. De petites flaques d'eau ont souvent plus d'importance pour le développement des moustiques que de grands marais. Les anophèles évitent en général les eaux putrides, salées et sulfureuses [2]. Les rizières, non plus que les autres cultures irriguées, ne sont pas en elles-mêmes une cause de malaria ; les forêts en plaine marécageuse lui sont au contraire très favorables. Les mouvements de terre dans les chantiers de terrassement ne sont pas par eux-mêmes générateurs de malaria. Le nomadisme des ouvriers est un important fac-

---

1. Cf. A. Celli, *L'opera della Società per gli studi della malaria*, p. 14.

2. Ce qui explique que la malaria n'existe pas à Bagni, qu'elle était moins développée à Ostie et à Maccarese avant le dessèchement des étangs littoraux, et enfin que le rouissage des plantes textiles n'est pas une cause de malaria, tout au contraire. Cependant les frères Sergent ont observé récemment en Algérie que certaines variétés de moustiques malarifères peuvent vivre aussi dans les eaux salées et dans les eaux sulfureuses. Cf. A. Celli, *La malaria in Italia durante il 1908* Roma, 1909.

teur de dissémination, mais le vent ne semble pas pouvoir transporter à plus de deux kilomètres les anophèles qui par eux-mêmes ne volent pas à plus de 350 mètres.

L'influence du climat est encore mal déterminée ; la chaleur précoce ne fait pas éclater plus tôt l'épidémie qui, à Rome, se manifeste régulièrement après la première décade de juillet, mais les chaleurs tardives de l'automne la prolongent.

« Les causes multiples qui vraiment et proprement prédisposent aux épidémies sont encore obscures. L'équation malarique peut donc s'écrire ainsi :

« Homme malarique + anophèles + x, y, z = épidémie de malaria. »

x, y, z désignant les facteurs favorables ou défavorables d'ordre biologique (x), ou physique (y), ou social (z), dont, jusqu'à présent du moins, le mode d'action est inconnu, mais qui, sans doute possible, influent puissamment sur l'homme ou sur l'anophèle pour activer ou ralentir l'épidémie[1]. »

La fièvre malarique est caractérisée par une certaine périodicité et par l'hypertrophie de la rate (splénomégalie). « Un cycle fébrile de périodicité tierce ou quarte est certainement malarique ; aucune autre infection ne présente ce type de périodicité. Vous pouvez être sûr que, si un malade souffre de fièvres revenant toutes les 48 ou 72 heures, de quelque façon que cela arrive, il

---

1. Cf. A. Celli, *L'opera della Società per gli studi della malaria*, p. 18.

s'agit certainement d'infection malarique[1]. » Cependant, par suite de double infection (parasite tierce et parasite quarte), la périodicité peut être différente, quotidienne, par exemple.

Un accès de malaria passe par trois stades : froid, chaleur, sueur.

1er stade. L'accès commence par un sentiment de fatigue, des douleurs de tête, des nausées et des vomissements. Le malade a des frissons et présente un abaissement de la température cutanée, souvent combiné avec fièvre interne. Le pouls est fréquent et dur ; l'urine est augmentée.

2e stade. Le deuxième stade est marqué par la chaleur et la rougeur de la peau. Pouls plein et fort, soif intense et souvent délire.

3e stade. Sueur plus ou moins abondante, à laquelle succède la chute de la fièvre tierce et parfois le sommeil.

Il y a quatre espèces de parasites malariques : ceux de la fièvre quarte, de la fièvre bénigne, de la fièvre tierce grave ou maligne et de la fièvre quotidienne.

Quarte : fièvre qui dure en moyenne 9 heures tous les 3 jours.

Tierce bénigne : dure 11 heures tous les 2 jours.

Tierce grave : dure 40 heures ; monte lentement, oscille pendant quelques heures, décline un peu et de nouveau remonte plus haut et à la fin décline. Revient tous les deux jours.

Quotidienne : fièvre de 6 à 12 heures chaque jour. Elle peut être produite : 1° par trois généra-

---

1. Patrick Manson, *Lettres sur les maladies tropicales*, p. 153.

tions de parasites quartes ; 2° par deux générations de parasites tierces ; 3° par une génération de parasites quotidiens.

La semi-tierce ou pernicieuse est probablement une tierce grave double : fièvre continue avec exacerbations tierces. C'est la forme la plus dangereuse, ordinairement mortelle.

La malaria n'a pas partout la même gravité. Dans la Haute-Italie et sur le versant adriatique de l'Italie moyenne, c'est la fièvre tierce bénigne qui domine ; dans l'Italie méridionale, ce sont, au contraire, les parasites des fièvres graves qui sont dominants, et dans quelques localités de la province de Rome existe la malaria la plus grave qu'on connaisse. Dans le Midi, les fièvres ont leur minimum en juin pour atteindre leur maximum en août et décroître lentement ou rapidement, suivant les conditions climatériques. Dans l'Italie du Nord, au contraire, l'épidémie qui a son minimum en février, se développe lentement au printemps, atteint son maximum en septembre et décroît brusquement.

Parmi les causes occasionnelles qui provoquent ou favorisent des récidives, il faut citer : alimentation insuffisante ou indigeste, troubles gastro-intestinaux, alcoolisme, travail pénible ou trop prolongé, fatigues nerveuses, refroidissements brusques, changements de climat et de pays, voyages de mer, opérations chirurgicales, grossesses, accouchements, saignées, infections mixtes (pulmonites, entérites, etc...). On voit que les ouvriers agricoles de l'Agro romano sont particulièrement exposés aux fièvres malariques par suite de leurs mauvaises conditions d'existence.

L'épidémie n'a pas tous les ans la même gravité. D'après les statistiques des hôpitaux civils et militaires de Rome, on peut noter depuis 1850, un cycle épidémique périodique avec des oscillations régulières tous les cinq ou six ans ; on a aussi pu enregistrer une recrudescence de la malaria de 1872 à 1881 ; le maximum a été atteint en 1879 avec 23 000 malariques soignés dans les hôpitaux de Rome au lieu de 7 000 en 1871 et 7 300 en 1882[1].

Il semble bien que la malaria existait dans l'antiquité. D'après ce que disent certains auteurs grecs, Hippocrate en particulier, on peut inférer qu'il existait alors des fièvres tierces et quartes avec hypertrophie de la rate[2].

De bonne heure on a connu à Rome le culte de la déesse de la Fièvre à laquelle le mois de février fut consacré. Cependant, aux premiers temps de Rome, la campagne était probablement plus peuplée qu'elle ne l'est aujourd'hui, à en juger par les vestiges des villes étrusques et latines (Fidènes, Ardea). On trouve à Rome même et dans la Campagne et jusque dans les Marais Pontins des canaux souterrains servant à l'assainissement (*cunicoli*) ; les archéologues estiment que ces travaux sont antérieurs à l'époque romaine. Les plus an-

---

1. Les premières statistiques relatives à la malaria dans les hôpitaux de Rome ont été recueillies par deux médecins militaires français du corps d'occupation, le D* Balley, *Endémo-épidémie et météorologie de Rome* (Paris, 1867), et le D* Léon Colin, *Traité des fièvres intermittentes* (Paris, 1870).

2. En 1905, en Grèce, on estime que, sur deux millions et demi d'habitants, il y en eut un million atteint de malaria, et que six mille moururent.

ciens centres habités du Latium se trouvaient dans des lieux aujourd'hui très malsains ; on en conclut qu'à cette époque, il ne devait pas y avoir de malaria forte. Mais elle sévit d'une façon intense dans la seconde période de la République : Cicéron fait mention de fièvre tierce et quarte ; Caton parle de bile noire et de rate gonflée[1]. Toutefois, il n'y a pas de preuves péremptoires qu'elle existât à Rome au IIIe siècle avant Jésus-Christ. Jones émet l'opinion qu'elle a dû être apportée en Italie par les soldats d'Annibal[2]. A l'époque d'Horace, la fièvre sévissait fortement dans la ville, d'où elle a disparu depuis ; il est vrai que l'impluvium de la maison romaine et les inondations du Tibre étaient alors très favorables au développement des moustiques. Au début de l'ère chrétienne, d'après les auteurs, les environs de Rome étaient malariques et cependant Pline passait avec délices l'été à sa villa de Laurentium[3] ; or, Paterno est aujourd'hui un endroit des plus malsains. Il y avait aussi, sous l'Empire, de nombreuses villas sur le littoral d'Ostie et jusque dans les Marais Pontins où la malaria sévit aujourd'hui avec intensité.

Devant ces témoignages, un peu contradictoires en apparence, on peut admettre comme vraisemblable l'opinion du Prof. Celli qui estime que la malaria a dû exister de tout temps dans la Campagne romaine. D'après les statistiques actuelles,

1. « Et si atrabilis est et si lienes turgent » (*De re rustica,* ch. CLVII).
2. Cf. Jones, *op. cit.*
3. « Haec jucunditas ejus hieme, major estate. »

elle est soumise à des alternatives d'intensité ; il est donc possible qu'autrefois elle ait subi des atténuations de longue durée, suivies de reprises graves et longues, et que des lieux jadis très malariques se soient assainis tandis que d'autres, d'abord sains, sont devenus des foyers d'infection.

On voit qu'il y a encore beaucoup d'inconnues dans le problème de la malaria. C'est seulement depuis quelques années que le processus de l'infection est suffisamment établi pour qu'on ait pu songer à combattre le mal méthodiquement de façon à le faire reculer et peut-être même disparaître, au lieu de se contenter de soigner simplement les fiévreux par la quinine.

La lutte méthodique contre la malaria implique deux choses : un traitement curatif des malades atteints, un traitement préventif des personnes vivant dans une zone malarique pour leur permettre de résister à l'infection. On comprend bien que la lutte contre une maladie infectieuse et épidémique ne peut donner tous ses résultats que si elle est engagée sur un territoire assez étendu et avec des moyens d'action suffisants pour être efficaces. Pour faire disparaître les causes d'infection, on ne peut pas s'en remettre uniquement aux particuliers : la négligence d'un seul suffit à compromettre l'œuvre commune. L'intervention des pouvoirs publics est ici nécessaire et on doit reconnaître que l'État italien a, en cette matière, fait tout son devoir ; aussi le succès a-t-il couronné ses efforts : il est d'ailleurs efficacement secondé dans l'Agro romano par l'initiative privée représentée par la Croix-Rouge.

LA LUTTE CONTRE LA MALARIA. — L'intervention des pouvoirs publics se manifeste d'abord par l'organisation du service sanitaire communal qui n'est pas spécial aux zones malariques, mais qui y prend une importance plus grande. Nous savons que chaque commune entretient au moins un médecin ; pour la Campagne de Rome, il y avait en 1907 un inspecteur et dix-huit médecins ; lorsque la réorganisation du service sanitaire sera achevée, il y aura vingt-cinq médecins avec des suppléants et le budget de l'assistance sanitaire aura passé de 122 000 francs à 275 000 francs[1].

Les lois sur la bonification et les travaux hydrauliques doivent exercer aussi une influence indirecte sur les conditions hygiéniques du pays en faisant disparaître les eaux stagnantes où pullulent les moustiques. La culture intensive, en améliorant la situation matérielle des ouvriers agricoles, leur permettra aussi de mieux résister à la maladie.

C'est seulement depuis une dizaine d'années que l'État a pris des mesures directes contre la malaria. Il y a été poussé par des hygiénistes en tête desquels il faut citer le Prof. A. Celli, député au Parlement et directeur de l'Institut d'hygiène de Rome. C'est à la Société pour les études de la malaria, dont il est un des fondateurs, qu'on doit, outre des travaux scientifiques de haute valeur, l'initiative de la campagne antimalarique et l'intervention législative.

---

1. Les médecins sont logés et touchent un traitement de 4 500 francs. Les stations sanitaires sont reliées à Rome par téléphone et deux automobiles sont affectées au transport des malades.

La quinine a toujours été le grand remède contre les fièvres périodiques : avant 1903, la consommation moyenne de l'Italie était d'environ 15 000 kilogrammes par an. Pour beaucoup de pharmaciens, la vente de la quinine était une source de fortune, mais le prix assez élevé du médicament n'en permettait pas l'usage à ceux qui en avaient le plus besoin, les ouvriers et les paysans. Ceux-ci avaient d'ailleurs souvent contre la quinine une prévention accrue par la crainte de la dépense. Il fallait donc arriver à mettre la quinine à la portée de tous. Pour cela, M. Celli et ses amis firent voter la loi du 13 décembre 1900, qui autorise l'État à faire préparer et à vendre au public, par l'intermédiaire des pharmaciens et des débitants de tabac, la quinine à un prix très réduit[1]. Les bénéfice de la vente

---

1. La quinine est préparée par la pharmacie militaire centrale de Turin. Il est alloué aux pharmaciens 15 pour 100 sur le prix de vente, mais les énormes bénéfices qu'ils réalisaient autrefois ainsi que les fabricants ont disparu ; aussi les attaques contre la loi de 1900 et ses auteurs ne cessent-elles pas. Pour déjouer les oppositions intéressées, les promoteurs de la loi la préparèrent en secret de concert avec le ministre, la présentèrent à la Chambre sans avoir l'air d'y attacher d'importance et la firent voter sans bruit au milieu de l'indifférence générale. Les pharmaciens et les industriels ne connurent la loi que lorsqu'elle était déjà votée par la Chambre. Ils cherchèrent aussitôt à en empêcher le vote par le Sénat, mais celui-ci n'étant pas électif est moins accessible aux influences particulières et la loi fut approuvée et promulguée. Remarquons d'ailleurs que cette loi n'établit aucun monopole et que la préparation et la vente de la quinine restent libres comme auparavant. On ne peut même pas dire que la concurrence de l'État soit monopolisatrice puisque la vente de 24 351 kilogrammes de quinine en 1908 à laissé au Trésor un bénéfice net de 700 000 francs. L'industrie privée n'a donc pas été tuée, et, en fait, elle produit à peu près autant de

sont destinés exclusivement à combattre la malaria.

La loi du 2 novembre 1901 vint compléter
l'œuvre de la précédente en ordonnant la fourni-
ture gratuite à tous les ouvriers de la quinine par
les soins de la commune, mais aux frais des patrons (propriétaires, entrepreneurs, etc...)[1]. Les
fenêtres des maisons de douaniers, cantonniers,
employés de chemins de fer et de travaux publics doivent être munies de réseaux métalliques
pour empêcher la pénétration des moustiques, et
il est alloué des primes aux propriétaires qui
prendront les mêmes mesures. Les propriétaires
doivent assurer l'écoulement des eaux et les entrepreneurs de travaux publics doivent éviter de
creuser des chambres d'emprunt en contre-bas.

La loi du 22 juin 1902, modifiée par celle du
19 mai 1904, ordonne la vente à prix réduit de
la quinine de l'Etat aux communes, aux œuvres
pies et à quiconque doit ou veut la distribuer
gratuitement aux ouvriers. L'article 3 de la loi
du 25 février 1903 range la quinine parmi les
médicaments à fournir gratuitement aux pauvres
par les communes ou les œuvres pies.

La loi du 19 mai 1904 a établi le droit pour les
ouvriers d'avoir la quinine gratuitement même

---

quinine qu'auparavant, mais le prix de vente en est plus modéré.
L'État vend 40 centimes les dix cachets de 20 centigrammes d'hy-
drochlorate et de bichlorhydrate, et 32 centimes ceux de sulfate
et de bisulfate.

1. La dépense de la quinine distribuée aux ouvriers agricoles
est répartie entre les propriétaires au prorata de l'étendue de
leurs terres ; la somme due par chacun d'eux est recouvrée avec
les impôts.

pour le traitement préventif. Ceci est une innovation importante qui correspond à un progrès de la science.

Pour éviter l'infection des personnes saines, on a d'abord songé à détruire les moustiques en répandant du pétrole ou de l'huile de schiste sur les eaux stagnantes. Théoriquement le procédé est excellent, mais il n'est pas pratiquement applicable dans un pays où les marécages et les flaques d'eau sont innombrables. Les substances odorantes destinées à éloigner les anophèles n'ont donné aucun résultat appréciable. On a alors cherché à se protéger contre la piqûre des moustiques au moyen de gants et de masques complétant le vêtement. Ce procédé ne peut pas être employé par les ouvriers agricoles qui, par la grande chaleur, ont besoin de vêtements largement ouverts et ne gênant pas le travail. Mais on peut du moins interdire l'accès des maisons aux insectes par des toiles métalliques placées aux fenêtres et aux portes. Appliqué aux bâtiments des chemins de fer, ce système a donné d'excellents résultats, car c'est surtout après le coucher du soleil et la nuit que les moustiques entrent en mouvement et piquent, mais il est assez coûteux et exige une certaine éducation hygiénique de la part de l'habitant[1]. On peut le considérer comme inefficace ou insuffisant pour des maisons de paysans.

---

1. J'ai lu quelque part que certains agents laissaient ouvertes pendant la nuit les portes métalliques dans la crainte de voir disparaître la malaria et, avec elle, l'indemnité spéciale allouée aux employés dans les régions malariques.

Après de longues études et de minutieuses expériences, on est venu à cette conclusion que le meilleur moyen pour éviter la fièvre malarique est le traitement préventif par la quinine absorbée tous les jours pendant la saison des fièvres à la dose de 40 centigrammes pour les adultes et de 20 centigrammes pour les enfants ; pour en faciliter l'absorption, on la donne sous forme de dragées ou de pastilles de chocolat. Les résultats sont probants, puisque parmi les personnes traitées 4 pour 100 seulement sont atteintes de fièvres, au lieu de 50 pour 100 parmi les personnes non traitées. Dans l'armée, en 1901, la proportion des soldats atteints de malaria était de 49,94 pour 1 000 ; en 1902, elle fut seulement de 36,52 pour 1 000. En 1903, on commence à appliquer le traitement préventif : le nombre des malariques tombe à 24,14 pour 1 000, il décroît régulièrement et n'est plus que de 8,04 pour 1 000 en 1908.

En 1901, il n'y eut que 1 176 personnes qui se soumirent au traitement préventif dans l'Agro romano ; en 1906, il y en eut 42 726, ce qui prouve que les paysans en ont reconnu les bons effets.

On a reproché à la quinine de provoquer des troubles dans l'organisme ; depuis huit ans que le traitement est en usage en Italie sur des milliers de personnes, la preuve est faite que ces reproches sont mal fondés, sauf cas exceptionnels. L'absorption des doses prophylactiques ne rend pas non plus insensible aux doses thérapeutiques, si elles deviennent nécessaires. Enfin l'objection tirée du coût du traitement disparaît devant le prix de la quinine de l'État; c'est une dépense de 3 à 4 francs par saison, soit la valeur d'une ou deux journées de travail qui ne sauraient entrer en balance avec les journées de chômage et de maladie auxquelles s'exposent les personnes non traitées. Le traitement préventif de la malaria est donc une bonne opération économique.

L'intervention législative a eu précisément pour effet de permettre le large emploi curatif et préventif de la quinine et de faire multiplier par ordre ou par encouragement les moyens de défense mécaniques contre les insectes. Les résultats obtenus donnent toute satisfaction à ceux qui ont pris l'initiative de ces interventions gouvernementales.

Sur les chemins de fer du réseau de l'Adriatique, le nombre des cas de malaria a passé de 69 pour 100 avant 1902 à 15,79 pour 100 en 1908; sur les chemins de fer sardes il a passé de 40 pour 100 en 1897 à 7 pour 100 en 1907. Parmi les douaniers, au lieu de 65 malariques sur 100 en 1902, il n'y en a plus que 4,50 pour 100 en 1907. Dans une ferme, près de Vérone, le nombre des malariques passe de 55 pour 100 en 1902 à 2 pour 100 en 1907. Dans la colonie pénale agricole de Castiadas, en Sardaigne, les cas de malaria tombent de 92 pour 100 en 1904 à 13 pour 100 en 1908.

En permettant aux hommes de vivre dans un milieu infesté de malaria, les mesures prophylactiques et curatives rendent possible l'exécution des travaux d'assainissement et l'organisation de la culture intensive, tandis qu'auparavant l'homme ne pouvait vivre sur la terre parce qu'elle était malarique et celle-ci ne pouvait être assainie parce que l'homme n'y pouvait pas vivre. C'est une aube de résurrection qui se lève aujourd'hui pour bien des régions désolées.

Enfin la santé publique a été améliorée et la mortalité par la malaria qui, en 1900, était de 15 865 personnes par an, est maintenant, en 1908, de 3 463 personnes. Dans l'Agro romano le nombre des malariques soignés par la Croix-Rouge est tombé de 3 751 en 1900 à 437 en 1908 ; celui des malariques soignés dans les hôpitaux de Rome a passé dans la même période de 6 186 à 2 748. Les statistiques accusent donc très nettement les effets bienfaisants de la quinine de l'État dont la consommation s'est élevée de 2 242 kilogrammes en 1903 à 24 351 kilogrammes en 1908, donnant un bénéfice net de 700 000 francs, qui est employé à continuer et à activer la lutte contre la malaria[1].

Certains propriétaires se plaignent, paraît-il, d'avoir à payer la quinine qui est distribuée gratuitement aux ouvriers agricoles. Qu'il y ait parfois du gaspillage, c'est fort possible, mais la dépense est assez faible pour que les propriétaires la soldent sans murmurer : la commune de Rome a distribué en 1908 pour 38 510 francs de quinine,

---

[1]. En 1908, la Grèce a adopté le système italien pour la lutte contre la malaria. Elle a acheté plus de 10 000 kilogrammes de quinine à l'État italien. Il est question, paraît-il, de prendre des mesures analogues pour l'Algérie. — On doit regretter que l'État italien n'ait pas encore entrepris la fabrication de bonbons de chocolat au tannate de quinine pour les jeunes enfants dont la mortalité reste élevée parce qu'ils ne peuvent pas absorber les autres sels de quinine trop amers.

ce qui, pour les 200 000 hectares de l'Agro romano, représente un peu plus de 19 centimes par hectare. C'est un devoir du patron d'assurer à ses ouvriers une bonne hygiène du travail ; en toute justice, c'est donc aux propriétaires de supporter les frais de quininisation, d'autant plus qu'ils profitent indirectement de l'amélioration de l'état sanitaire du pays. Les mesures prises par l'État sont évidemment empreintes de paternalisme autoritaire, mais son intervention est ici nécessitée, d'une part, par l'inaptitude de la population rurale à prendre d'elle-même les soins hygiéniques qu'imposent les circonstances, d'autre part, par l'insouciance et la négligence des patrons : *l'action des pouvoirs publics se développe en raison du défaut d'organisation privée et de l'incapacité générale de la race.*

L'INITIATIVE PRIVÉE ET LA CROIX-ROUGE. — Les résultats obtenus n'eussent pas été si brillants si les particuliers n'avaient pas apporté à l'œuvre antimalarique un concours précieux. L'État peut bien vendre de la quinine à bon marché et en faire distribuer gratuitement aux travailleurs, mais il faut des savants persévérants pour rechercher continuellement de nouveaux moyens de lutte plus sûrs et plus efficaces, il faut des médecins dévoués pour soigner les malades et appliquer le traitement préventif.

C'est à la Cervelletta, une ferme où nous reviendrons tout à l'heure, que la *Société pour l'étude de la malaria* installa en 1899 sa première station expérimentale ; c'est là que le Prof. Celli expérimenta tout d'abord la protection mécanique contre les moustiques et le traitement préventif par la quinine. C'est de cette ferme devenue un modèle de bonification et d'hygiène que la campagne anti-malarique s'étendit peu à peu à tout l'Agro romano. A cette campagne donnent leur concours le plus dévoué non seulement les médecins communaux, mais aussi des médecins volontaires et des étudiants qui viennent passer leurs vacances dans les stations sanitaires.

Ces efforts individuels ont été coordonnés par une puissante société privée, la Croix-Rouge italienne, qui, de concert avec l'État et la commune de Rome, a assumé l'organisation de la campagne antimalarique dans l'Agro romano et dans les Marais Pontins. En 1906, les dépenses se sont élevées à 49 481 francs ; elles ont été couvertes par des subventions de l'État, de la commune (27 000 francs), des œuvres pies et par des souscriptions particulières assez rares d'ailleurs [1]. Dans l'Agro romano, sept ambulances ont fonctionné du 15 juin au 15 novembre avec des médecins, des infirmiers et des voitures de transport. Le service est assez dur pour le médecin qui visite chaque jour, ou au moins un jour sur deux, tous les campements de sa circonscription pour soigner les malades et assurer la prophylaxie par la quinine. Le traitement préventif a été appliqué par la Croix-Rouge, en 1906, à 16 820 personnes : il y a eu 576 cas de

---

1. A première vue on est étonné de voir peu de propriétaires figurer sur les listes de souscription, mais n'oublions pas qu'ils remboursent à la commune la quinine distribuée aux ouvriers qui travaillent sur leurs terres.

fièvre dont 129 cas primitifs et 447 récidives, soit en tout 3,4 pour 100 d'atteints ; les autres cas de maladies diverses se sont élevés à 733. La malaria est donc aujourd'hui extrêmement atténuée grâce aux mesures prises [1]. Cette même année, on installa dans les Marais Pontins, mais seulement à partir du 26 juillet jusqu'au 30 novembre, trois ambulances qui traitèrent préventivement 11 465 personnes ; il y eut 1 294 cas de fièvre, soit 10,6 pour 100 et 686 cas de maladies diverses ; en 1907, la proportion des malariques est tombée à 6,8 pour 100 et, en 1908, à 1,2 pour 100.

Tels sont les moyens employés pour lutter contre la malaria, et tels sont les résultats obtenus. Ils sont entièrement satisfaisants, et l'Italie peut être fière de son œuvre ; elle a remporté une belle victoire sur le mal qui depuis tant de siècles décimait ses enfants et condamnait tant de régions à une misère dont on ne prévoyait pas la fin. Il s'est trouvé des hommes de science et de cœur pour étudier le mal avec la ferme volonté de le détruire. Si leur but n'est pas encore pleinement atteint, il est en voie de l'être grâce à l'appui des

[1]. Voici les résultats obtenus d'année en année :

	Années.	Cas de malaria.
Avant la campagne	1900.	31 pour 100
Depuis la campagne	1901.	26 —
—	1902.	20 —
—	1903.	11 —
—	1904.	10 —
Extension de la prophylaxie	1905.	5,1 —
—	1906.	3,4 —
—	1907.	3,2 —
—	1908.	2 —

pouvoirs publics qui, en cette matière, ont parfaitement compris leur rôle et rempli leur devoir, et grâce à la coopération dévouée du corps médical, des associations charitables et de certains patrons intelligents et consciencieux. Une petite élite a ainsi mis en mouvement les organisations privées et publiques et a obtenu l'intervention du législateur, parce que le but qu'elle poursuit répond à une nécessité vivement ressentie et que les moyens qu'elle préconise sont bien adaptés au but à atteindre et à l'état social du pays.

Le principal obstacle qui s'opposait à la mise en culture de la Campagne romaine est aujourd'hui levé. *Le lieu est devenu transformable.* Sera-t-il transformé? Par qui et comment? Autrement dit, la question agraire sera-t-elle résolue dans l'Agro romano? C'est ce qu'il nous faut examiner maintenant.

III. — LES PATRONS RURAUX

Nous avons vu que l'intervention des pouvoirs publics est nécessaire pour la mise en culture de la Campagne romaine; nous avons vu aussi que cette intervention, après avoir jadis opéré par voie de contrainte impérative, a transformé son mode d'action, qu'elle tend aujourd'hui à se borner à assurer les services publics dans la mesure nécessaire au développement du pays, à lever les obstacles qui s'opposent à l'initiative des particuliers et enfin à patronner ceux-ci par des conseils et des encouragements. C'est du moins dans cet esprit que sont appliquées les dernières lois. L'État se cantonne ainsi à peu près dans son rôle normal, l'expérience du passé lui ayant démontré qu'il est inutile qu'il en sorte. Encore devons-nous remarquer que ce patronage des pouvoirs publics n'est justifié que par l'incapacité des patrons naturels qui ne remplissent pas leur fonction ; il devient tout à fait inutile vis-à-vis de propriétaires ou de fermiers capables, et nous verrons plus loin que, dans ce cas, il ne trouve plus à s'exercer.

Améliorer les conditions hygiéniques du pays, assurer la police, aménager les eaux, construire des routes et des écoles sont des façons indirectes de transformer l'Agro romano ; mais la transformation même, la culture intensive du sol ne peut être que l'œuvre des propriétaires. L'opposition d'intérêt entre les particuliers et la société n'est plus aujourd'hui qu'apparente ; c'est un vieux préjugé qui subsiste encore dans certains esprits, mais qui ne répond pas à la réalité. L'exemple de quelques domaines aujourd'hui « bonifiés » le prouve. Il n'en est pas moins vrai que la plupart des propriétaires n'ont pas les capitaux nécessaires pour améliorer leurs terres. L'État y a pourvu en accordant des prêts de faveur à 2 1/2 pour 100 d'intérêt. Ce crédit, suffisant aujourd'hui où la bonification encore à ses débuts marche lentement, ne le sera plus demain si elle s'étend à tout l'Agro romano et se développe rapidement. Il faut donc trouver des capitaux. Mais il faut surtout trouver des hommes pour les mettre en œuvre, c'est-à-dire des patrons. Or, capitaux et patrons sont rares à Rome. La vie urbaine et le luxe extérieur absorbent tous les revenus de la terre et toute l'activité des propriétaires. Les mercanti di campagna sont devenus riches et veulent jouir en ville de leur fortune. Le latifundium à culture extensive ne permet pas la constitution d'une classe de paysans prospères dont l'élite pourrait périodiquement rajeunir les cadres des classes dirigeantes. Au-dessus d'une tourbe de prolétaires misérables et désorganisés, quelques rares propriétaires riches mais absentéistes et insouciants : ce sont là de mauvaises conditions pour le progrès agricole et la transformation de la Campagne romaine.

Cependant des domaines ont été transformés et mis en pleine valeur, mais grâce à des capitaux venus en grande partie de la Haute-Italie et par l'initiative d'agriculteurs lombards ou piémontais. Les propriétaires romains ont consenti à hasarder l'entreprise et à y risquer des capitaux : étant donné le milieu où ils vivent et les idées régnantes au sujet des transformations agricoles dans l'Agro romano, cette hardiesse de leur part est tout à fait méritoire, digne de louanges et d'un excellent exemple, mais il faut reconnaître cependant que la plupart d'entre eux n'ont fait que subir et accepter une impulsion venue du dehors et se prêter à une expérience dont ils n'ont pris ni l'initiative ni la direction.

LES DOMAINES TRANSFORMÉS. — C'est en visitant des domaines transformés et choisis dans des situations et dans des conditions diverses que nous pourrons nous rendre compte de la façon dont peut être résolu le problème de l'Agro romano.

Nous commencerons notre enquête par un des domaines les plus anciennement mis en valeur. *L'abbaye des Trois-Fontaines* est bien connue : située dans un petit vallon au Sud de Rome, à trois kilomètres au delà de Saint-Paul-hors-les-Murs, elle est signalée par les plantations d'eucalyptus qui l'entourent et qui l'ont rendue célèbre. On attribuait jadis à cet arbre des vertus merveilleuses contre le paludisme ; on prétendait que ses émanations assainissaient l'air. En réalité, l'eucalyptus n'a aucune action contre la malaria ; il favorise même, comme tous les arbres, la multiplication des moustiques, mais cependant par sa végétation, son feuillage permanent et sa croissance extraordinairement rapide, il évapore beaucoup d'eau et peut de cette façon assainir le sol. Quoi qu'il en soit, la légende de l'eucalyptus a vécu et personne n'en plante plus, si ce n'est comme arbre d'ornement, car son bois filandreux et tordu est détestable et très difficile à fendre.

Les Trappistes français sont venus s'établir aux Trois-Fontaines en 1866 ; ils ne possédaient alors autour du couvent que le vol du chapon. Les terres voisines qui appartenaient à des religieuses du Saint-Sacrement furent confisquées par l'État italien vers 1873. Les Trappistes les prirent en emphytéose et au bout de trois ou quatre ans rachetèrent leur redevance et devinrent propriétaires définitifs. Ils n'ont jamais accepté aucun plan de bonification élaboré par les commissions gouvernementales mais leur domaine n'en est pas moins en pleine valeur. Vers 1882, on fit aux Trois-Fontaines l'essai de la main-d'œuvre pénale pour la culture ; on dépensa 150 000 francs pour la construction d'un bagne qui sert aujourd'hui de magasin, car la malaria qui décimait forçats et gardiens, comme elle décimait les moines, obligea à renoncer à ce système. Aujourd'hui, avec les progrès de la culture, la malaria a disparu : seuls quelques ouvriers adventices sont parfois atteints, mais peu gravement [1].

Le domaine compte 475 hectares dont la moitié est en culture intensive ; le reste est boisé ou en pâturage loué. Il y a 20 hectares de vignes et 30 hectares de tabac [2]. Après la récolte du tabac on loue pour 300 francs l'hectare, de septembre à mars, le terrain à des jardiniers qui y cultivent des navets. Cette culture ne peut se faire naturellement que dans les fonds fertiles et bien fumés. On loue de même des terrains pour la culture des artichauts, des melons et d'autres légumes. On fait beaucoup de luzerne, car la vacherie compte 130 vaches suisses [3] dont le lait (1 000 litres par jour) est vendu aux communautés religieuses de Rome. Peut-être la culture pourrait-elle être étendue davantage, mais elle est aussi intensive que possible : elle est caractérisée par les productions maraîchère et laitière, ce qui

---

1. En 1785, M⁅ʳ⁆ Cacherano avait déjà proposé d'installer dans la Campagne romaine des condamnés « non pour crimes infamants, vols et autres délits atroces, mais pour blessures, meurtres en rixe, ou pour cause de passion ou d'honneur, contrebande, viol, séduction, etc... ceux qui ont fui leurs créanciers ».

2. On estime que la culture du tabac rapporte net 600 francs l'hectare.

3. Rendues aux Trois-Fontaines, elles reviennent en moyenne à 900 francs l'une.

s'explique facilement par le voisinage de Rome.

La main-d'œuvre comprend, outre les moines et les frères, 40 familles d'ouvriers permanents, qui sont réparties entre quatre ou cinq maisons disséminées sur la propriété, et reçoivent gratuitement le logement, le bois et les médicaments. En été, on emploie une centaine d'ouvriers temporaires qui sont engagés à la semaine directement par le premier commis sur la place Montanara à Rome. Ils sont logés dans un grand bâtiment fermé où on installe un couchage de paille. A l'entrée de l'abbaye se trouve une école entretenue par les Trappistes et dirigée par deux institutrices laïques qui font aussi office d'infirmières.

Si l'exploitation des Trois-Fontaines est un exemple intéressant au point de vue technique, c'est un exemple qui ne prouve rien au point de vue économique à cause du caractère spécial des propriétaires. Cependant les Trappistes ont été des initiateurs ; ils ont réussi à une époque où personne n'avait tenté de cultiver l'Agro romano. La malaria a fait parmi eux de nombreuses victimes ; mais au prix de ces sacrifices ils ont démontré que la Campagne romaine pouvait être mise en valeur et assainie par la culture. C'est ce qui donne à leur œuvre de précurseurs une haute portée sociale et lui a imprimé le caractère d'une entreprise d'intérêt général. Fort heureusement les conditions sanitaires sont maintenant changées et, si les Trappistes ont été les premiers colonisateurs, ils ne sont plus les seuls.

Le *domaine de Bocca di Leone*, situé dans un fond fertile à quelques kilomètres de Rome dans la direction de Tivoli, appartenait jadis au cardinal del Drago. Il fut exproprié en 1891 en vertu de la loi de 1883, et revendu ensuite aux enchères. Sa superficie était de 61 hectares, la mise à prix calculée d'après le prix d'achat fut fixée à 107 320 francs, soit 1 750 francs l'hectare, ce qui indique bien de quelle qualité sont les terres ; le prix d'adjudication monta à 130 000 francs. Les obligations imposées à l'acquéreur n'étant pas remplies, le domaine retourna à l'État qui, en 1896, le revendit 153 376 francs, soit 2 500 francs l'hectare. Le paiement est échelonné sur 28 années ; pendant les quatre premières, l'acquéreur paie seulement un intérêt de 4 pour 100, puis ensuite des annuités de 6,4 pour 100. Les terrains sont fertiles et il y a des eaux souterraines pouvant servir à l'irrigation.

Le plan de la commission de bonification impose les obligations suivantes :

1° Écoulement des eaux ; aménagement des sources ; creusement de fossés divisant le terrain en tènements de 2 hectares au plus ;

2° Culture de 20 hectares en prairies artificielles et de 20 hectares en céréales et plantes sarclées ;

3° Réparation des chemins suivant des prescriptions minutieuses ;

4° Restauration des bâtiments et aménagement d'établics, magasins et logements ;

5° Entretien de 20 bêtes bovines ; construction de fumières et de fosses à purin ;

6° Adduction d'eau potable ;

7° Plantation d'arbres forestiers et fruitiers.

La propriété avait été achetée par une société dirigée par un Milanais ; à sa mort, en 1900, il y eut une liquidation et partage du domaine dont 33 hectares furent attribués à M. Gaetano Presutti, originaire des environs d'Aquila dans les Abruzzes.

L'eau est bien une des richesses de cette ferme, mais elle donne beaucoup de soucis au propriétaire. Par suite de la constitution géologique de l'Agro romano, il y a des sources qui jaillissent verticalement et qu'il faut drainer une à une à leur point de sortie : des fossés ou un drainage général ne suffisent pas. C'est donc là un travail difficile, long et coûteux et qui cause beaucoup de déboires. Tous les travaux de terrassement, d'aménagement des eaux sont faits par des ouvriers venus de la province d'Aquila.

Sur des terres irrigables à proximité d'une grande ville la production de fourrages en vue de la vente du lait est tout indiquée ; aussi est-ce la spécialisation adoptée par le propriétaire qui exploite lui-même avec l'aide d'un régisseur ; il habite Rome, mais vient chaque jour sur sa ferme. Grâce à la fertilité du sol et aux fumures abondantes, on obtient à l'hectare les rendements suivants : froment de 1 500 à 2 500 kilogrammes ; avoine : 2 800 à 3 000 kilogrammes ; maïs : 5 000 kilogrammes ; betteraves à sucre : 30 000 kilogrammes en colline et 60 000 kilogrammes dans les fonds ; betteraves fourragères : 120 000 kilogrammes. On vise naturellement à obtenir des produits pouvant être consommés par les vaches laitières : outre les plantes sarclées, il y a des *marcite* (prairies irriguées en hiver d'après le système lombard) qui donnent dix coupes de 12 000 kilogrammes de fourrage vert chacune ; des luzernières donnant six coupes à 15 000 kilogrammes et des trèfles fournissant aussi six coupes à 14 000 kilogrammes de fourrage vert. En mai et juin, on fait du foin qui est conservé en silos. En hiver on obtient des fourrages avec de l'avoine, de l'orge, des fèves, des raves, du trèfle incarnat.

Les premières vaches suisses furent atteintes d'hématurie à cause de la nature marécageuse des pâturages. M. Presutti les vendit toutes et en racheta d'autres en Suisse et en Lombardie ; il fait aussi de l'élevage. En 1902, son étable comptait 58 bêtes dont 49 vaches ; elle renferme maintenant 60 laitières, une vingtaine de génisses et des bœufs de travail. Avec un mélange de foin et de fourrage vert il obtient en moyenne 2 900 litres de lait par tête et par an ; étant donné le climat, c'est un résultat des plus satisfaisants.

A Bocca di Leone on trouve la culture maraîchère conduite d'après le même système qu'aux Trois-Fontaines. Le propriétaire prépare le terrain et le donne à des ouvriers qui font une culture et paient un prix de ferme déterminé. La nature du travail et du produit explique parfaitement ce mode d'exploitation : la culture des légumes exige beaucoup de main-d'œuvre et beaucoup de soins ; il est bon que l'ouvrier y soit directement intéressé ; d'autre part, la vente se fait au jour le jour et au détail ; il est difficile au chef d'une grande exploitation qui n'est pas spécialisé dans cette production de s'en occuper et de contrôler ses vendeurs ; le fermage est alors la solution la plus simple. Le contrat ne dure que le temps d'une culture, car on ne pratique pas ici l'horticulture intensive sur espace restreint comme dans les environs de Paris ou dans certains districts de la Hollande. Le jardinier a l'avantage de recevoir chaque fois un terrain frais, relativement reposé, et le propriétaire y trouve celui de faire donner à sa terre des façons multiples qui nettoient et ameublissent le sol. On voit aussi à Boccaleone un enclos planté en vigne à la mode du Suburbio.

Jadis, un seul gardien demeurait sur le domaine ; aujourd'hui, vingt chefs de famille y sont occupés toute l'année et y vivent avec leurs femmes et leurs enfants ; ceux-ci et celles-là ne sont pas sans apporter quelque trouble dans la ferme et sans causer parfois des embarras au propriétaire. Mais ce dernier peut choisir ses ouvriers, car le domaine est très recherché à cause de sa salubrité, du voisinage de Rome et des commodités qu'il offre pour l'école et l'alimentation.

Il faut noter que le propriétaire qui travaille activement et constamment à l'amélioration de son domaine n'a pas suivi le plan qui lui était imposé, car, à l'usage, il a reconnu que l'application en était impossible, et l'exécution seule apprend quelles modifications sont nécessaires. C'est là le reproche le plus sérieux qu'on puisse adresser à ces plans administratifs dressés à l'avance par des fonctionnaires qui connaissent peut-être bien les conditions générales de l'Agro romano, mais ne possèdent pas l'expérience et la pratique de chaque domaine en particulier. Qui la possède d'ailleurs? Assurément pas les propriétaires, et pas davantage les mercanti di campagna. Il faut rendre cette justice à la commission de vigilance, qu'elle est assez libérale dans l'exécution et qu'elle ne tracasse pas les propriétaires qui bonifient réellement et intelligemment. En pareille matière, la fin justifie les moyens.

A quelque distance de Boccaleone se trouve *le domaine de la Cervelletta*. Ici, nous rencontrons non pas la contrainte et l'intervention des pouvoirs publics, mais une initiative lombarde comprise, encouragée et soutenue par un propriétaire romain. Un agriculteur de Melegnano, M. Monti, trouvant qu'en Lombardie les prix de ferme étaient trop élevés et entendant parler de la bonification de l'Agro romano, fit un jour le voyage de Rome, visita la campagne et en particulier le domaine de la Cervelletta qui était à louer. Il pensa qu'il y avait là quelque chose à faire et proposa au propriétaire, le duc Salviati, de le lui affermer à condition d'y faire, à frais communs, 12 hectares de bonification. Le résultat ayant été satisfaisant, le propriétaire accepta d'étendre les améliorations à toute la superficie transformable, c'est-à-dire à environ la moitié du domaine qui compte 315 hectares. Les travaux de bonification proprement dite ont été terminés en 1908. A l'époque où les fermiers se sont installés il n'avait pas encore été établi de plan de bonification pour la Cervelletta ; aussi n'ont-ils eu à subir aucune influence administrative: leur exploitation a, au contraire, servi de modèle. Elle est actuellement dirigée par les deux associés, M. Monti fils, qui a fait ses études d'agriculture et d'art vétérinaire à Milan et qui s'occupe plus spécialement du bétail, et M. Bonfichi qui dirige les cultures. Ils paient 35 000 francs de ferme et n'estiment pas avoir fait une mauvaise affaire, quoique le bail de dix-huit ans soit trop court pour leur permettre de retirer pleinement le fruit de leur travail et des capitaux qu'ils ont engagés.

La partie du domaine non transformée est sous-louée à un pasteur d'Aquila qui y entretient 1 500 brebis. Le reste est organisé en vue de la production du lait. La Cervelletta a été la première vacherie de l'Agro romano. Il y a 10 hectares de *marcite* irriguées avec de l'eau de source à 12°, ce qui favorise la végétation d'hiver et permet de couper du fourrage vert même en janvier. Il y a aussi des prairies ordinaires naturelles et artificielles et des cultures sarclées : betteraves, raves, pommes de terre. Le propriétaire a exigé la plantation de 2 hectares de vigne, mais, comme les fermiers n'y entendent rien, ils en abandonnent l'exploitation à des colons. C'est aussi à cinq familles de colons qu'est confiée la culture du blé moyennant redevance de la moitié du produit. Quatre hectares environ sont consacrés à la culture maraîchère faite par des colons qui sont aussi chargés de vendre les légumes ; les fermiers contrôlent sommairement, ils ne se laissent pas détourner par ces détails de leur spéculation principale qui est la production du lait.

Il y avait jadis à la Cervelletta 30 têtes de gros

bétail ; il y en a aujourd'hui 200, dont 150 vaches laitières produisant par jour, suivant la saison, de 600 à 1 200 litres de lait livré à un marchand en gros. En 1899, sur 50 vaches, 25 périrent de la malaria ; sur les conseils du Prof. Celli, on tint les animaux enfermés à l'étable à l'abri des moustiques et le reste du troupeau fut sauvé. On récolte à la Cervelletta un excédent de fourrages qui est actuellement vendu, mais qui, avec les produits de la culture plus abondants chaque année grâce aux engrais chimiques, permettrait de nourrir jusqu'à 300 vaches laitières ; aussi va-t-on construire deux nouvelles étables.

Le personnel fixe est composé de 7 vachers, 6 bouviers, 6 charretiers, 2 campieri [1], 2 faucheurs et 10 ouvriers pour les besoins divers. Il y a peu d'ouvriers temporaires et ils sont en rapport direct avec les patrons qui ont supprimé l'intermédiaire des caporaux. En s'installant à la Cervelletta, les fermiers ont amené avec eux 25 familles lombardes aujourd'hui réduites à une dizaine. A la tête des différents services sont des Lombards ; pour les déterminer à venir ici il a fallu leur offrir des salaires assez élevés, mais ce sont des gens sûrs et travailleurs. Quelques-uns ont épousé des jeunes filles du pays et on remarque qu'ils dressent leurs femmes à l'ordre et à la propreté. Les salariés fixes sont payés au mois, logés dans des bâtiments neufs et ont la jouissance d'un petit jardin qu'ils cultivent bien. L'habitation est confortable, propre et bien tenue : c'est un étrange

---

1. Ouvriers chargés de régler les irrigations.

contraste avec les huttes du voisinage dans lesquelles logent les familles de colons. En même temps qu'un personnel lombard, les fermiers ont aussi importé des méthodes de culture et des instruments en usage en Lombardie.

Les domaines que nous venons de visiter ont ceci de particulier qu'ils se trouvent dans le voisinage immédiat de Rome, dans la zone de bonification, et qu'ils sont d'une étendue relativement restreinte. Il nous faut aller plus loin pour observer le cas de la mise en valeur d'un latifundium typique de l'Agro romano.

Le *domaine de Pantano* qui occupe l'emplacement de l'ancien lac Régille, fameux dans l'histoire par la victoire des Romains sur les Latins, est situé dans la commune de Monte Compatri[1], à 20 kilomètres de Rome, sur la via Casilina. Un matin de mars, nous partons des environs de Sainte-Marie-Majeure sur la voiture du laitier. C'est un mode de transport peu confortable, mais assez pittoresque. Le laitier est le grand commissionnaire sur les routes de la Campagne romaine ; aussi nous arrêtons-nous à chaque porte tant que nous n'avons pas dépassé le Suburbio ; au delà nous ne rencontrons qu'une osteria et le casale de Torre Nuova[2]. La pluie qui se met à tomber nous fait déployer le grand parapluie dont est pourvue chaque voiture à Rome et, après avoir été cahotés pendant trois heures, au petit trot de trois

1. Au point de vue administratif, et au sens étroit du mot, Pantano ne se trouve donc pas dans l'Agro romano qui correspond au territoire de la commune de Rome.

2. *Osteria* : auberge, cabaret ; *casale* : maison de ferme.

mulets, sur les pavés de la via Casilina, nous arrivons à Pantano.

Le domaine dont le nom caractéristique signifie marais compte 2 000 hectares et appartient au prince Scipion Borghèse, le député et le sportsman bien connu. Celui-ci, voulant transformer sa propriété, chercha un fermier en Lombardie, il trouva les frères Gibelli qui constituèrent pour l'exploitation du domaine la *Société agricole lombardo-latiale* en commandite simple au capital de 600 000 francs. C'est un cas assez fréquent dans la mise en valeur des latifundia que l'entrée en scène d'une société de capitalistes. Ainsi la *Société latiale agricole* a été fondée en juin 1906 au capital de 1 200 000 francs par des Milanais et des Romains en vue de l'exploitation des domaines de Zambra et de Campo di Marc situés près de Palo sur la ligne de Civitavecchia et comptant ensemble un millier d'hectares : il y a à exécuter de grands travaux hydrauliques. L'*Istituto di Fondi rustici,* société anonyme au capital de 25 millions, possède dans la Maremme toscane et dans les provinces méridionales d'immenses domaines qu'il met en culture.

Bien que Pantano soit en dehors de la zone de bonification, le propriétaire avait fait établir un plan d'améliorations d'après lequel les terrains étaient divisés en quatre catégories. Sur les terrains irrigables on devait faire des *marcite* ; sur les terres profondes mais non irrigables, des cultures et des prairies artificielles ; sur les collines à sol profond on devait faire des cultures arborescentes et les collines à sol maigre devaient rester en pâturage. Les dépenses prévues s'élevaient à 433 905 francs [1]. Ici, comme ailleurs, si on a suivi les grandes lignes du plan, imposées du reste par le bons sens et les conditions du lieu, on en a complètement négligé les détails. Il est permis de se demander alors de quelle utilité sont les plans de bonification ; la marche à suivre est indiquée par le but à atteindre, et un fermier intelligent et instruit saura aussi bien qu'un fonctionnaire dans quel sens il doit orienter son exploitation ; quant aux prescriptions de détail, elles sont souvent inapplicables par suite de difficultés imprévues que révèlent les travaux, et le cultivateur, aidé des conseils des techniciens, est le meilleur juge des moyens à employer pour y parer. Si, d'autre part, propriétaire et fermier veulent maintenir le *statu quo*, l'expérience a démontré que ce n'était pas l'existence d'un plan de bonification qui pouvait triompher de leur inertie.

Le bail de Pantano a une durée de vingt ans. Les fermiers s'engagent à cultiver rationnellement, à fumer les terres et à entretenir 200 bêtes à cornes la première année, 300 la troisième et 600 la sixième. Le prix de ferme est fixé à 116 000 francs. Les améliorations sont faites avec l'autorisation du propriétaire et à ses frais, mais d'après des prévisions générales acceptées par les deux par-

1. Assainissement et irrigations.. . . . . 76 700 francs.
Aménagement des bâtiments existants. . 23 680 —
Nouvelles constructions.. . . . . . . 227 525 —
Constructions pour les vignes. . . . . 61 100 —
Routes et clôtures.. . . . . 44 900 —

ties. Le propriétaire donne la première année 58 000 francs pour constructions et aménagements de bâtiments et, chaque année suivante, il met 18 000 francs à la disposition des fermiers pour les améliorations et les constructions nécessaires. Si, à la fin du bail, les fermiers ont dépensé en améliorations plus de 382 000 francs le surplus ne leur sera remboursé que jusqu'à concurrence de 20 000 francs. Ils doivent faire pour 60 000 francs de plantations d'arbres fruitiers dont on ne leur remboursera que la moitié. Ils doivent aussi planter chaque année 4 000 arbres ou têtards le long des chemins et des fossés, et cela sans compensation. Pour les chemins, le propriétaire verse une contribution forfaitaire par mètre courant. Les fermiers s'obligent à planter 30 hectares de vignes et peuvent aller jusqu'à 80 hectares, mais n'ont droit à aucune indemnité. D'après l'article 31, ils « doivent traiter avec humanité et justice leurs subordonnés et tendre à leur amélioration morale et matérielle. Les dimanches et jours de fête, ils devront faire dire la messe à leurs frais dans l'église du domaine ».

Le bail lui-même subit dans son application quelques modifications ; il ne peut en être autrement quand il s'agit d'une entreprise toute nouvelle dont les gens les plus expérimentés ne sauraient prévoir à l'avance tous les détails et toutes les difficultés. Si les fermiers doivent faire tous leurs efforts pour résoudre ces difficultés, les propriétaires doivent, de leur côté, en tenir compte afin de ne pas décourager les bonnes volontés hardies et les initiatives fécondes. Le fermage, dans les conditions actuelles de l'Agro romano, présente donc des caractères un peu particuliers. Quelle que soit la nature juridique du contrat, la force des choses impose une sorte de collaboration entre les propriétaires et les fermiers. Le contrat de fermage en lui-même n'est pas adapté à une transformation du sol aussi radicale que celle qui doit s'opérer dans la Campagne romaine. C'est l'incompétence seule des propriétaires qui les oblige à y avoir recours, mais les règles habituelles du fermage, bien adaptées aux pays d'agriculture ancienne et perfectionnée, ne trouvent plus ici leur application stricte et doivent se modifier suivant les conditions locales.

Les frères Gibelli sont arrivés à Pantano en 1903. Dès le début, ils ont entrepris l'assainissement du domaine au moyen de fossés et de drainages. Le lac de Gabies qui comprend 80 hectares a été mis en culture en deux ans : les fossés sont bordés de saules taillés en têtards qui poussent avec une remarquable vigueur. Jusqu'à présent, la rotation adoptée est la suivante : maïs, froment, avoine, puis prairie artificielle. Il y a environ 250 hectares de blé, autant d'avoine et une soixantaine d'hectares de maïs. Les céréales sont cultivées partie en régie, partie en colonage au tiers ou à la moitié, suivant la fertilité du sol. Le lac Régille est déjà partiellement drainé : ici, comme à Bocca di Leone, on rencontre des sources verticales qui compliquent l'opération, mais le terrain est frais et l'abondance des eaux permettra d'organiser l'irrigation sur une partie du domaine.

Le bétail est donc appelé à jouer un rôle important dans l'exploitation. Actuellement, il y a 150 vaches suisses et hollandaises et une cinquantaine de jeunes bêtes, logées dans une vacherie neuve, très aérée, dont la construction légère est bien en rapport avec le climat du pays. La paille très abondante permet de fumer copieusement les terres à céréales. Outre les chevaux de service et les bœufs de travail, il y a encore 120 vaches de race romaine qui vivent au pâturage nuit et jour en toute saison. Les vaches suisses et hollandaises ne sortent que pendant le jour et sont nourries fortement à l'étable. Au moment de ma visite 80 vaches en lactation fournissaient 750 litres de lait vendu à un laitier en gros de Rome qui le fait prendre à la ferme deux fois par jour. Rappelons que Pantano est à 20 kilomètres de la ville et qu'il n'y a ni chemin de fer, ni tramway ; deux hommes et douze chevaux sont employés au transport du lait. Le fermier n'a donc pas à se déranger, mais il est un peu à la merci du laitier, et il est impossible à un client de Rome de se fournir directement au producteur. On songe bien, paraît-il, à organiser une coopérative de vente, mais certaines personnes bien informées doutent qu'on réussisse. Le lait des vaches en stabulation est payé, pris sur place, 19 centimes en été et 23 centimes en hiver ; celui des vaches romaines, moins abondant mais plus riche en matières grasses, est payé de 22 à 33 centimes ; le laitier fait des coupages. Ces prix sont très avantageux ; ils indiquent bien dans quel sens il faut présentement orienter l'exploitation du bétail dans la Campagne de Rome.

Les fermiers de Pantano n'ont pas amené d'ouvriers lombards. Ils estiment que les gens du pays travaillent suffisamment bien et sont peut-être plus souples et plus respectueux. Une soixantaine de salariés permanents sont logés dans des maisons et reçoivent un jardin s'ils le désirent. Ils le désirent rarement et faiblement: les jardins que je vois sont incultes et mal tenus: insouciance de la race. A proximité de la ferme on trouve un village de 54 cabanes où vivent environ 500 personnes. Ce sont des émigrants qui descendent de la montagne en octobre et y remontent après la moisson. Ils cultivent des céréales en colonage et travaillent aussi comme journaliers. Il sont embrigadés par des caporaux. Les Gibelli ont voulu supprimer ceux-ci, mais ont dû y revenir, car il ne trouvaient plus d'ouvriers. Une ferme de l'importance de Pantano, isolée moins encore par les distances que par l'absence ou le mauvais état des chemins, doit se suffire à elle-même: aussi y trouvons-nous un forgeron, un charron, un sellier, etc. La population du domaine se procure des denrées alimentaires à la *dispensa* qui est exploitée en régie par les fermiers pour éviter les abus ; mais, au dire des ouvriers, on ne serait pas encore parvenu à les extirper complètement.

Lorsque les Gibelli sont venus s'installer avec leur famille sur la ferme de Pantano, ils ont passé pour fous aux yeux des gens du voisinage. On leur prédisait l'ennui certain et la mort probable à brève échance. Or, depuis six ans qu'ils sont là, ils n'ont jamais été malades de la fièvre. Il est vrai que Pantano, jadis un des endroits les plus malariques du pays, ne l'est plus guère grâce à l'assainissement et au traitement préventif par la quinine[1]. Parfois quelques ouvriers sont atteints, ordinairement après des libations excessives. Quant à l'ennui, les hommes ont trop à faire pour l'éprouver, et les femmes habituées à vivre à la campagne savent se suffire à elles-mêmes. Une jeune fille consacre plusieurs heures chaque jour à faire la classe aux enfants ; aussi la tâche des instituteurs qui viennent le dimanche à Pantano est-elle très facilitée[2]. On a aussi organisé une école du soir, dotée d'une bibliothèque par un généreux donateur qui, par malheur, ne semble pas en avoir choisi très judicieusement les volumes : *la Divine Comédie, la Jérusalem délivrée*, des ouvrages de Tolstoï et de philosophes allemands !

Ce qui fait la supériorité et le succès des Lombards apparaît ici clairement : c'est *l'aptitude à la vie rurale et à l'isolement sur une ferme*. Cela leur permet d'utiliser pleinement leur intelligence et leurs connaissances techniques ; ils ne craignent pas de se lancer dans une entreprise nouvelle, car ils la dirigent eux-mêmes, en suivent tous les détails et en restent maîtres. Tandis

---

1. Dans le contrat intervenu entre la commune de Monte Compatri et son médecin Pantano est exclu du service de ce dernier parce que c'est un endroit éloigné et malarique ! A force d'instances, le médecin consent cependant à venir, mais il faut lui envoyer un cheval la veille et le reconduire. En été, on a heureusement à Torre Nuova une station de la Croix-Rouge dont le médecin vient tous les deux jours.

2. Pour l'école du dimanche, les fermiers ont construit une grande hutte à proximité du village de cabanes.

que le fermier romain cherche le mode d'exploitation qui exige le moins de surveillance de sa part, ils recherchent, au contraire, le mode d'exploitation qui donne le plus de bénéfices ; peu importe si l'œil du maître est nécessaire : ils sont là pour veiller à tout.

Il est quelquefois impossible au fermier de résider sur sa ferme faute de maison. C'est le cas du *domaine de la Seya,* situé dans les Marais Pontins, à 13 kilomètres au Nord de Terracine. C'est une propriété de 350 hectares appartenant à la commune. Un Piémontais, M. Carlo Rossi, ayant fréquenté l'école d'agriculture de Pérouse, entreprit un voyage d'études dans la région romaine et eut l'idée d'y prendre une ferme. L'occasion qui s'offrait ici lui parut bonne ou du moins susceptible de le devenir : il signa un bail de douze ans. Les dépenses d'amélioration doivent être approuvées par la commune, ce qui nécessite des négociations et une certaine diplomatie, mais elles seront remboursées en fin de bail. Lorsque M. Rossi entra en jouissance, en novembre 1907, il trouva pour tout bâtiment une mauvaise hutte de branchages ; force lui fut donc de se loger à Terracine, mais cela encore est un problème assez compliqué, car les appartements sont rares et peu confortables : en mars 1909, il était encore campé mais non installé[1]. Il va tous

---

1. Le médecin communal, piémontais lui aussi, est depuis six ans logé provisoirement à l'hôtel avec sa famille : il a dû aménager à ses frais une cuisine et des water-closets. On voit les difficultés tout à fait inattendues qu'on rencontre dans ces pays de vie ralentie. Sur la place de Terracine se dresse une grande mai-

les jours sur sa ferme où il a construit une confortable cabane en planches qui lui sert de bureau et où couche son régisseur; à l'entour il a
planté des arbustes et dessiné un petit jardin
d'agrément. On reconnaît là le vrai rural : jamais
un mercante di campagna n'aurait eu cette pensée. Il a aussi construit une maison renfermant
trois logements pour ses ouvriers, et des cabanes
pour les animaux. Dans l'immense plaine des
Marais Pontins on a bien plus encore que dans
l'Agro romano la sensation de la solitude. La
Sega en est encore à la période du défrichement ;
tous les champs labourés ont été semés en céréales. La rotation sera quadriennale : froment,
avoine, et prairie artificielle pour fourrage puis
pour graine. Lorsqu'on aura des fourrages, on
entretiendra du bétail d'élevage et d'engrais,
mais, pour le moment, il n'y a que des bœufs de
travail. Les terrains non défrichés sont sous-loués
à un pasteur de Filettino qui possède des chevaux et des brebis. M. Rossi a un ouvrier lombard et un régisseur ombrien ; les autres salariés
sont venus des environs. Les journaliers sont re-
crutés à Terracine directement par le patron qui,
après deux mois d'expérience, a remercié son
caporal qui exploitait les ouvriers.

Tandis que les ouvriers piémontais et lombards
cherchent du travail à l'étranger, et émigrent
temporairement en France, en Suisse et en Alle-

son inachevée depuis vingt-cinq ans, et il y a pénurie de logements ! Terracine pourrait être une station hivernale charmante
s'il y avait un hôtel confortable.

magne, où ils trouvent des capitalistes et des industriels qui ont besoin de bras et qui les font travailler, leurs compatriotes des classes aisées cherchent un emploi productif à leurs capitaux dans les entreprises agricoles de la province de Rome et fournissent des chefs à la colonisation de cette région. L'expansion de la race lombarde se fait donc dans des directions différentes, suivant qu'elle cherche des débouchés à sa main-d'œuvre, ou à ses capitaux et à ses aptitudes patronales.

C'est ainsi que peu à peu, grâce aux capitaux fournis par les régions industrielles et commerçantes du Nord et grâce à l'initiative des Italiens de la plaine du Pô, la Campagne romaine sera mise en valeur. Ce qui paraissait un rêve irréalisable aux Romains devient une réalité par l'œuvre des fermiers de la Haute-Italie. Grâce à leur formation agricole, à leur aptitude à la vie rurale. à l'esprit d'entreprise qu'ils doivent à leur milieu d'origine, ils n'hésitent pas à venir coloniser les solitudes de l'Agro romano et, en prenant leur large part des risques financiers, ils réussissent à entraîner les propriétaires romains ou au moins certains d'entre eux qui consentent à contribuer à la transformation de leurs domaines.

Nous avons vu que les nouvelles fermes semblent avoir tendance à se spécialiser dans la production maraîchère et la production laitière. Cette orientation de l'exploitation ne souffre pas discussion actuellement, étant donné le petit nombre des domaines en culture intensive. Mais on peut se demander si la transformation de tout l'Agro romano peut se faire sur cette base. La question paraît oiseuse ; car, avant que la Campagne romaine soit mise en valeur, bien des facteurs inconnus peuvent modifier la situation économique et obliger les cultivateurs à chercher une autre voie. Les prévisions d'aujourd'hui ont donc les plus grandes chances de se trouver fausses dans dix ans [1].

On objecte que la culture maraîchère ne peut pas prendre un plus grand développement à Rome à cause de la concurrence des jardiniers napolitains favorisés par un climat plus chaud. C'est possible, mais il n'est pas dit que les jardins de Naples suffisent toujours à alimenter Naples et Rome ; certains légumes peuvent être obtenus plus avantageusement à Naples ; d'autres, au contraire, le seront à Rome.

La production du lait peut aussi un jour dépasser les besoins de la consommation. Mais rien ne s'oppose à ce qu'on fasse du beurre, du fromage ou qu'on se livre à l'élevage ou à l'engraissement. D'ailleurs, lorsque toute la Campagne romaine sera en culture intensive, elle sera si différente de ce qu'elle est actuellement qu'il est difficile de prévoir de quelle façon devra s'organiser l'agriculture. Une chose est certaine, c'est qu'elle sera habitée par une population plus nom-

---

1. En 1883, C. Desideri, directeur de l'École pratique d'agriculture de la province de Rome, pronostiquait que l'entretien des brebis et la fabrication du fromage étaient destinés à ne plus être d'un bon rapport (*Bonificamento agrario della Campagna romana*, p. 70), mais il ne prévoyait pas la reprise des cours sur les laines, ni l'émigration italienne en Argentine qui devait faire monter le prix du *pecorino*.

breuse et plus riche et que, par conséquent, la consommation locale sera plus considérable.

LES EFFETS DE LA COLONISATION. — Nous venons de voir par qui et comment s'opère la transformation de l'Agro romano. Il nous faut maintenant passer en revue les effets sociaux de la colonisation.

Tout d'abord, le *lieu* est radicalement transformé : les eaux sont disciplinées et la steppe fait place aux cultures variées. La conséquence immédiate de cette transformation est un changement dans les conditions hygiéniques du pays : la malaria tend à disparaître.

Les modifications apportées au *travail* sont profondes et durables : l'art pastoral est remplacé par la culture intensive. Celle-ci, il est vrai, a pour but principal l'entretien du bétail, mais ce bétail n'est pas le même : la vache remplace la brebis et les moyens mis en œuvre pour son exploitation diffèrent totalement de ceux qui sont en usage chez les pasteurs transhumants. Non seulement le *mode de travail* est changé et son *objet* modifié, mais l'*outillage* est devenu plus compliqué et plus coûteux et son emploi exige des aptitudes que les anciens guitti ne possèdent pas toujours[1]. Quant à l'*atelier*, il n'a pas subi de modification quoiqu'on puisse entrevoir une tendance à en réduire l'étendue. En fait, comme une

---

1. Un propriétaire me racontait qu'il avait acheté une charrue Sack, mais que ses ouvriers étaient incapables de s'en servir et qu'il n'avait pas pu le leur apprendre ; ils s'obstinent à employer cette charrue perfectionnée comme leur ancien araire virgilien.

partie du sol ne peut être mise en culture et reste en pâturage loué à des pasteurs, les exploitations sont moins grandes que les domaines. L'inconvénient d'une étendue trop considérable est de rendre plus difficiles la direction et la surveillance du patron, qui sont d'autant plus nécessaires que le *personnel* est moins bien dressé. Les ouvriers actuels se recrutent, comme jadis, parmi les montagnards habitués à une culture routinière et peu soignée. Leurs capacités professionnelles sont donc nulles ; ce sont de simples manœuvres qui ne peuvent satisfaire aux exigences de la culture intensive qu'à la condition d'être encadrés ; c'est pourquoi certains fermiers jugent bon d'importer du dehors des chefs de service afin d'assurer la bonne exécution des *opérations* qui deviennent plus compliquées et plus variées. En somme, le travail se fait toujours en grand atelier, mais il est plus intense, plus difficile, exige une main-d'œuvre plus nombreuse et une direction plus habile.

La *propriété* n'est jusqu'ici modifiée en rien par l'introduction de la culture intensive qui est parfaitement compatible avec la grande propriété[1]. On peut cependant constater une légère modification dans le *mode de possession* du sol : le fermage actuel implique au profit du fermier une appropriation temporaire plus complète et des baux de plus longue durée. C'est une conséquence

---

1. Il ne faut pas confondre *grande propriété* et *latifundium*. Nous avons défini le latifundium : très grande propriété à exploitation extensive.

nécessaire du travail intensif. Dans la *composi-tions des biens* les bâtiments et les plantations ont une importance relative plus grande. Cependant il ne faut pas oublier que nous sommes encore au début de la mise en culture de l'Agro romano et que, en s'étendant et s'intensifiant, cette trans-formation peut exercer sur la constitution de la propriété des effets variables suivant les régions et qu'il n'est pas possible de prévoir exactement.

La culture intensive a sur le *salaire* une influence heureuse en ce sens que, le personnel permanent des exploitations étant plus nombreux, le salaire devient plus stable. Si sa valeur nominale n'est pas accrue, son pouvoir effectif est augmenté, car il n'est plus, en général, réduit par les retenues des caporaux. Les moyens d'existence de la popula-tion ouvrière sont donc plus nombreux et plus réguliers.

La condition de la *famille ouvrière* est aussi notablement améliorée. En permettant le peuple-ment définitif de l'Agro romano, la culture inten-sive réduit et tend à supprimer cette émigration temporaire de longue durée qui sépare les enfants encore jeunes de leurs parents, et retient le père lui-même loin de sa famille pendant des mois entiers. Les facteurs de désorganisation de la fa-mille que nous avons signalés sont donc ici sup-primés ou atténués. La famille peut rester unie, car elle trouve son travail sur place et l'éducation des enfants en bénéficie, d'autant plus que la ré-sidence stable permet la fréquentation des écoles.

Il est évident que le *mode d'existence* se ressent très directement de la culture intensive. Les ressources régulières permettent une alimentation meilleure et plus abondante, surtout si on cultive un jardin. L'habitation fournie par le fermier est très supérieure non seulement aux huttes de branchages, mais aussi aux sordides maisons de la montagne. Grâce à l'action combinée des pouvoirs publics et des patrons, l'hygiène s'améliore et est en voie de devenir satisfaisante.

La sécurité des moyens d'existence permet de traverser plus facilement les *phases de l'existence*. Certaines perturbations, normales autrefois, telles que maladies et chômages, tendent à devenir exceptionnelles.

La situation de la population ouvrière est donc sensiblement améliorée. Il ne faut pas hésiter à attribuer cette amélioration au *patronage* des fermiers-agriculteurs. Par une direction prévoyante du travail, ils assurent à leurs ouvriers des moyens d'existence suffisants et stables et ainsi les font jouir indirectement des avantages de la propriété et leur permettent de surmonter les crises de l'existence. Ces fermiers sont certainement moins charitables en apparence que bien des propriétaires romains, mais leur action sociale a une efficacité autrement grande pour l'amélioration du sort de leurs semblables. Ils jouent bien ici le rôle de grands patrons que leur abandonnent les propriétaires : à l'anarchie qui caractérise l'Agro romano ils font succéder l'ordre et l'organisation. Leur intelligence directrice coordonne les forces éparses ou antagonistes, et l'outillage fourni par leurs capitaux donne à ces forces le maximum d'effet utile. Au gaspillage

des richesses naturelles succède une utilisation
rationnelle et complète du sol. Une société orga-
nique, productrice et prospère tend à succéder à
une société anarchique, où le travail avait un
rendement faible et où la misère était l'état normal. L'Italie du Nord a fourni à la province de
Rome les chefs qui lui manquaient.

Les patrons ruraux n'ont pas actuellement d'influence directe sur la marche des *services publics*.
Cependant on peut constater qu'ils favorisent le
développement de l'instruction et le fonctionnement des écoles et du service sanitaire. Leur action est surtout indirecte : en augmentant la richesse publique, ils accroissent les ressources
budgétaires de l'État et de la Commune ; en provoquant le peuplement de la Campagne romaine,
ils rendent le besoin des services publics plus sensible.

Enfin, par-dessus tout, ils exercent une influence
éducatrice qui peut avoir pour l'avenir des répercussions lointaines. Aux classes dirigeantes romaines
ils donnent l'exemple du travail et de l'esprit d'entreprise ; à la population ouvrière ils offrent
l'exemple d'un type de patron inconnu ici jusqu'alors, énergique, travailleur, qui s'intéresse
efficacement à ses ouvriers, respecte leur dignité
d'hommes et cherche à favoriser leur perfection-
nement professionnel et moral. Nul doute que
les aptitudes et la capacité des paysans de l'Agro
romano n'augmentent progressivement sous l'influence de leurs nouveaux patrons.

La colonisation et les usages publics. — C'est

donc aux débuts d'une véritable colonisation qu'on assiste actuellement dans la Campagne romaine. C'est une *colonisation en territoire vacant par deux races différentes et subordonnées l'une à l'autre*. La classe supérieure et dirigeante est fournie, en général, par l'Italie du Nord ; la population ouvrière et dirigée provient des montagnes de la Sabine et des Abruzzes. La première est plus dégagée que la seconde de la formation communautaire ; elle a subi l'influence du commerce et de l'industrie et a été en contact avec l'étranger. Elle possède l'esprit d'entreprise et l'aptitude aux affaires. Elle peut donc fournir aux montagnards du midi, sobres, travailleurs et dociles, les chefs qui leur manquent.

Quand je parle de territoire *vacant,* c'est plus exactement territoire *non peuplé* qu'il faudrait dire, car l'Agro romano est très nettement et complètement approprié, et cette appropriation n'est, en fait, contestée par personne. Ceci même est un avantage pour le colonisateur qui ne trouve devant lui que le propriétaire ayant sur le sol des droits bien affirmés et bien définis ; lorsqu'il est d'accord avec lui, il peut ensuite organiser son exploitation à sa guise en toute liberté sans être gêné par le voisinage ni par les usages locaux. Il taille en plein drap. Il règle la quantité de main-d'œuvre d'après ses besoins et choisit librement ses ouvriers. Toute une série de difficultés ayant ordinairement pour cause la présence de la population locale se trouvent écartées.

Il n'en est pas ainsi dans toute la province de Rome. Nous savons que, dans le Viterbois, le pays est parsemé de villages peuplés. Nous savons aussi que les habitants y vivent en grande partie des usages publics grevant les terres des grands domaines. L'incertitude et le démembrement du droit de propriété qui en sont une conséquence paraissent poser un obstacle très sérieux, sinon insurmontable, à la colonisation par des agriculteurs étrangers. Comme je demandais à un fermier lombard de la Campagne romaine s'il existait des *usi civici* sur son domaine : « Heureusement non, me répondit-il ; s'il y en avait eu, je ne l'aurais pas affermé, car avec les *usi civici* on n'est pas maître chez soi et il n'y a pas de culture possible. » On comprend très bien que des étrangers n'aillent pas au-devant de difficultés épineuses, souvent imprévues, qu'ils comprennent mal, car elles dérivent d'un état social qui n'est pas le leur, et qu'ils ne veuillent pas entamer avec la population des luttes qui ménagent d'étranges surprises et qui tourneraient souvent à leur détriment à cause de leur inexpérience du pays, ce qui compromettrait irrémédiablement leur entreprise agricole.

La région peuplée de la province de Rome, qui semble de prime abord se trouver dans des conditions plus favorables que l'Agro romano, est donc en réalité dans une situation désavantageuse, puisque la présence d'une population stable soulève un problème que ne se soucie pas d'aborder l'élément colonisateur de la Campagne romaine.

La question agraire restera-t-elle donc insoluble pour le Viterbois ? Il est bien probable que,

dans cette région, la solution sera plus lente à
venir que dans l'Agro romano, mais on peut en
entrevoir plusieurs. D'abord, sur les ruines du
latifundium peut se constituer le domaine collectif, qui restera tel ou évoluera vers la petite propriété, mais qui, de toute manière, amènera une
augmentation de la production. L'affranchissement peut aussi libérer le latifundium en tout ou
en partie des usages publics. Lorsque la question
du droit de propriété sera bien éclaircie et définitivement tranchée, la cause qui tient éloigné
l'agriculteur lombard n'existant plus, il pourra
venir transformer cette région et la mettre en
culture intensive par les mêmes procédés qu'il
emploie actuellement dans l'Agro romano. Cette
transformation résoudrait la question agraire en
offrant à la population des occasions de travail et
en lui procurant des moyens d'existence suffisants
par l'accroissement de la production agricole.
Les paysans n'auraient donc aucun prétexte pour
renouveler des revendications agraires préalable-
ment jugées d'ailleurs. Propriétaires et fermiers
seraient alors autorisés à invoquer la force pour
protéger un droit de propriété nécessaire à l'exercice de la culture intensive : leur intérêt privé
serait désormais d'accord avec l'intérêt social.
Enfin il n'est même pas besoin de supposer l'immigration lombarde pour opérer la mise en valeur du Viterbois. On peut espérer que l'exemple
des Italiens du Nord portera ses fruits et que les
futures générations romaines effectueront leur
retour à la terre. Les latifundistes peuvent parfaitement, dans un avenir plus ou moins proche,

entreprendre directement ou indirectement la transformation de leurs terres et faire, avec des moyens appropriés aux conditions locales, ce que font aujourd'hui les agriculteurs étrangers dans la Campagne romaine.

Toutefois, dans les circonstances présentes, étant donné les difficultés spéciales que présente l'établissement en territoire peuplé des fermiers cisalpins dans la province de Rome, on peut considérer que le territoire colonisable se réduit à l'Agro romano et aux Marais Pontins.

En résumé, la bonification qui se heurtait jadis à un préjugé, à de mauvaises conditions hygiéniques, au manque de capitaux et de patrons paraît aujourd'hui en bonne voie. Grâce à l'intervention des pouvoirs publics et au concours des initiatives privées, la malaria est victorieusement combattue et lorsque des patrons capables surviennent, des capitaux suffisants se trouvent soit avec l'aide de l'État, soit à Rome même, soit dans l'Italie septentrionale et, du même coup, le préjugé que l'intérêt économique des propriétaires exige le maintien de l'ancien système d'exploitation disparaît devant le succès des agriculteurs lombards. Ce qui manquait surtout à l'agriculture de la province de Rome, c'étaient des chefs ; ces chefs se sont trouvés, mais ils viennent d'un autre pays et appartiennent à une formation sociale différente.

CHAPITRE VI

LA SOLUTION DE LA QUESTION AGRAIRE

Après avoir constaté que la question agraire se pose dans la province de Rome depuis près de 2500 ans, nous avons recherché les causes de la crise actuelle. Cette crise est due à un manque d'équilibre entre les besoins de la population et les moyens d'existence qui lui sont offerts par l'agriculture, à une insuffisance de la production agricole provenant de mauvaises méthodes de travail. Nous avons pu considérer le latifundium à exploitation extensive comme la cause apparente et immédiate de cette crise parce qu'il est un obstacle aux transformations indispensables pour mettre l'organisation du travail et de la propriété en harmonie avec les nécessités actuelles. Cette crise se trouve aggravée par l'état social qui se présente à l'observateur dans une période de transition et par la formation sociale originaire de la race qui lui rend difficile l'adaptation à la vie moderne.

Nous assistons, en effet, dans les environs de Rome à la lutte entre la propriété collective basée sur le travail extensif des âges passés et la pro-

priété privée rendue nécessaire par le travail intensif qui s'impose pour l'avenir. Des conflits
surgissent entre propriétaires et paysans parce que
les uns et les autres ne suivent pas l'évolution
sociale du même pas et ne s'y adaptent qu'impar-
faitement. Les premiers subissent plus aisément
et plus rapidement les influences étrangères et
tendent à adopter l'organisation privée de la propriété mais dans ses apparences plutôt que dans
ses réalités. Ils oublient que la propriété privée
est conditionnée par l'exploitation intensive du
sol, qui seule en justifie l'appropriation exclusive.
Ils se réclament d'un droit, mais sans assumer
complètement les devoirs qui en sont corrélatifs.
Ils trouvent d'ailleurs un obstacle à la culture intensive dans l'attitude des paysans qui, plus fer-
més aux influences du dehors, plus traditionnels
et peut-être plus routiniers, entendent maintenir
les anciennes méthodes de travail et, par réaction
contre les prétentions des propriétaires, tendent à
accentuer la forme de propriété collective. Ils s'y
cramponnent désespérément parce que, de même
que les latifundistes se montrent incapables de
prendre énergiquement et efficacement l'initiative
et la direction des transformations agricoles, ils
sont, eux, incapables d'abandonner leurs vieilles
habitudes et de se plier à un mode de travail intense et progressiste. Cette inaptitude à l'adaptation
est la conséquence de la formation communautaire qui étouffe les énergies individuelles et in-
cline à la médiocrité insouciante ; elle a pour résultat un malaise qui se manifeste par des troubles
et des désordres.

Cependant force est bien de sortir de la situation actuelle qui amène des souffrances et qui, en se prolongeant, ne fait que s'aggraver. Il faut que les méthodes de travail s'intensifient et que l'organisation de la propriété subisse les modifications correspondantes. Pour cela, il faut que le type social se transforme. Cette transformation inéluctable ne saurait commencer par la masse qui, en raison même de ses origines communautaires, est apathique et dépourvue d'initiative. Elle doit commencer par l'élite, plus accessible aux influences extérieures, plus facile à mettre en mouvement, et qui seule peut entreprendre et faire aboutir l'œuvre de réforme. Les patrons ruraux ont l'intelligence et la science qui permettent de découvrir les causes du malaise actuel et de discerner les remèdes à appliquer et la voie à suivre pour opérer l'évolution nécessaire. C'est à eux qu'appartient la direction du travail qui leur donne le pouvoir de réaliser les transformations agricoles et ils disposent des capitaux qui les rendent possibles. Détenant en fait les moyens d'existence de la population ils possèdent le vrai pouvoir social et sont maîtres de l'avenir. Leurs actes ont des répercussions lointaines dans le temps et dans l'espace; leur responsabilité est immense comme leur influence, mais leur action n'est durable et bienfaisante que si elle s'adapte aux nécessités sociales. Or l'élite seule des patrons ruraux a conscience du présent et est capable de préparer l'avenir.

C'est pourquoi on peut prévoir l'élimination du type actuel du propriétaire romain qui devra se transformer ou disparaître. Si les propriétaires ne savent pas prendre l'initiative de l'évolution, ils seront rendus responsables de la crise et supprimés. Leur suppression pourra être légale par voie d'expropriation au profit des domaines collectifs, ou révolutionnaire par le soulèvement des prolétaires ruraux. Elle pourra résulter aussi du simple jeu des lois économiques par suite de la concurrence de patrons plus capables qui, mieux adaptés aux conditions actuelles, évinceront progressivement les anciens propriétaires. *La question agraire trouverait ainsi sa solution dans l'initiative privée, tandis que, jusqu'à ce jour, les mesures violentes et les interventions des pouvoirs publics se sont montrées inefficaces.*

Aussi croyons-nous que c'est dans ce sens que s'orientera l'évolution sociale dans la province de Rome. Nous avons déjà pu en noter les débuts sur les domaines colonisés par les agriculteurs lombards. Ceux-ci, se substituant à des patrons incapables ou insouciants, transforment les méthodes du travail, le rendent plus intensif et plus productif, assurent ainsi l'existence matérielle d'une population toujours plus nombreuse en même temps qu'ils font indirectement son éducation professionnelle et qu'ils modifient progressivement sa formation sociale.

La question agraire se ramène ainsi à une question de patronage. Le malaise actuel est précisément dû à ce que la race locale n'a pas pu produire de patrons capables. Aussi les pouvoirs publics ont-ils cru devoir intervenir, car leur intervention est toujours d'autant plus envahissante que les particuliers se montrent moins capables, mais elle ne saurait suppléer à l'incapacité de la population ouvrière et le patronage de l'État ne peut pas remplacer le patronage des particuliers. La preuve en est que, dans aucun des domaines transformés que nous avons visités, les plans de bonification n'ont été suivis et exécutés intégralement. Si l'agriculteur est capable, le plan est inutile et le patronage de l'État superflu; s'il est incapable et insouciant, les améliorations prescrites ne sont pas réalisées et le patronage de l'État apparaît insuffisant et inefficace.

Par contre, l'action des pouvoirs publics porte tous ses effets lorsqu'elle s'exerce dans le domaine des services publics: dans un pays assaini, pourvu de moyens de communication, protégé contre les épidémies, les efforts des particuliers peuvent se développer avec le maximum d'intensité et d'efficacité. C'est dans cette voie que s'est engagé aujourd'hui l'État italien et les résultats déjà obtenus ne peuvent que l'encourager à y persévérer. Chacun des organes du corps social a sa fonction propre à remplir et ils ne peuvent pas se suppléer l'un l'autre *ad libitum*. Notons que l'intervention de l'État s'est faite plus discrète précisément depuis l'apparition de patrons étrangers de formation sociale supérieure attirés dans la Campagne de Rome par les bénéfices plus considérables qu'offre toujours l'exploitation d'un pays neuf.

Sous la direction de ces patrons d'un type nouveau la population ouvrière paraît bien capable de s'adapter peu à peu à la culture intensive, du moins dans l'Agro romano, car la preuve n'en est pas encore faite pour les régions déjà peuplées où règnent le latifundium et les usages publics, et nous savons que la colonisation y rencontre des difficultés spéciales. La population rurale est-elle également capable de passer d'elle-même à l'exploitation intensive du sol? Il semble bien que oui dans les régions à cultures arborescentes puisque la petite propriété y domine. Mais nous n'avons pas encore d'exemple assez net de ce passage, de cette adaptation au travail intensif, dans les autres régions, pour pouvoir nous prononcer. Nous pensons toutefois qu'en dehors de la direction d'un patron capable, cette évolution sera lente et qu'elle ne se fera qu'appuyée sur la petite propriété privée. Notre opinion est basée sur les tendances qui se manifestent inconsciemment, mais assez nettement dans les universités agraires et les domaines collectifs.

Nous voyons donc la solution de la question agraire à Rome dans l'intensification du travail, dans l'adaptation de la forme de la propriété au nouveau mode de travail et dans l'évolution de l'état social, sous l'influence d'une immigration de patrons appartenant à une race supérieure.

L'étude du problème agraire dans la province de Rome apporte-t-elle quelques enseignements d'ordre général dont on puisse tirer profit dans d'autres pays?

Il semble bien que oui. Ainsi nous avons pu constater nettement que la crise provient d'un défaut d'adaptation aux conditions économiques et sociales du lieu et du temps. C'est parce que les méthodes de travail ne sont plus en rapport avec les progrès techniques de notre époque et avec la nécessité d'une production nourricière abondante dans un pays surpeuplé qu'il y a malaise et souffrances. C'est parce que le régime de la propriété n'est pas adapté aux exigences de la culture intensive qu'éclatent conflits et troubles. C'est parce que la formation sociale de la race la rend peu capable d'adaptation et rétive aux transformations rapides de l'évolution moderne qu'apparaissent la désorganisation et l'anarchie. Or on peut constater les mêmes phénomènes en bien des pays autres que l'Italie.

C'est donc, en dernière analyse, l'éducation sociale du peuple entier qui est à faire. Mais une semblable entreprise n'est réalisable que si la classe patronale est résolue à la mener à bonne fin et à remplir les devoirs que lui impose la possession du sol.

Le premier de ces devoirs c'est de donner au travail agricole une direction énergique et intelligente afin de le rendre plus productif et d'accroître par là les moyens d'existence de la population. Nous avons constaté que cette direction ne peut venir que des patrons naturels : propriétaires et fermiers. Les tentatives répétées par l'État, sous des formes multiples, pendant des siècles, n'ont abouti qu'à des échecs car le respect des lois sociales et économiques est la condition *sine qua non* du succès pour les entreprises des pouvoirs publics comme pour celles des particuliers. Il importe donc d'étudier ces lois et de les connaître pour pouvoir apporter un remède efficace aux crises agraires.

Une de ces lois qui nous est apparue avec le plus de netteté et qui domine tout le problème en question est celle de l'interdépendance du travail et de la propriété. S'il est vrai que certaines formes de propriété favorisent certaines formes de travail il est non moins vrai que certaines formes de travail exigent et entraînent certaines formes de propriété. Comme le travail a pour but de procurer à l'homme des moyens d'existence, nécessité pressante, et qu'il est souvent dans la dépendance étroite des conditions du lieu, c'est donc en définitive la propriété qui doit s'organiser en fonction du travail. Il s'ensuit que le mode et le degré d'appropriation du sol présenteront des différences parfois considérables suivant les pays et les époques : ici encore apparaît la loi d'adaptation.

C'est pour avoir méconnu cette loi que le législateur a si souvent fait œuvre inutile pour ne pas dire néfaste. Il en sera ainsi toujours et partout lorsque les lois civiles ne tiendront pas compte des lois sociales constatées par l'observation. Il en sera ainsi toutes les fois surtout que les pouvoirs publics violeront cette autre loi d'après laquelle, dans les sociétés, chaque organe a sa fonction propre. Or la leur est essentiellement, à l'intérieur, le maintien de la paix publique par la législation, la police et la justice. En dehors de là, les interventions de l'État ne se justifient que par l'incapacité des particuliers à satisfaire aux besoins collectifs par l'initiative privée et l'association libre. C'est un fait d'observation que, toutes choses égales d'ailleurs, les attributions des pouvoirs publics sont d'autant moins étendues que la valeur sociale des citoyens est plus grande. Mais dès qu'il s'agit de la vie privée, et les faits de travail et de propriété sont d'ordre privé, l'action de l'Etat, quelle que soit d'ailleurs, l'incapacité des individus, se montre inefficace ou malfaisante. Son rôle doit se borner à lever les obstacles qui pourraient entraver les énergies particulières, à susciter et à encourager les initiatives privées. C'est dire qu'il n'est pas toujours au pouvoir de l'État de résoudre la question agraire et qu'il est aussi injuste de lui reprocher les crises qui en dérivent, qu'il est inutile de solliciter son intervention pour y mettre fin.

TABLE DES MATIÈRES

Juin 1909

FÉLIX ALCAN, ÉDITEUR

LIBRAIRIES FÉLIX ALCAN ET GUILLAUMIN RÉUNIES

108, Boulevard Saint-Germain, 108, Paris, 6e.

EXTRAIT DU CATALOGUE

SCIENCES — MÉDECINE — HISTOIRE — PHILOSOPHIE
ECONOMIE POLITIQUE — STATISTIQUE — FINANCES

BIBLIOTHÈQUE SCIENTIFIQUE INTERNATIONALE

PUBLIÉE SOUS LA DIRECTION DE M. ÉMILE ALGLAVE

Volumes in-8, cartonnés à l'anglaise.

Derniers volumes publiés :

CHARLTON BASTIAN. L'évolution de la vie, avec figures dans le texte et 12 planches hors texte.   6 fr.

CONSTANTIN (Cⁿᵉ). Le rôle sociologique de la guerre et le sentiment national.   6 fr.

COSTANTIN (J.). Le transformisme appliqué à l'agriculture, illustré.   6 fr.

JAVAL. Physiologie de la lecture et de l'écriture, 2ᵉ éd. illustré.   6 fr.

LALOY. Parasitisme et mutualisme dans la nature, ill. 6 fr.

LOEB. La dynamique des phénomènes de la vie, ill.   9 fr.

VRIES (HUGO DE). Espèces et variétés, 1 vol.   12 fr.

Précédemment parus :

Sauf indication spéciale, tous ces volumes se vendent 6 francs.

ANGOT. Les aurores polaires, illustré.

ARLOING. Les virus, illustré.

BAIN (ALEX.). L'esprit et le corps, 6ᵉ édition.

— La science de l'éducation, 11ᵉ édition.

BAGEHOT. Lois scientifiques du développement des nations. 7ᵉ édition.

BENEDEN (VAN). Les commensaux et les parasites dans le règne animal, 4ᵉ édition, illustré.

BERKELEY, voir COOKE.

BERNSTEIN. Les sens, 5ᵉ édition, illustré.

BERTHELOT, de l'Institut. La synthèse chimique, 9ᵉ éd.

— La révolution chimique, Lavoisier, ill., 2ᵉ édition.

BEAUNIS. Les sensations internes.

BINET. Les altérations de la personnalité.

BINET et FÉRÉ. Le magnétisme animal, 5ᵉ éd., illustré.

BLASERNA et HELMHOLTZ. Le son et la musique, 5e éd.

BOURDEAU (L.). Histoire du vêtement et de la parure.

BRUCKE et HELMHOLTZ. Principes scientifiques des beaux-arts, 4e édition, illustré.

BRUNACHE. Au centre de l'Afrique; autour du Tchad, ill.

CANDOLLE (A. de). Origine des plantes cultivées, 4e édit.

CARTAILHAC. La France préhistorique, 2e éd., illustré.

CHARLTON BASTIAN. Le cerveau et la pensée, 2e éd., 2 vol. illustrés.

COLAJANNI. Latins et Anglo-Saxons.   9 fr.

COOKE et BERKELEY. Les champignons, 4e éd., illustré.

COSTANTIN (J.). Les végétaux et les milieux cosmiques (*Adaptation, évolution*), illustré.

— La nature tropicale, illustré.

DAUBRÉE, de l'Institut. Les régions invisibles du globe et des espaces célestes, 2e édition, illustré.

DEMOOR, MASSART et VANDERVELDE. L'évolution régressive en biologie et en sociologie, illustré.

DEMENY (G.). Les bases scientifiques de l'éducation physique, 4e éd., illustré.

— Mécanisme et éducation des mouvements, 3e édition, illustré.   9 fr.

DRAPER. Les conflits de la science et de la religion, 12e éd.

DREYFUS. L'évolution des mondes et des sociétés, 3e édit.

DUMONT (LÉON). Théorie scientifique de la sensibilité, 4e éd.

FÉRÉ, voir BINET.

FUCHS. Les volcans et les tremblements de terre, 6e éd. ill.

GARNIER, voir GUIGNET.

GELLÉ (E.-M.). L'audition et ses organes, illustré.

GROSSE (E.). Les débuts de l'art, illustré.

GRASSET (J.). Les maladies de l'orientation et de l'équilibre, illustré.

GUIGNET (E.) et E. GARNIER. La céramique ancienne et moderne, illustré.

HELMHOLTZ, voir BLASERNA.

HERBERT SPENCER. Introduction à la science sociale, 14e éd.

— Les bases de la morale évolutionniste, 7e édition.

HUXLEY (TH.-H.). L'écrevisse, 2e édition, illustré.

JACCARD. Le pétrole, le bitume et l'asphalte, illustré.

LAGRANGE (F.). Physiologie des exercices du corps, 10e éd.

LANESSAN (de). Introduction à la botanique. Le *sapin*, 2e édit., illustré.

— Principes de colonisation.

LE DANTEC. Théorie nouvelle de la vie, 4e éd., illustré.

— Évolution individuelle et hérédité.

— Les lois naturelles, illustré.

LUBBOCK. Les sens et l'instinct chez les animaux, ill.

MALMÉJAC. L'eau dans l'alimentation, illustré.

MANTEGAZZA. La physionomie et l'expression des sentiments, 3ᵉ édit., illustré, avec 8 pl. hors texte.

MASSART, voir DEMOOR.

MAUDSLEY. Le crime et la folie, 7ᵉ édition.

MEUNIER (STANISLAS). La géologie comparée, illustré.

— Géologie expérimentale, 2ᵉ éd., illustré.

— La géologie générale, 2ᵉ édit., illustré.

MEYER (de). Les organes de la parole, illustré.

MORTILLET (G. de). Formation de la nation française,
2ᵉ édition, illustré.

MOSSO. Les exercices physiques et le développement intellectuel.

NIEWENGLOWSKI. La photographie et la photochimie, illust.

NORMAN LOCKYER. L'évolution inorganique, illustré.

PERRIER (ED.), de l'Institut. La philosophie zoologique avant
Darwin, 3ᵉ édition.

PETTIGREW. La locomotion chez les animaux, 2ᵉ éd., ill.

QUATREFAGES (A. DE). L'espèce humaine, 13ᵉ édition.

— Darwin et ses précurseurs français, 2ᵉ édition.

— Les émules de Darwin, 2 vol.

RICHET (Ch.). La chaleur animale, illustré.

ROBERTY (de). La sociologie, 3ᵉ édition.

ROMANES. L'intelligence des animaux, 3ᵉ éd., 2 vol.

ROCHÉ. La culture des mers en Europe, illustré.

ROOD (O.-N.). Théorie scientifique des couleurs et leurs
applications à l'art et à l'industrie, 2ᵉ édition, illustré.

SCHMIDT. Descendance et darwinisme, 6ᵉ édition.

— Les mammifères dans leurs rapports avec leurs ancêtres
géologiques, illustré.

SCHUTZENBERGER, de l'Institut. Les fermentations, 6ᵉ édit.
illustré.

SECCHI (Le Père). Les étoiles, 3ᵉ édit., 2 vol. illustrés.

STALLO. La matière et la physique moderne, 3ᵉ édition.

STARCKE. La famille primitive.

STEWART (BALFOUR). La conservation de l'énergie, 6ᵉ éd.

SULLY (JAMES). Les illusions des sens et de l'esprit, 3ᵉ éd., ill.

THURSTON. Histoire de la machine à vapeur, 3ᵉ éd., 2 vol.

TROUESSART. Microbes, ferments et moisissures, 2ᵉ éd.,
illustré.

TOPINARD. L'homme dans la nature, illustré.

TYNDALL (J.). Les glaciers et les transform. de l'eau, 7ᵉ éd., ill.

VANDERVELDE, voir DEMOOR.

WHITNEY. La vie du langage, 4ᵉ édition.

WURTZ, de l'Institut. La théorie atomique, 8ᵉ édition.

Hygiène de l'exercice chez les enfants et les jeunes gens, par le Dr F. LAGRANGE, lauréat de l'Institut. 8e édit. 4 fr.

De l'exercice chez les adultes, par *le même*. 6e édition. 4 fr.

Hygiène des gens nerveux, par le Dr LEVILLAIN, 5e éd. 4 fr.

L'éducation rationnelle de la volonté, son emploi thérapeutique, par le Dr PAUL-EMILE LÉVY. Préface de M. le prof. BERNHEIM. 6e édition. 4 fr.

L'idiotie. *Psychologie et éducation de l'idiot*, par le Dr J. VOISIN, médecin de la Salpêtrière, avec gravures. 4 fr.

La famille névropathique, *Hérédité. prédisposition morbide, dégénérescence*, par le D^r CH. FÉRÉ, 2e édition. 4 fr.

L'instinct sexuel. *Évolution, dissolution*, par le même. 2e éd. 4 fr.

Le traitement des aliénés dans les familles, par *le même*. 3e édition. 4 fr.

L'hystérie et son traitement, par le Dr PAUL SOLLIER. 4 fr.

Manuel de psychiatrie, par le Dr J. ROGUES DE FURSAC. 3e éd. 4 fr.

L'éducation physique de la jeunesse, par A. Mosso, professeur à l'Université de Turin. 4 fr.

Manuel de percussion et d'auscultation, par le Dr P. SIMON, professeur à la Faculté de médecine de Nancy, avec grav. 4 fr.

Manuel théorique et pratique d'accouchements, par le Dr A. Pozzi, professeur à l'Ecole de médecine de Reims, avec 138 gravures. 4e édition. 4 fr.

Morphinisme et Morphinomanie, par le Dr PAUL RODET. (*Couronné par l'Académie de médecine.*) 4 fr.

La fatigue et l'entraînement physique, par le D^r PH. TISSIÉ, avec gravures. Préface de M. le prof. BOUCHARD. 3e édition. 4 fr.

Les maladies de la vessie et de l'urèthre chez la femme, par le Dr KOLISCHER ; avec gravures. 4 fr.

Grossesse et accouchement, par le Dr G. MORACHE, professeur de médecine légale à l'Université de Bordeaux. 4 fr.

Naissance et mort, par *le même*. 4 fr.

La responsabilité, par *le même*. 4 fr.

Traité de l'intubation du larynx *chez l'enfant et chez l'adulte*, par le Dr A. BONAIN, avec 42 gravures. 4 fr.

Pratique de la chirurgie courante, par le Dr M. CORNET. Préface du Pr OLLIER, avec 111 gravures. 4 fr.

Dans la même collection :

COURS DE MÉDECINE OPÉRATOIRE
de M. le Professeur Félix Terrier :

Petit manuel d'antisepsie et d'asepsie chirurgicales, par les Drs FÉLIX TERRIER et M. PÉRAIRE, avec grav. 3 fr.

Petit manuel d'anesthésie chirurgicale, par *les mêmes*, avec 37 gravures. 3 fr.

L'opération du trépan, par *les mêmes*, avec 222 grav. 4 fr.

Chirurgie de la face, par les Drs FÉLIX TERRIER, GUILLEMAIN et MALHERBE, avec gravures. 4 fr.

Chirurgie du cou, par *les mêmes*, avec gravures. 4 fr.

Chirurgie du cœur et du péricarde, par les Drs FÉLIX TERRIER et E. REYMOND, avec 79 gravures. 3 fr.

Chirurgie de la plèvre et du poumon, par *les mêmes*, avec 67 gravures. 4 fr.

MÉDECINE
Dernières publications :

BOUCHARDAT (les prof. A. et G.). **Nouveau Formulaire Magistral**, précédé de généralités sur l'art de formuler, de Notions sur l'emploi des contrepoisons, sur les secours à donner aux empoisonnés et aux asphyxiés, suivi d'un précis sur les eaux minérales et artificielles, de notes sur l'Opothérapie, la Sérothérapie, la Vaccination, l'Hygiène thérapeutique, le régime déchloruré, de la liste des mets permis aux glycosuriques et d'un mémorial thérapeutique. 34ᵉ édition, collationnée avec le nouveau Codex de 1908, revue et augmentée de formules nouvelles. 1 vol. in-16 cartonné. . . . . 4 fr.

BOUCHUT ET DESPRÉS. **Dictionnaire de médecine et de thérapeutique médicale et chirurgicale**, comprenant le résumé de la médecine et de la chirurgie, les indications thérapeutiques de chaque maladie, la médecine opératoire, les accouchements, l'oculitisque, l'odontotechnie, les maladies d'oreilles, l'électrisation, la matière médicale, les eaux minérales, et un formulaire spécial pour chaque maladie, mis au courant de la science par les Dʳˢ MARION et F. BOUCHUT. 7ᵉ édition, très augmentée, 1 vol. in-4, avec 1097 fig. dans le texte et 3 cartes. Broché, 25 fr. ; relié.   30 fr.

CAMUS ET PAGNIEZ. **Isolement et psychothérapie.** *Traitement de la neurasthénie.* Préface du Pʳ DÉJERINE. 1 vol. gr. in-8.   9 fr.

CORNIL (le prof. V.). **Les tumeurs du sein.** 1 vol. gr. in-8, avec 109 fig. dans le texte.   12 fr.

CORNIL (V.), RANVIER, BRAULT ET LETULLE. **Manuel d'histologie pathologique.** 3ᵉ édition entièrement remaniée.

> TOME I, par MM. RANVIER, CORNIL, BRAULT, F. BEZANÇON et M. CAZIN. — *Histologie normale.* — *Cellules et tissus normaux.* — *Généralités sur l'histologie pathologique.* — *Altération des cellules et des tissus.* — *Inflammations.* — *Tumeurs.* — *Notions sur les bactéries.* — *Maladies des systèmes et des tissus.* — *Altérations du tissu conjonctif.* 1 vol. in-8, avec 387 gravures en noir et en couleurs.   25 fr.
>
> TOME II, par MM. DURANTE, JOLLY, DOMINICI, GOMBAULT et PHILLIPE. — *Muscles.* — *Sang et hématopoièse.* — *Généralités sur le système nerveux.* 1 vol. in-8, avec 278 grav. en noir et en couleurs.   25 fr.
>
> TOME III, par MM. GOMBAULT, NAGEOTTE, A. RICHE, R. MARIE, DURANTE, LEGRY, F. BEZANÇON. — *Cerveau.* — *Moelle.* — *Nerfs.* — *Cœur.* — *Larynx.* — *Ganglion lymphatique.* — *Rate.* 1 vol. in-8, avec 382 grav. en noir et en couleurs.   35 fr.
>
> TOME IV ET DERNIER, par MM. MILIAN, DIEULAFÉ, HERPIN, DECLOUX, CRITZMANN, COURCOUX, BRAULT, LEGRY, HALLÉ, KLIPPEL et LEFAS. — *Poumon.* — *Bouche.* — *Tube digestif.* — *Estomac.* — *Intestin.* — *Foie.* — *Rein.* — *Vessie et urèthre.* — *Rate.* (*Sous presse. Paraîtra fin 1909*).

CYON (E. DE). **Les nerfs du cœur.** 1 vol. gr. in-8 avec fig.   6 fr.

DESCHAMPS (A.). **Les maladies de l'énergie.** Les asthénies générales. *Épuisements, insuffisances, inhibitions.* (Clinique et Thérapeutique). Préface de M. le professeur RAYMOND. 1 vol. in-8. 2ᵉ édit. 8 fr. (*Couronné par l'Académie de médecine*).

DURET (le prof. H.). **Les tumeurs de l'encéphale.** (*Manifestations et Chirurgie*). 1 vol. grand in-8 avec 297 figures dans le texte. 20 fr.

ESTOR. (le prof.) **Guide pratique de chirurgie infantile.** 1 vol. in-8, avec 165 gravures. 2ᵉ édition, revue et augmentée.   8 fr.

FINGER (E.). **La syphilis et les maladies vénériennes.** Trad. de l'allemand avec notes par les docteurs SPILLMANN et DOYON. 3ᵉ édit. 1 vol. in-8, avec 8 planches hors texte.   12 fr.

FLEURY (Maurice de), de l'Académie de médecine. **Manuel pour l'étude des maladies du système nerveux.** 1 vol. gr. in-8, avec 132 grav. en noir et en couleurs, cart. à l'angl.   25 fr.

FRENKEL (H. S.). **L'ataxie tabétique.** *Ses origines, son traite-*
ment. Préface de M. le Prof. RAYMOND. 1 vol. in-8. 8 fr.

HARTENBERG (P.). **Psychologie des neurasthéniques.**
2ᵉ édition. 1 vol. in-16. . . . . 3 fr. 50

HENNEQUIN ET LOEWY. **Les luxations des grandes articula-**
tions, leur traitement pratique. 1 vol. gr. in-8, avec 125 grav.
dans le texte. 16 fr.

OFFROY (le prof.) et DUPOUY. **Fugues et vagabondage.** 1 vol.
in-8 . . . . 7 fr.

LABADIE-LAGRAVE ET LEGUEU. **Traité médico-chirurgical de**
gynécologie. 3ᵉ édition entièrement remaniée. 1 vol. grand in-8, avec
nombreuses fig., cart. à l'angl. 25 fr.

LAGRANGE (F.). **Le traitement des affections du cœur par**
l'exercice et le mouvement. 1 vol. in-8, avec fig. et une carte
hors texte. 6 fr.

LE DANTEC (F.). **Traité de biologie.** 1 vol. grand in-8, avec
fig., 2ᵉ éd. 15 fr.

— **Introduction à la pathologie générale.** 1 fort vol. gr. in-8. 15 fr.

LEPINE (le prof. R.). **Le Diabète sucré.** 1 vol. gr. in-8. . . 16 fr.

NIMIER (H.). **Blessures du crâne et de l'encéphale par coup**
de feu. 1 vol. in-8, avec 150 fig. 15 fr.

SERIEUX et CAPGRAS. **Les folies raisonnantes.** 1 vol. in-8.
7 fr.

TERRIER (le prof. F.) et AUVRAY (M.). **Chirurgie du foie et**
des voies biliaires. — TOME I. *Traumatismes du foie et des voies*
biliaires. — *Foie mobile.* — *Tumeurs du foie et des voies biliaires.* 1901.
1 vol. gr. in-8, avec 50 gravures. 10 fr.

   TOME II. *Echinococcose hydatique commune.* — *Kystes alvéolaires.*
— Suppurations hépatiques. — *Abcès tuberculeux intra-hépatique.* —
Abcès de l'actinomycose. 1907. 1 vol. gr. in-8, avec 47 gravures. 12 fr.

UNNA. **Thérapeutique des maladies de la peau.** Traduit de
l'allemand par les Dʳˢ DOYON et SPILLMANN. 1 vol. gr. in-8. 8 fr.

PRÉCÉDEMMENT PARUS :

A. — Pathologie et thérapeutique médicales.

BERGER et LOEWY. **Les troubles oculaires d'origine génitale**
chez la femme. 1 vol. in-18. 3 fr. 50

FÉRÉ (Ch.). **Les épilepsies et les épileptiques.** 1 vol. gr. in-8,
avec 12 planches hors texte et 67 grav. dans le texte. 20 fr.

— **La pathologie des émotions.** 1 vol. in-8. 12 fr.

FLEURY (Maurice de), de l'Académie de médecine. **Introduction à la**
médecine de l'esprit. 8ᵉ édit. 1 vol. in-8. 7 fr. 50. (*Couronné par*
l'Académie française et par l'Académie de médecine.)

— **Les grands symptômes neurasthéniques.** 3ᵉ édition, revue
1 vol. in-8. (*Couronné par l'Académie des sciences.*) 7 fr. 50

GRASSET. **Les maladies de l'orientation et de l'équilibre**
1 vol. in-8, cart. à l'angl. 6 fr.

— **Demifous et demiresponsables.** 2ᵉ édition. 1 vol. in-8.. 5 fr.

GUÉPIN. **Traitement de l'hypertrophie sénile de la prostate.**
1 vol. in-18. 4 fr. 50

JANET (P.) et RAYMOND (F.). **Névroses et idées fixes.** TOME I.
— *Études expérimentales,* par P. JANET. 2ᵉ éd. 1 vol. gr. in-8, avec
68 gr. 12 fr.

   TOME II. *Fragments des leçons cliniques,* par F. RAYMOND et P. JANET.
2ᵉ éd. 1 vol. grand in-8, avec 97 gravures. 14 fr.

(*Couronné par l'Académie des Sciences et par l'Académie de médecine.*)

JANET (P.) ET RAYMOND (F.). **Les obsessions et la psychas-
thénie.** TOME I. — *Études cliniques et expérimentales*, par P. JANET.
2e édit. 1 vol. gr. in-8, avec grav. dans le texte.   18 fr.
 TOME II. — *Fragments des leçons cliniques*, par F. RAYMOND et P. JANET.
 1 vol. in-8 raisin, avec 22 gravures dans le texte.   14 fr.
LAGRANGE (F.). **Les mouvements méthodiques et la « mécanothérapie ».** 1 vol. in-8, avec 55 gravures dans le texte.   10 fr.
— **La médication par l'exercice.** 1 vol. gr. in-8, avec 68 grav. et
une planche en couleurs hors texte. 2e éd.   12 fr.
— **Le traitement des affections du cœur par l'exercice et
le mouvement.** 1 vol. in-8 avec figures.   6 fr.
MARVAUD (A.). **Les maladies du soldat.** 1 vol. grand in-8. (*Ouvrage
couronné par l'Académie des sciences.*)   20 fr.
MOSSÉ. **Le diabète et l'alimentation aux pommes de terre.**
1 vol. in-8.   5 fr.
SOLLIER (P.). **Genèse et nature de l'hystérie.** 2 vol. in-8.   20 fr.
VOISIN (J.). **L'épilepsie.** 1 vol. in-8.   6 fr.

B. — Pathologie et thérapeutique chirurgicales.

DE BOVIS. **Le cancer du gros intestin.** 1 volume in-8.   5 fr.
DELORME. **Traité de chirurgie de guerre.** 2 vol. gr. in-8.
 TOME I, 16 fr. — TOME II, 26 fr. (*Ouvrage couronné par l'Académie
 des sciences.*)
DURET (H.). **Les tumeurs de l'encéphale.** *Manifestations et chirurgie.* 1 fort vol. gr. in-8, avec 300 figures.   20 fr.
LEGUEU. **Leçons de clinique chirurgicale** (Hôtel-Dieu, 1901).
1 vol. grand in-8, avec 71 gravures dans le texte.   12 fr.
LIEBREICH. **Atlas d'ophtalmoscopie,** représentant l'état normal
et les modifications pathologiques du fond de l'œil vues à l'ophtalmo-
scope. 3e éd. Atlas in-f° de 12 pl. en coul et texte explicatif.   40 fr.
NIMIER (H.) ET DESPAGNET. **Traité élémentaire d'ophtalmo-
logie.** 1 fort vol. gr. in-8, avec 432 gravures. Cart. à l'angl.   20 fr.
NIMIER (H.) ET LAVAL. **Les projectiles de guerre** et leur action
vulnérante. 1 vol. in-12, avec grav.   3 fr.
— **Les explosifs, les poudres, les projectiles d'exercice,** leur
action et leurs effets vulnérants. 1 vol. in-12, avec grav.   3 fr.
— **Les armes blanches,** leur action et leurs effets vulnérants. 1 vol.
in-12, avec grav.   6 fr.
— **De l'infection en chirurgie d'armée,** évolution des blessures
de guerre. 1 vol. in-12, avec grav.   6 fr.
— **Traitement des blessures de guerre.** 1 fort vol. in-12, avec
gravures.   6 fr.
F. TERRIER ET M. PÉRAIRE. **Manuel de petite chirurgie.**
8e édition, entièrement refondue. 1 fort vol. in-12, avec 572 fig., cartonné
à l'anglaise.   8 fr.

C. — Thérapeutique. Pharmacie. Hygiène.

BOSSU. **Petit compendium médical.** 6e édit. in-32, cart.   1 fr. 25
BOUCHARDAT. **Nouveau formulaire magistral.** 34e édition.
Collationnée avec le Codex de 1908. 1 vol. in-18, cart.   4 fr.
BOUCHARDAT ET DESOUBRY. **Formulaire vétérinaire,** 6e édit.
1 vol. in-18, cartonné.   4 fr.
BOURGEOIS (G.). **Exode rural et tuberculose.** 1 vol. gr. in-8.   5 fr.
LAGRANGE (F.). **La médication par l'exercice.** 1 vol. grand in-8,
avec 68 grav. et une carte en couleurs. 2e éd.   12 fr.
— **Les mouvements méthodiques et la « mécanothérapie ».**
1 vol. in-8, avec 55 gravures.   10 fr.
LAHOR (Dr Cazalis) et Lucien GRAUX. **L'alimentation à bon
marché saine et rationnelle.** 1 vol. in-16. 2e édit.   3 fr. 50
 (*Couronné par l'Institut*).

D. — Anatomie. Physiologie.

BELZUNG. **Anatomie et physiologie végétales.** 1 fort volume in-8; avec 1700 gravures.   20 fr.
— **Anatomie et physiologie animales.** 10ᵉ édition revue. 1 fort volume in-8, avec 522 gravures dans le texte, broché, 6 fr. ; cart.   7 fr.

BÉRAUD (B.-J.). **Atlas complet d'anatomie chirurgicale topographique,** composé de 109 planches représentant plus de 200 figures gravées sur acier, avec texte explicatif. 1 fort vol. in-4.
   Prix : Fig. noires, relié, 60 fr. — Fig. coloriées, relié, 120 fr.

CHASSEVANT. **Précis de chimie physiologique.** 1 vol. gr. in-8, avec figures.   10 fr.

DEBIERRE. **Traité élémentaire d'anatomie de l'homme.** Ouvrage complet en 2 volumes.   40 fr.
   TOME I. *Manuel de l'amphithéâtre.* 1 vol. gr. in-8 de 950 pages, avec 450 figures en noir et en couleurs dans le texte.   20 fr.
   TOME II. 1 vol. gr. in-8, avec 515 figures en noir et en couleurs dans le texte. (*Couronné par l'Académie des Sciences.*)   20 fr.
— **Atlas d'ostéologie,** comprenant les articulations des os et les insertions musculaires. 1 vol. in-4, avec 253 grav. en noir et en couleurs, cart. toile dorée.   12 fr.
— **Leçons sur le péritoine.** 1 vol. in-8, avec 58 figures.   4 fr.
— **L'embryologie en quelques leçons.** 1 vol. in-8, avec 144 fig.   4 fr.
— **Le cerveau et la moelle épinière.** 1 vol. in-8 avec fig. et planches..   15 fr.

DEMENY (G.). **Mécanisme et éducation des mouvements.** 3ᵉ éd. 1 vol. in-8, avec grav. cart.   9 fr.

FAU. **Anatomie des formes du corps humain,** à l'usage des peintres et des sculpteurs. 1 atlas in-folio de 25 planches. Prix : Figures noires, 15 fr. — Figures coloriées.   30 fr.

FÉRÉ. **Travail et plaisir.** *Études de psycho-mécanique.* 1 vol. gr. in-8, avec 200 fig.   12 fr.

GELLÉ. **L'audition et ses organes..** 1 vol. in-8, avec grav .   6 fr.

GLEY (E.). **Études de psychologie physiologique et pathologique.** 1 vol. in-8 avec gravures.   5 fr.

GRASSET (J.). **Les limites de la biologie.** 6ᵉ édit. Préface de Paul BOURGET. 1 vol. in-16.   2 fr. 50

JAVAL (E.). **Physiologie de la lecture et de l'écriture.** 1 vol. in-8. 2ᵉ édit.   6 fr.

LE DANTEC. **L'unité dans l'être vivant.** *Essai d'une biologie chimique.* 1 vol. in-8.   7 fr. 50
— **Les limites du connaissable.** *La vie et les phénomènes naturels.* 2ᵉ édit. 1 vol. in-8.   3 fr. 75

PREYER. **Éléments de physiologie générale.** Traduit de l'allemand par M. J. SOURY. 1 vol. in-8.   5 fr.

RICHET (Ch.), professeur à la Faculté de médecine de Paris, membre de l'Académie de médecine. **Dictionnaire de physiologie,** publié avec le concours de savants français et étrangers. Formera 12 à 15 volumes grand in-8, se composant chacun de 3 fascicules; chaque volume, 25 fr.; chaque fascicule, 8 fr. 50. Sept volumes parus.
   TOME I (*A-Bac*). — TOME II (*Bac-Cer*). — TOME III (*Cer-Cob*). — TOME IV (*Cob-Dig*). — TOME V (*Dic-Fac*). — TOME VI (*Fiom-Gal*). — TOME VII (*Gal-Gra*). — TOME VIII (1ᵉʳ fascicule) (*Gra-Hém*). (2ᵉ fascicule). (*Hém-Hop*.).

SNELLEN. **Echelle typographique pour mesurer l'acuité de la vision.** 17ᵈ édition.   4 fr.

SPENCER (Herbert). **Principes de biologie,** traduit par M. CAZELLES. 4ᵉ édit. 2 forts vol. in-8.   20 fr.

BIBLIOTHÈQUE GÉNÉRALE
DES SCIENCES SOCIALES

Secrétaire de la rédaction: DICK MAY, Secrét. gén. de l'Éc. des Hautes Études sociales.

Volumes in-8 carré de 300 pages environ, cart. à l'anglaise.

Chaque volume, 6 fr.

Derniers volumes publiés :

La criminalité dans l'adolescence, par G.-L. DUPRAT. (*Couronné par l'Institut*).

La nation armée, par MM. le général BAZAINE-HAYTER, C. BOUGLÉ, E. BOURGEOIS, Cte BOURGUET, E. BOUTROUX, A. CROISET, G. DEMENY, G. LANSON, L. PINEAU, Cne POTEZ, F. RAUH.

Morales et religions, par MM. G. BELOT, L. DORISON, AD. LODS, A. CROISET, W. MONOD, E. DE FAYE, A. PUECH, le baron CARRA DE VAUX, E. EHRHARDT, H. ALLIER, F. CHALLAYE.

Le droit de grève, par MM. CH. GIDE, H. BERTHÉLEMY, P. BUREAU, A. KEUFER, C. PERREAU, CH. PICQUENARD, A.-E. SAYOUS, F. FAGNOT, E. VANDERVELDE.

Les trusts et les syndicats de producteurs, par J. CHASTIN. (*Récompensé par l'Institut*).

L'individu, l'association et l'État, par E. FOURNIÈRE, prof. au Conservatoire des Arts et Métiers.

Le surpeuplement et les habitations à bon marché, par H. TUROT et H. BELLAMY.

L'individualisation de la peine, par R. SALEILLES, prof. à la Faculté de droit de l'Univ. de Paris, et G. MORIN, doc. 2e édition.

L'idéalisme social, par EUGÈNE FOURNIÈRE, 2e édit.

Ouvriers du temps passé (xve et xvie siècles), par H. HAUSER, professeur à l'Université de Dijon, 3e édition.

Les transformations du pouvoir, par G. TARDE, 2e. édit.

Morale sociale, par MM. G. BELOT, MARCEL BERNÈS, BRUNSCHVICG, F. BUISSON, DARLU, DAURIAC, DELBET, CH. GIDE, M. KOVALEVSKY, MALAPERT, le R. P. MAUMUS, DE ROBERTY, G. SOREL, le PASTEUR WAGNER. Préface de M. ÉMILE BOUTROUX, de l'Institut. 2e édit.

Les enquêtes, *pratique et théorie*, par P. DU MAROUSSEM.

Questions de morale, par MM. BELOT, BERNÈS, F. BUISSON, A. CROISET, DARLU, DELBOS, FOURNIÈRE, MALAPERT, MOCH, D. PARODI, G. SOREL. 2e édit.

Le développement du catholicisme social, depuis l'encyclique *Rerum Novarum*, par MAX TURMANN. 2e édit.

Le socialisme sans doctrines, par A. MÉTIN.

L'éducation morale dans l'Université, par MM. LÉVY-BRUHL, DARLIN, M. BERNÈS, KORTZ, ROGAFORT, BIOCHE, Ph. GIDEL, MALAPERT, BELOT.

La méthode historique appliquée aux sciences sociales, par CH. SEIGNOBOS, professeur à l'Univ. de Paris. 2e édit.

Assistance sociale. *Pauvres et mendiants*, par PAUL STRAUSS.

L'hygiène sociale, par E. DUCLAUX, de l'Institut.

Le contrat de travail. *Le rôle des syndicats professionnels*, par P. BUREAU, professeur à la Faculté libre de droit de Paris.

Essai d'une philosophie de la solidarité, par MM. DARLU, RAUH, F. BUISSON, GIDE, X. LÉON, LA FONTAINE, E. BOUTROUX.

L'éducation de la démocratie, par MM. E. LAVISSE, A. CROISET, SEIGNOBOS, MALAPERT, LANSON, HADAMARD. 2ᵉ édit.

L'exode rural et le retour aux champs, par E. VANDERVELDE.

La lutte pour l'existence et l'évolution des sociétés, par J.-L. DE LANESSAN, ancien ministre.

La concurrence sociale et les devoirs sociaux, par LE MÊME.

La démocratie devant la science, par C. BOUGLÉ, chargé de cours à l'Université de Paris.

L'individualisme anarchiste. *Max Stirner*, par V. BASCH, chargé de cours à l'Université de Paris.

Les applications sociales de la solidarité, par MM. P. BUDIN, CH. GIDE, H. MONOD, PAULET, ROBIN, SIEGFRIED, BROUARDEL.

La paix et l'enseignement pacifiste, par MM. FR. PASSY, CH. RICHET, D'ESTOURNELLES DE CONSTANT, E. BOURGEOIS, A. WEISS, H. LA FONTAINE, G. LYON.

Études sur la philosophie morale au XIXᵉ siècle, par MM. BELOT, A. DARLU, M. BERNÈS, A. LANDRY, CH. GIDE, E. ROBERTY, R. ALLIER, H. LICHTENBERGER, L. BRUNSCHVICG.

Enseignement et démocratie, par MM. A. CROISET, DEVINAT, BOITEL, MILLERAND, APPELL, SEIGNOBOS, LANSON, CH.-V. LANGLOIS.

Religions et sociétés, par MM. TH. REINACH, A. PUECH, R. ALLIER, A. LEROY-BEAULIEU, LE Bᵒⁿ CARRA DE VAUX, H. DREYFUS.

Essais socialistes, *La religion*, *L'alcoolisme*, *L'art*, par E. VANDERVELDE, professeur à l'Université nouvelle de Bruxelles.

LES MAITRES DE LA MUSIQUE

ÉTUDES D'HISTOIRE ET D'ESTHÉTIQUE

Publiées sous la direction de M. JEAN CHANTAVOINE

Collection honorée d'une souscription du Ministère des Beaux-Arts

Chaque volume in-8 de 250 pages environ, 3 fr. 50

Publiés :

Palestrina, par MICHEL BRENET. 2ᵉ édition.

César Franck, par VINCENT D'INDY. 4ᵉ édit.

J.-S. Bach, par ANDRÉ PIRRO. 2ᵉ édit.

Beethoven, par JEAN CHANTAVOINE. 4ᵉ édit.

Mendelssohn, par CAMILLE BELLAIGUE, 2ᵉ édition.

Smetana, par WILLIAM RITTER.

Rameau, par LOUIS LALOY. 2ᵉ éd.

Moussorgski, par M. D. CALVOCORESSI.

Haydn, par MICHEL BRENET.

Trouvères et Troubadours, par PIERRE AUBRY.

Wagner, par HENRI LICHTENBERGER.

BIBLIOTHÈQUE
D'HISTOIRE CONTEMPORAINE
Volumes in-16 et in-8

DERNIERS VOLUMES PUBLIÉS :

CHALLAYE (F.). **Au Congo français.** *La question internationale du Congo.* 1 vol. in-8 . . . . 5 fr.

DEBIDOUR, prof. à la Sorbonne. **L'Eglise catholique et l'Etat en France sous la 3ᵉ république (1870-1906).** Tome II (1889-1906). 1 vol. in-8 . . . . 10 fr.

DRIAULT (E.). **Vue générale de l'histoire de la civilisation.** 2 vol. in-16, illustrés. (*Récompensé par l'Institut*). . . . . . . 7 fr.
— **Le monde actuel.** *Tableau politique et économique.* 1 vol. in-8. 7 fr.

FÈVRE et HAUSER. **Régions et pays de France.** 1 vol. in-8, illustré. . . . . 7 fr.

HANDELSMAN. **Napoléon et la Pologne (1806-1807).** 1 vol. in-8. . . . . 5 fr.

MAILATH (Cᵗᵉ J. de). **La Hongrie rurale, sociale et politique.** 1 vol. in-8. . . . . 5 fr.

MANTOUX (J.). **A travers l'Angleterre contemporaine.** 1 vol. in-16. Préface de G. MONOD, de l'Institut. 1 vol. in-16. . . . . 3 fr. 50

Socialisme à l'Etranger (Le). *Angleterre, Allemagne, Autriche, Italie, Espagne, Russie, Japon, Etats-Unis,* par MM. J. BARDOUX, G. GIDEL, KINZO GORAÏ, G. ISAMBERT, G. LOUIS-JARAY, A. MARVAUD, DA MOTTA DE SAN MIGUEL, P. QUENTIN-BAUCHART, M. REVON, A. TARDIEU. 1 vol. in-16. . . . . 3 fr. 50

Vie politique dans les Deux Mondes (La), publiées sous la direction de A. VIALLATE, professeur à l'Ecole des Sciences politiques. *Deuxième année (1907-1908)* 1 vol. in-8. . . . . 10 fr.

EUROPE

HISTOIRE DE L'EUROPE PENDANT LA RÉVOLUTION FRANÇAISE, par *H. de Sybel.* Traduit de l'allemand par Mlle Dosquet. 6 vol. in-8. Chacun. 7 fr.

HIST. DIPLOMATIQUE DE L'EUROPE (1815-1878), par *Debidour,* 2 v. in-8. 18 fr.

LA QUESTION D'ORIENT, depuis ses origines jusqu'à nos jours, par *E. Driault* ; préface de *G. Monod.* 1 vol. in-8. 3ᵉ édit. . . . . . 7 fr.

LA PAPAUTÉ, par *I. de Dœllenger.* Trad. de l'allemand. 1 vol. in-8. 7 fr.

QUESTIONS DIPLOMATIQUES DE 1904, par *A. Tardieu.* 1 vol. in-16. 3 fr. 50

LA CONFÉRENCE D'ALGÉSIRAS. *Histoire diplomatique de la crise marocaine (janvier-avril 1906),* par *le même.* 2ᵉ édit. 1 vol. in-8. 10 fr.

FRANCE

LA RÉVOLUTION FRANÇAISE, par *H. Carnot.* 1 vol. in-16. Nouv. éd. 3 fr. 50

LA THÉOPHILANTHROPIE ET LE CULTE DÉCADAIRE (1796-1801), par *A. Mathiez.* 1 vol. in-8. . . . . 12 fr.

CONTRIBUTIONS A L'HISTOIRE RELIGIEUSE DE LA RÉVOLUTION FRANÇAISE, par *le même.* 1 vol. in-16. . . . . 3 fr. 50

MÉMOIRES D'UN MINISTRE DU TRÉSOR PUBLIC (1789-1815), par le comte *Mollien.* Publié par *M. Gomel.* 3 vol. in-8. . . . . 15 fr.

CONDORCET ET LA RÉVOLUTION FRANÇAISE, par *L. Cahen.* 1 vol. in-8. 10 fr.

CAMBON ET LA RÉVOLUTION FRANÇAISE, par *F. Bornarel.* 1 vol. in-8. 7 fr.

LE CULTE DE LA RAISON ET LE CULTE DE L'ÊTRE SUPRÊME (1793-1794). Étude historique, par *A. Aulard.* 2ᵉ éd. 1 vol. in-16. . . . . 3 fr. 50

ÉTUDES ET LEÇONS SUR LA RÉVOLUTION FRANÇAISE, par *A. Aulard.* 5 vol. in-16. Chacun . . . . 3 fr. 50

VARIÉTÉS RÉVOLUTIONNAIRES, par *M. Pellet.* 3 vol. in-16. Chacun 3 fr. 50

HOMMES ET CHOSES DE LA RÉVOLUTION, par *Eug. Spuller.* 1 vol. in-16. . . . . 3 fr. 50

LES CAMPAGNES DES ARMÉES FRANÇAISES (1792-1815), par *C. Vallaux.* 1 vol. in-16, avec 17 cartes. . . . . 3 fr. 50

La politique orientale de Napoléon (1806-1808), par *E. Driault*. 1 vol. in-8. . . . . 7 fr.
Napoléon et la société de son temps, par *P. Bondois*. 1 vol. in-8. 7 fr.
De Waterloo a Sainte-Hélène (20 juin-16 oct. 1815), par *J. Silvestre*, 1 vol. in-16. 3 fr. 50
Le Conventionnel Goujon, par *L. Thénard et R. Guyot* 1 vol. in-8. 5 fr.
Histoire de dix ans (1830-1840), par *Louis Blanc*. 5 vol. in-8. Chacun. 5 fr.
Associations et sociétés secrètes sous la deuxième république (1848-1851), par *J. Tchernoff*. 1 vol. in-8. . . . . 7 fr.
Histoire du second empire, par *Taxile Delord*. 6 vol. in-8. Chac. 7 fr.
Histoire du parti républicain (1814-1870), par *G. Weill*. 1 v. in-8. 10 fr.
Histoire du mouvement social (1852-1902), par *le même*. 1 v. in-8. 7 fr.
Histoire de la troisième république, par *E. Zevort* : I. *Présidence de M. Thiers*. 1 vol. in-8. 3e édit. 7 fr. — II. *Présidence du Maréchal*. 1 vol. in-8. 2e édit. 7 fr. — III. *Présidence de Jules Grévy*. 1 vol. in-8. 2e édition. 7 fr. — IV. *Présidence de Sadi-Carnot*. 1 vol. in-8. . . . 7 fr.
Histoire des rapports de l'Église et de l'État en France (1789-1870), par *A. Debidour*. 1 vol. in-8 (*Couronné par l'Institut*). . . . 12 fr.
L'État et les Églises en France, Des origines à la loi de séparation, par *J.-L. de Lanessan*. 1 vol. in-16. . . . . 3 fr. 50
La société française sous la troisième république, par *Marius-Ary Leblond*. 1 vol. in-8. . . . . 5 fr.
La liberté de conscience en France (1595-1905), par *G. Bonet-Maury*. 1 vol. in-8, 2e édit. . . . . 5 fr.
Les civilisations tunisiennes, par *P. Lapie*. 1 vol. in-16. . 3 fr. 50
Les colonies françaises, par *P. Gaffarel*. 1 vol. in-8. 6e éd. . . 5 fr.
L'œuvre de la France au Tonkin, par *A. Gaisman*. 1 v. in-16. 3 fr. 50
La France hors de France. *Notre émigration, sa nécessité, ses conditions*, par *J.-B. Piolet*. 1 vol. in-8 . . . . 10 fr.
L'Indo-Chine française (*Cochinchine, le Cambodge, l'Annam et le Tonkin*), par *J.-L. de Lanessan*. 1 vol. in-8, avec 5 cartes en couleurs. 15 fr.
L'Algérie, par *M. Wahl*. 1 vol. in-8. 5e éd., revue par *A. Bernard*. 5 fr.
La France moderne et le problème colonial (1815-1830), par *Ch. Schefer*. 1 vol. in-8. . . . . 7 fr.
L'Église catholique et l'État en France sous la troisième république (1870-1906), par *A. Debidour*. Tome I. 1870-1889. 1 vol. in-8. 7 fr. Tome II, 1889-1906. 1 vol. in-8 . . . . 10 fr.
L'Éveil d'un monde. *L'œuvre de la France en Afrique occidentale*, par *L. Hubert*. 1 vol. in-16. . . . . 3 fr. 50

ALLEMAGNE

Le grand-duché de Berg (1806-1813), par *Ch. Schmidt*. 1 vol. in-8. 10 fr.
Histoire de la Prusse, de la mort de Frédéric II à la bataille de Sadowa, par *E. Véron*. 1 vol. in-18. 6e éd. . . . . 3 fr. 50
Les origines du socialisme d'État en Allemagne, par *Ch. Andler*. 1 vol. in-8. . . . . 7 fr.
L'Allemagne nouvelle et ses historiens (*Niebuhr, Ranke, Mommsen, Sybel, Treitschke*), par *A. Guilland*. 1 vol. in-8 . . . . . 5 fr.
La démocratie socialiste allemande, par *E. Milhaud*. 1 vol. in-8. 10 fr.
La Prusse et la Révolution de 1848, par *P. Matter*. 1 v. in-16. 3 fr. 50
Bismarck et son temps, par *le même*. 3 vol. in-8, chacun. 10 fr. — I. *La préparation* (1815-1862). — II. *L'action* (1863-1870). — III. *Le triomphe et le déclin* (1870-1896). (*Ouvrage couronné par l'Institut*).

ANGLETERRE

Histoire contemporaine de l'Angleterre, depuis la mort de la reine Anne jusqu'à nos jours, par *H. Reynald*. 1 vol. in-16. 2e éd. 3 fr. 50
Le socialisme en Angleterre, par *Albert Métin*. 1 vol. in-16. 3 fr. 50

AUTRICHE-HONGRIE

Les Tchèques et la Bohême contemporaine, par *Bourlier*, in-16. 3 fr. 50
Les races et les nationalités en Autriche-Hongrie, par *B. Auerbach*, 1 vol. in-8. 2e édit. (*Sous presse*) . . . . 5 fr.
Le pays magyar, par *R. Recouly*. 1 vol. in-16. . . . . 3 fr. 50

ESPAGNE

HISTOIRE DE L'ESPAGNE, depuis la mort de Charles III jusqu'à nos jours, par *H. Reynald*. 1 vol. in-16 . . . . 3 fr. 50

GRÈCE et TURQUIE

LA TURQUIE ET L'HELLÉNISME CONTEMPORAIN, par *V. Bérard*. 1 vol. in-16. 4ᵉ éd. (*Ouvrage couronné par l'Académie française*) . . . . 3 fr. 50
BONAPARTE ET LES ILES IONIENNES (1797-1816), par *E. Rodocanachi*. 1 vol. in-8 . . . . 5 fr.

ITALIE

HISTOIRE DE L'UNITÉ ITALIENNE (1814-1871), *Bolton King*. 2 v. in-8. 15 fr.
HISTOIRE DE L'ITALIE, depuis 1815 jusqu'à la mort de Victor-Emmanuel, par *E. Sorin*. 1 vol. in-16 . . . . 3 fr. 50
BONAPARTE ET LES RÉPUBLIQUES ITALIENNES (1796-1799), par *P. Gaffarel*. 1 vol. in-8 . . . . 5 fr.
NAPOLÉON EN ITALIE (1800-1812), par *J.-E. Driault*. 1 vol. in-8 . . 10 fr.

SUISSE

HISTOIRE DU PEUPLE SUISSE, par *Daendliker*. Introd. de *Jules Favre*. In-8. 5 fr.

ROUMANIE

HISTOIRE DE LA ROUMANIE CONTEMP. (1822-1900), par *Damé*. In-8. 7 fr.

AMÉRIQUE

HISTOIRE DE L'AMÉRIQUE DU SUD, par *Alf. Deberle*. in-16. 3ᵉ éd. 3 fr. 50
L'INDUSTRIE AMÉRICAINE, par *A. Viallate*, professeur à l'Ecole des Sciences politiques. 1 vol. in-8 . . . . 10 fr.

CHINE-JAPON

HISTOIRE DES RELATIONS DE LA CHINE AVEC LES PUISSANCES OCCIDENTALES (1861-1902), par *H. Cordier*, de l'Instit. 3 vol. in-8, avec cartes. 30 fr.
L'EXPÉDITION DE CHINE DE 1857-58, par *le même*. 1 vol. in-8. . . 7 fr.
L'EXPÉDITION DE CHINE DE 1860, par *le même*. 1 vol. in-8. . . . . 7 fr.
EN CHINE. *Mœurs et institutions*. par *M. Courant*. 1 vol. in-16. 3 fr. 50
LE DRAME CHINOIS, par *Marcel Monnier*. 1 vol. in-16. . . . . 2 fr. 50
LE PROTESTANTISME AU JAPON (1859-1907), par *R. Allier*. 1 vol. in-16. 3 fr. 50

ÉGYPTE

LA TRANSFORMATION DE L'ÉGYPTE, par *Alb. Métin*. 1 vol. in-16. 3 fr. 50

INDE

L'INDE CONTEMP. ET LE MOUVEMENT NATIONAL, par *Piriou*. In-16 3 fr. 50

QUESTIONS POLITIQUES ET SOCIALES

Despois (E.). LE VANDALISME RÉVOLUTIONNAIRE. 1 vol. in-16. 4ᵉ éd. 3 f. 50
Dumoulin (M.). FIGURES DU TEMPS PASSÉ. 1 vol. in-16. . 3 fr. 50
Driault (E.). PROBLÈMES POLITIQUES ET SOCIAUX. 2ᵉ éd. 1 vol. in-8. 7 fr.
— HISTOIRE DU MOUVEMENT SYNDICAL EN FRANCE (1789-1906). 3 fr. 50
Eichthal (Eug. d'). de l'Institut. SOUVERAINETÉ DU PEUPLE ET GOUVERNEMENT. 1 vol. in-16 . . . . 3 fr. 50
Guyot (Yves). SOPHISMES SOCIALISTES ET FAITS ÉCONOMIQUES. 1 vol. in-16. . . . . 3 fr. 50
Lanessan (J.-L. de). LES MISSIONS ET LEUR PROTECTORAT. 1 vol. in-16. . . . . 3 fr. 50
Lichtenberger (A.) LE SOCIALISME UTOPIQUE. 1 vol. in-16. 3 fr. 50
— LE SOCIALISME ET LA RÉVOLUTION FRANÇAISE. 1 v. in-8. . . 5 fr.
Louis (Paul). L'OUVRIER DEVANT L'ÉTAT. 1 vol. in-8 . . . . . 7 fr.
Matter (Paul). LA DISSOLUTION DES ASSEMBLÉES PARLEMENTAIRES. 1 vol. in-8. . . . . 5 fr.
Reinach (J.). LA FRANCE ET L'ITALIE DEVANT L'HISTOIRE. 1 vol. in-8. 5 fr.
Schefer (C.). BERNADOTTE ROI (1810-1818-1844). 1 vol. in-8. 5 fr.
Spuller (Eug.). FIGURES DISPARUES, 3 vol. in-16, chacun . 3 fr 50
— L'ÉDUCATION DE LA DÉMOCRATIE. 1 vol. in-16. . . . . . . 3 fr. 50
— L'ÉVOLUTION POLITIQUE ET SOCIALE DE L'ÉGLISE. 1 vol. in-16. 3 fr. 50

Tardieu (A.). LA FRANCE ET SES ALLIANCES. *La|lutte pour l'équilibre.*
1 vol. in-16. 3 fr. 50
Viallate (A.). LA VIE POLITIQUE DANS LES DEUX MONDES, 1re ANNÉE
(1906-1907). 1 fort volume in-8. . . . . 10 fr.
Weill (G.). L'ÉCOLE SAINT-SIMONIENNE. 1 vol. in-16.. . . 3 fr. 50

MINISTRES ET HOMMES D'ÉTAT

Chaque volume in-16, 2 fr. 50

Bismarck, par H. WELSCHINGER. | **Ôkoubo,** ministre japonais, par
Prim, par H. LÉONARDON. | M. COURANT.
Disraeli, par M. COURCELLE. | **Chamberlain,** par A. VIALLATE.

BIBLIOTHÈQUE UTILE

Élégants volumes in-32, de 192 pages chacun.

Chaque volume broché, **60** *cent.; cartonné,* **1** *franc.*

Acloque (A.). Les insectes nuisibles (avec fig.).
Amigues (E.). A travers le ciel.
Bastide. Les guerres de la Réforme. 5e édit.
— Luttes religieuses des premiers siècles. 5e édit.
Beauregard (H.). Zoologie générale (avec fig.).
Bellet. (D.). Les grands ports maritimes de commerce (avec fig.).
Bère. Histoire de l'armée française.
Berget (Adrien.) La viticulture nouvelle. (*Manuel du vigneron.*) 3e éd.
— La pratique des vins. 2e éd. (*Guide du récoltant*).
— Les vins de France. (*Guide du consommateur.*)
Bertillon (Jacques). La statistique humaine de la France.
Blerzy (H.). Les colonies anglaises. 2e édit.
— Torrents, fleuves et canaux de la France. 3e édit.
Boillot. Les entretiens de Fontenelle sur la pluralité des mondes.
Bondois. (P). L'Europe contemporaine (1789-1879). 2e édit.
Bouant. Les principaux faits de la chimie (avec fig.).
— Hist. de l'eau (avec fig.).
Brothier. Histoire de la terre. 9e éd.
— Causeries sur la mécanique. 5e édit.

Buchez. Les Mérovingiens. 6e éd.
— Les Carlovingiens. 2e éd.
Carnot. Révolution française, 2 vol. 7e édit.
Catalan. Notions d'astronomie. 6e édit.
Collas (L.). Histoire de l'empire ottoman. 3e édit.
Collier. Premiers principes des beaux-arts (avec fig.).
Combes (L.). La Grèce ancienne. 4e édit.
Corbon. De l'enseignement professionnel. 4e édit.
Coste (Ad.). Alcoolisme ou épargne. 6e édit.
— Richesse et bonheur.
Coupin (H.). La vie dans les mers (avec fig.).
Creighton. Histoire romaine (avec fig.).
Cruvelhier. Hygiène générale. 9e édit.
Dallet. La navigation aérienne (avec fig.).
Debidour (A.) Histoire des rapports de l'Église et de l'État en France (1789-1871). Abrégé par DUBOIS et SARTHOU.
Despois (Eug.). Révolution d'Angleterre. 4e édit.
Doneaud (Alfred). Histoire de la marine française. 4e édit.
— Histoire contemporaine de la Prusse. 2e édit.
Dufour. Petit dictionnaire des falsifications. 4e édit.
Enfantin. La vie éternelle. 6e éd.

Faque. L'Indo-Chine française.

Ferrière. Le darwinisme. 4ͤ éd.

Gaffarel (Paul). La défense nationale en 1792. 2ᵉ édit.

— Les frontières françaises. 2ᵉ édit.

Gastineau (B.). Les génies de la science et de l'industrie. 3ᵉ éd

Geikie. La géologie (avec fig.). 5ᵉ édit.

Genevoix (F.). Les matières premières.

— Les procédés industriels.

Gérardin. Botanique générale) avec fig.).

Girard de Rialle. Les peuples de l'Asie et de l'Europe.

Gossin. La photographie (fig.).

— La machine à vapeur (avec fig.)

Grove. Continents et océans. 3ᵉ éd.

Hatin. Le Journal.

Honneguy. Histoire de l'Italie depuis 1815.

Huxley. Premières notions sur les sciences. 4ᵉ édit.

Jevons (Stanley). L'économie politique. 10ᵉ édit.

Jouan. Les îles du Pacifique.

— La chasse et la pêche des animaux marins.

Jourdan (J.). La justice criminelle en France. 4ᵉ édit.

Jourdy. Le patriotisme à l'école.

Joyeux. L'Afrique française.

Larbalétrier (A.). L'agriculture française (avec fig.).

— Les plantes d'appartement (avec fig.).

Larivière (Ch. de). Les origines de la guerre de 1870.

Larrivé. L'assistance publique.

Laumonier. (Dʳ J.) L'hygiène de la cuisine.

Leneveux. Le budget du foyer.

— Le travail manuel en France. 2ᵉ édit.

Lévy (Albert). Histoire de l'air (avec fig.). 4ᵉ édit.

Look (F.). Jeanne d'Arc. 3ᵉ édit.

— Histoire de la Restauration. 5ᵉ édit.

Mahaffy. L'antiquité grecque (avec fig.).

Maigne. Les mines de la France et de ses colonies.

Margollé, voy. Zurcher.

Mayer (G.). Les chemins de fer (avec fig.).

Merklen (P.). La Tuberculose; son traitement hygiénique.

Meunier (G.). Histoire de la littérature française. 4ᵉ éd.

— Histoire de l'art (avec fig.).

Milhaud (A.). Madagascar. 2ᵉ ed.

Mongredien. Le libre-échange en Angleterre.

Monin. Les maladies épidémiques (avec fig.).

Morand. Introduction à l'étude des sciences physiques. 6ᵉ éd.

Morin. La loi civile en France. 6ᵉ édit.

Noël (Eugène). Voltaire et Rousseau. 4ᵉ édit.

Ott (A.). L'Asie occidentale et l'Egypte. 3ᵉ édit.

Paulhan (F.). La physiologie de l'esprit. 5ᵉ édit. refondue.

Paul Louis. Les lois ouvrières.

Petit. Economie rurale et agricole.

Pichat (L.). L'art et les artistes en France. 5ᵉ édit.

Quesnel. Histoire de la conquête de l'Algérie.

Raymond (E.). L'Espagne et le Portugal. 3ᵉ édit.

Regnard. Histoire contemporaine de l'Angleterre.

Renard (G.). L'homme est-il libre? 5ᵉ édit.

Robinet. La philosophie positive. 6ᵉ édit.

Rolland (Ch.). Histoire de la maison d'Autriche. 4ᵉ édit.

Sérieux et Mathieu. L'Alcool et l'alcoolisme. 4ᵉ édit.

Spencer (Herbert). De l'éducation. 12ᵉ édit.

Turok. Médecine populaire. 7ᵉ édit.

Vaillant. Petite chimie de l'agriculteur.

Wilkins. L'antiquité romaine (avec fig.). 2ᵉ édit.

Zaborowski (S.). L'homme préhistorique. 7ᵉ édit.

— Les mondes disparus (avec fig.) 4ᵉ édit.

— Les grands singes.

— L'origine du langage. 6ᵉ édit.

— Les migrations des animaux. 4ᵉ édit.

Zevort (Edg.). Histoire de Louis-Philippe. 4ᵉ édit.

Zurcher (F.). Les phénomènes de l'atmosphère. 7ᵉ édit.

Zurcher et Margollé. Télescope et microscope. 3ᵉ édit.

— Les phénomènes célestes. 3ᵉ éd.

BIBLIOTHÈQUE
DE PHILOSOPHIE CONTEMPORAINE

VOLUMES IN-16.
Brochés, 2 fr. 50.

Derniers volumes publiés :

J. Bourdeau
Pragmatisme et modernisme.
G. Compayré.
L'adolescence.
Em. Cramaussel.
Le premier éveil intellectuel de l'enfant.
E. d'Eichthal.
Pages sociales.
J. Girod.
Démocratie, patrie et humanité.

A. Joussain.
Le fondement psychologique de la morale.
G. Palante.
La sensibilité individualiste.
Fr. Paulhan.
La morale de l'ironie.
A. Schopenhauer.
Métaphysique et esthétique.

Alaux.
Philosophie de Victor Cousin.
R. Allier.
Philosophie d'Ernest Renan. 3ᵉ éd.
L. Arréat.
La morale dans le drame. 3ᵉ édit.
Mémoire et imagination. 2ᵉ édit.
Les croyances de demain.
Dix ans de philosophie (1890-1900).
Le sentiment religieux en France.
Art et psychologie individuelle.
G. Aslan.
Expérience et Invention en morale.
G. Ballet.
Langage intérieur et aphasie. 2ᵉ éd.
A. Bayet.
La morale scientifique. 2ᵉ édit.
Beaussire.
Antécédents de l'hégélianisme.
Bergson.
Le rire. 5ᵉ édit.
Binet.
Psychologie du raisonnement. 4ᵉ éd.
Hervé Blondel.
Les approximations de la vérité.
C. Bos.
Psychologie de la croyance. 2ᵉ éd.
Pessimisme, féminisme, moralisme.
M. Boucher.
Essai sur l'hyperespace. 2ᵉ éd.
C. Bouglé.
Les sciences sociales en Allemagne.
Qu'est-ce que la sociologie?
J. Bourdeau.
Les maîtres de la pensée. 5ᵉ éd.
Socialistes et sociologues. 2ᵉ édit.
E. Boutroux.
Conting. des lois de la nature. 6ᵉ éd.

Brunschvicg.
Introd. à la vie de l'esprit. 2ᵉ éd.
L'idéalisme contemporain.
C. Coignet.
Protestantisme français au xixᵉ siècle
Coste.
Dieu et l'âme. 2ᵉ édit.
A. Cresson.
Bases de la philos. naturaliste.
Le malaise de la pensée philos.
La morale de Kant. 2ᵉ éd.
G. Danville.
Psychologie de l'amour. 4ᵉ édit.
L. Dauriac.
La psychol. dans l'Opéra français.
J. Delvolvé.
L'organisation de la conscience morale.
L. Dugas.
Psittacisme et pensée symbolique.
La timidité. 4ᵉ édit.
Psychologie du rire.
L'absolu.
L. Duguit.
Le droit social, le droit individuel et la transformation de l'État.
G. Dumas.
Le sourire.
Dunan.
Théorie psychologique de l'espace.
Duprat.
Les causes sociales de la folie.
Le mensonge. 2ᵉ édit
Durand (DE GROS).
Philosophie morale et sociale.
E. Durkheim.
Les règles de la méthode sociol. 4ᵉ éd.

E. d'Eichthal.
Cor. de S. Mill et G. d'Eichthal.
Les probl. sociaux et le socialisme.

Encausse (Papus).
Occultisme et spiritualisme. 2ᵉ éd.

A. Espinas.
La philos. expériment. en Italie.

E. Faivre.
De la variabilité des espèces.

Ch. Féré.
Sensation et mouvement. 2ᵉ édit.
Dégénérescence et criminalité. 4ᵉ éd.

E. Ferri.
Les criminels dans l'art.

Fierens-Gevaert.
Essai sur l'art contemporain. 2ᵉ éd.
La tristesse contemporaine. 5ᵉ éd.
Psychol. d'une ville. Bruges. 3ᵉ éd.
Nouveaux essais sur l'art contemp.

Maurice de Fleury.
L'âme du criminel. 2ᵉ éd.

Fonsegrive.
La causalité efficiente.

A. Fouillée.
Propriété sociale et démocratie.

E. Fournière.
Essai sur l'individualisme. 2ᵉ édit.

Gauckler.
Le beau et son histoire.

G. Geley.
L'être subconscient. 2ᵉ édit.

E. Goblot.
Justice et liberté. 2ᵉ édit.

A. Godfernaux.
Le sentiment et la pensée. 2ᵉ édit.

J. Grasset.
Les limites de la biologie. 5ᵉ édit.

G. de Greef.
Les lois sociologiques. 4ᵉ édit.

Guyau.
La genèse de l'idée de temps. 2ᵉ éd.

E. de Hartmann.
La religion de l'avenir. 7ᵉ édition.
Le Darwinisme. 8ᵉ édition.

R. C. Herckenrath.
Probl. d'esthétique et de morale.

Marie Jaëll.
L'intelligence et le rythme dans
les mouvements artistiques.

W. James.
La théorie de l'émotion. 3ᵉ édit.

Paul Janet.
La philosophie de Lamennais.

Jankelevitch.
Nature et société.

J. Lachelier.
Du fondement de l'induction. 5ᵉ éd.
Études sur le syllogisme.

C. Laisant.
L'Éducation fondée sur la science.

Mᵐᵉ Lampérière.
Le rôle social de la femme.

A. Landry.
La responsabilité pénale.

Lange.
Les émotions. 2ᵉ édit.

Lapie.
La justice par l'État.

Langel.
L'optique et les arts.

Gustave Le Bon.
Lois psychol. de l'évol. des peuples.
Psychologie des foules. 14ᵉ éd.

F. Le Dantec.
Le déterminisme biologique. 3ᵉ éd.
L'individualité et l'erreur individua-
liste. 3ᵉ édit.
Lamarckiens et darwiniens. 3ᵉ éd.

G. Lefèvre.
Obligation morale et idéalisme.

Liard.
Les logiciens anglais contem. 5ᵉ éd.
Définitions géométriques. 3ᵉ édit.

H. Lichtenberger.
La philosophie de Nietzsche. 11ᵉ éd.
Aphorismes de Nietzsche. 4ᵉ éd.

O. Lodge.
La vie et la matière. 2ᵉ édit.

Lombroso.
L'anthropologie criminelle. 5ᵉ éd.

John Lubbock.
Le bonheur de vivre. 2 vol. 11ᵉ éd.
L'emploi de la vie. 7ᵉ édit.

G. Lyon.
La philosophie de Hobbes.

E. Marguery.
L'œuvre d'art et l'évolution. 2ᵉ édit.

Mauxion.
L'éducation par l'instruction. 2ᵉ éd.
Nature et éléments de la moralité.

G. Milhaud.
Les conditions et les limites de la
certitude logique. 2ᵉ édit.
Le rationnel.

Mosso.
La peur. 4ᵉ éd.
La fatigue intellect. et phys. 6ᵉ éd.

E. Murisier.
Les mal. du sent. religieux. 3ᵉ éd.

A. Naville.
Nouvelle classif. des sciences. 2ᵉ éd.

Max Nordau.
Paradoxes psychologiques. 6ᵉ éd.
Paradoxes sociologiques. 5ᵉ édit.
Psycho-physiologie du génie. 5ᵉ éd.

Novicow.
L'avenir de la race blanche. 2ᵉ édit.

Ossip-Lourié.
Pensées de Tolstoï. 2ᵉ édit.
Philosophie de Tolstoï. 2ᵉ édit.
La philos. soc. dans le théât. d'Ibsen·
Nouvelles pensées de Tolstoï.
Le bonheur et l'intelligence.
Croyance religieuse et croyance intellectuelle.

G. Palante.
Précis de sociologie. 4ᵉ édit.

W.-R. Paterson (Swift).
L'éternel conflit.

Paulhan.
Les phénomènes affectifs. 2ᵉ édit.
Psychologie de l'invention.
Analystes et esprits synthétiques.
La fonction de la mémoire.

J. Philippe.
L'image mentale.

**J. Philippe
et G. Paul-Boncour.**
Les anomalies mentales chez les écoliers. 2ᵉ édit.

F. Pillon.
La philosophie de Charles Secrétan.

Pioger.
Le monde physique.

L. Proal.
L'éducation et le suicide des enfants.

Queyrat.
L'imagination chez l'enfant. 4ᵉ édit.
L'abstraction. 2ᵉ édit.
Les caractères et l'éducation morale.
La logique chez l'enfant. 3ᵉ éd.
Les jeux des enfants. 2ᵉ édit.

G. Rageot.
Les savants et la philosophie.

P. Regnaud.
Précis de logique évolutionniste.
Comment naissent les mythes.

G. Renard.
Le régime socialiste. 6ᵉ édit.

A. Réville.
Divinité de Jésus-Christ. 4ᵉ éd.

A. Rey.
L'énergétique et le mécanisme.

Th. Ribot.
La philos. de Schopenhauer. 12ᵉ éd.
Les maladies de la mémoire. 20ᵉ éd.
Les maladies de la volonté. 25ᵉ éd.
Les mal. de la personnalité. 14ᵉ édit.
La psychologie de l'attention. 10ᵉ éd.

G. Richard.
Socialisme et science sociale. 2ᵉ éd.

Ch. Richet.
Psychologie générale. 7ᵉ éd.

De Roberty.
L'agnosticisme. 2ᵉ édit.
La recherche de l'Unité.
Psychisme social.
Fondements de l'éthique.
Constitution de l'éthique.
Frédéric Nietzsche.

E. Roerich.
L'attention spontanée et volontaire.

J. Rogues de Fursac.
Mouvement mystique contemp.

Roisel.
De la substance.
L'idée spiritualiste. 2ᵉ édit.

Roussel-Despierres.
L'idéal esthétique.

Rzewuski.
L'optimisme de Schopenhauer.

Schopenhauer.
Le libre arbitre. 10ᵉ édition.
Le fondement de la morale. 10ᵉ éd.
Pensées et fragments. 22ᵉ édition.
Ecrivains et style. 2ᵉ éd.
Sur la religion. 2ᵉ édit.
Philosophie et philosophes.
Ethique, droit et politique.

P. Sollier.
Les phénomènes d'autoscopie.

P. Souriau.
La rêverie esthétique.

Herbert Spencer.
Classification des sciences. 9ᵉ édit.
L'individu contre l'Etat. 8ᵉ éd.
L'association en psychologie.

Stuart Mill.
Correspondance avec G. d'Eichthal.
Auguste Comte et la philosophie positive. 8ᵉ édition.
L'utilitarisme. 5ᵉ édition.
La liberté. 3ᵉ édit.

Sully Prudhomme.
Psychologie du libre arbitre.

**Sully Prudhomme
et Ch. Richet.**
Le probl. des causes finales. 4ᵉ éd.

Tanon.
L'évol. du droit et la consc. soc. 2ᵉ éd.

Tarde.
La criminalité comparée. 6ᵉ éd.
Les transformations du droit. 6ᵉ éd.
Les lois sociales. 5ᵉ édit.

J. Taussat.
Le monisme et l'animisme.

Thamin.
Éducation et positivisme. 2ᵉ éd.

P.-F. Thomas.
La suggestion, son rôle. 4ᵉ édit.
Morale et éducation. 2ᵉ éd.

Tissié.
Les rêves. 2ᵉ édit.

Wundt.
Hypnotisme et suggestion. 4ᵉ édit.

Zeller.
Christ. Baur et l'école de Tubingue.

Th. Ziegler.
La question sociale 3ᵉ éd.

VOLUMES IN-8.

Brochés, à 5, 7.50 et 10 fr.

Derniers volumes publiés :

J.-H. Boex-Borel.
(*J.-H. Rosny aîné*).
Le pluralisme.   5 fr.

L. Dugas.
Le problème de l'éducation. 5 fr.

A. Fouillée.
Le socialisme et la sociologie réformiste.   7 fr. 50

Hermant et Van de Wacle
Les principales théories de la logique contemporaine. 5 fr.

Hubert et Mauss.
Mélanges d'histoire des religions.   5 fr.

M.-A. Leblond.
L'idéal du xixᵉ siècle. 5 fr.

C. Lombroso.
L'homme de génie (avec planches), 4ᵉ édit.   10 fr.

E. Naville.
Les philosophies affirmatives. 7 f.50

G. Rodrigues.
Le problème de l'action. 3 fr. 75

F. Schiller.
Études sur l'humanisme. 10 fr.

A. Schinz.
Anti-pragmatisme. 5 fr.

P. Sollier.
Le doute. 7 fr. 50

P. Souriau.
La suggestion dans l'art. 2ᵉ édit.   5 fr.

Sully-Prudhomme.
Le lien social. 3 fr. 75

P. Tisserand.
L'anthropologie de Maine de Biran.   10 fr.

Ch. Adam.
La philosophie en France (première moitié du xixᵉ siècle). 7 fr. 50

Arréat.
Psychologie du peintre. 5 fr.

Dʳ L. Aubry.
La contagion du meurtre. 5 fr.

Alex. Bain.
La logique inductive et déductive. 5ᵉ édit. 2 vol. 20 fr.
Les sens et l'intell. 3ᵉ édit. 10 fr.

J.-M. Baldwin.
Le développement mental chez l'enfant et dans la race. 7 fr. 50

J. Bardoux.
Psychol. de l'Angleterre contemp. (*les crises belliqueuses*). 7 fr. 50
Psychologie de l'Angleterre contemporaine (*les crises politiques*). 5 fr.

Barthélemy Saint-Hilaire.
La philosophie dans ses rapports avec les sciences et la religion. 5 fr.

Barzelotti.
La philosophie de H. Taine. 7 fr.50

A. Bayet.
L'idée de bien. 3 fr. 75

Bazaillas.
Musique et inconscience. 5 fr.
La vie personnelle. 5 fr.

G. Belot.
Études de morale positive. 7 fr. 50

H. Bergson.
Essai sur les données immédiates de la conscience. 6ᵉ édit. 3 fr. 75
Matière et mémoire. 5ᵉ édit. 5 fr.
L'évolution créatrice. 5ᵉ éd. 7 fr. 50

R. Berthelot.
Évolutionnisme et platonisme. 5 fr.

A. Bertrand.
L'enseignement intégral. 5 fr.
Les études dans la démocratie. 5 fr.

A. Binet.
Les révélations de l'écriture. 5 fr.

C. Bloch.
La philosophie de Newton. 10 fr.

Em. Boirac.
L'idée du phénomène. 5 fr.
La psychologie inconnue. 5 fr.

Bouglé.
Les idées égalitaires. 2ᵉ éd. 3 fr. 75
Essais sur le régime des castes. 5 fr.

L. Bourdeau.
Le problème de la mort. 4ᵉ éd. 5 fr.
Le problème de la vie. 7 fr. 50

Bourdon.
L'expression des émotions. 7 fr. 50

Em. Boutroux.
Études d'histoire de la philosophie.
2ᵉ édit. 7 fr. 50

Braunschvig.
Le sentiment du beau et le sentiment politique. 7 fr. 50

L. Bray.
Du beau. 5 fr.

Brochard.
De l'erreur. 2ᵉ éd. 5 fr.

M. Brunschvicg.
Spinoza. 2ᵉ édit. 3 fr. 75
La modalité du jugement. 5 fr.

L. Carrau.
Philosophie religieuse en Angleterre. 5 fr.

Ch. Chabot.
Nature et moralité. 5 fr.

A. Chide.
Le mobilisme moderne. 5 fr.

Clay.
L'alternative. 2ᵉ éd. 10 fr.

Collins.
Résumé de la phil. de H. Spencer.
4ᵉ éd. 10 fr.

Cosentini.
La sociologie génétique. 3 fr. 75

A. Coste.
Principes d'une sociol. obj. 3 fr. 75
L'expérience des peuples. 10 fr.

C. Couturat.
Les principes des mathématiques.5f.

Crépieux-Jamin.
L'écriture et le caractère.5ᵉ éd. 7,50

A. Cresson.
Morale de la raison théorique. 5 fr.

Dauriac.
Essai sur l'esprit musical. 5 fr.

H. Delacroix.
Études d'histoire et de psychologie
du mysticisme. 10 fr.

Delbos.
Philos. pratique de Kant. 12 fr. 50

J. Delvaille.
La vie sociale et l'éducation. 3fr.75

J. Delvolve.
Religion, critique et philosophie
positive chez Bayle. 7 fr 50

Draghicesco.
L'individu dans le déterminisme
social. 7 fr. 50
Le problème de la conscience.
3 fr. 75

G. Dumas.
La tristesse et la joie. 7 fr. 50
St-Simon et Auguste Comte. 5 fr.

G.-L. Duprat.
L'instabilité mentale. 5 fr.

Duproix.
Kant et Fichte. 2ᵉ édit. 5 fr.

Durand (DE GROS).
Taxinomie générale. 5 fr.
Esthétique et morale. 5 fr.
Variétés philosophiques. 2ᵉ éd. 5 fr.

E. Durkheim.
De la div. du trav. soc. 2ᵉ éd. 7 fr.50
Le suicide, étude sociolog. 7 fr. 50
L'année sociologique. 10 volumes :
1ʳᵉ à 5ᵉ années. Chacune. 10 fr.
6ᵉ à 10ᵉ. Chacune. 12 fr. 50

V. Egger.
La parole intérieure. 2ᵉ éd. 5 fr.

Dwelshauvers.
La synthèse mentale. 5 fr.

A. Espinas.
La philosophie sociale au XVIIIᵉ siècle et la Révolution. 7 fr. 50

Enriques.
Les problèmes de la science et la
logique. 3 fr. 75

F. Evellin.
La raison pure et les antinomies.5fr.

G. Ferrero.
Les lois psychologiques du sym-
bolisme. 5 fr.

Enrico Ferri.
La sociologie criminelle. 10 fr.

Louis Ferri.
La psychologie de l'association, depuis Hobbes. 7 fr. 50

J. Finot.
Le préjugé des races.3ᵉ éd. 7 fr. 50
Philosophie de la longévité. 12ᵉ éd.
5 fr.

Fonsegrive.
Le libre arbitre. 2ᵉ éd. 10 fr.

M. Foucault.
La psychophysique. 7 fr. 50
Le rêve. 5 fr.

Alf. Fouillée.
Liberté et déterminisme.5ᵉ éd. 7fr.50
Critique des systèmes de morale
contemporains. 5ᵉ éd. 7 fr. 50
La morale, l'art et la religion, d'a-
près Guyau. 6ᵉ éd. 3 fr. 75
L'avenir de la métaphysique. 2ᵉ éd.
5 fr.

Alf. Fouillée.
Évolutionnisme des idées-forces.
4ᵉ éd..   7 fr. 50
La psychologie des idées-forces.
2ᵉ édit. 2 vol.   15 fr.
Tempérament et caractère. 3ᵉ éd.
    7 fr. 50
Le mouvement idéaliste. 2ᵉ éd. 7 fr. 50
Le mouvement positiviste. 2ᵉ éd. 7.50
Psych. du peuple français. 3ᵉ éd. 7.50
La France au point de vue moral.
3ᵉ édit.   7 fr. 50
Esquisse psychologique des peu-
ples européens. 4ᵉ édit.   10 fr.
Nietzsche et l'immoralisme. 2ᵉ éd.
    5 fr.
Le moralisme de Kant et l'amora-
lisme contemporain. 2ᵉ éd. 7 fr. 50
Éléments sociol. de la morale.
2ᵉ édit.   7 fr. 50
La morale des idées-forces. 7 fr. 50

E. Fournière.
Théories social. au XIXᵉ siècle. 7 fr.50

G. Fulliquet.
L'obligation morale.   7 fr. 50

Garofalo.
La criminologie. 5ᵉ édit.   7 fr. 50
La superstition socialiste.   5 fr.

L. Gérard-Varet.
L'ignorance et l'irréflexion.   5 fr.

E. Gley.
Études de psycho-physiologie. 5 fr.

E. Goblot.
La classification des sciences. 5 fr.

G. Gory.
L'immanence de la raison dans la
connaissance sensible.   5 fr.

R. de la Grasserie.
De la psychologie des religions. 5 fr.

J. Grasset.
Demifous et demiresponsables. 5 fr.
Introduction physiologique à l'étude
de la philosophie.   5 fr.

G. de Greef.
Le transformisme social. 2ᵉ éd. 7 fr.50
La sociologie économique. 3 fr. 75

K. Groos.
Les jeux des animaux.   7 fr. 50

Gurney, Myers et Podmore
Les hallucin. télépath. 4ᵉ éd. 7 fr. 50

Guyau.
La morale angl. cont. 5ᵉ éd. 7 fr. 50
Les problèmes de l'esthétique con-
temporaine. 6ᵉ éd.   5 fr.
Esquisse d'une morale sans obli-
gation ni sanction. 9ᵉ éd.   5 fr.
L'irréligion de l'avenir. 13ᵉ éd. 7 fr. 50
L'art au point de vue social. 8ᵉ éd.
    7 fr. 50
Éducation et hérédité. 10ᵉ éd. 5 fr.

E. Halévy,
La form. du radicalisme philos.
I. *La jeunesse de Bentham.* 7 fr. 50
II. *Évol. de la doctr. utilitaire,*
1789-1815.   7 fr. 50
III. *Le radicalisme philos.* 7 fr. 50

O. Hamelin.
Les éléments de la représentation.
    7 fr. 50

Hannequin.
L'hypoth. des atomes. 2ᵉ éd. 7 fr. 50
Études d'histoire des sciences et
d'histoire de la philosophie.
2 vol.   15 fr.

P. Hartenberg.
Les timides et la timidité. 2ᵉ éd. 5 fr.
Physionomie et caractère.   5 fr.

Hébert.
Évolut. de la foi catholique.   5 fr.
Le divin.   5 fr.

C. Hémon.
Philos. de Sully Prudhomme. 7 fr. 50

G. Hirth.
Physiologie de l'art.   5 fr.

H. Höffding.
Esquisse d'une psychologie fondée
sur l'expérience. 4ᵉ édit. 7 fr. 50
Hist. de la philos. moderne. 2ᵉ édit.
2 vol.   20 fr.
Philosophie de la religion. 7 fr. 50

Ioteyko et Stefanowska.
Psycho et physiologie de la
douleur.   5 fr.

Isambert.
Les idées socialistes en France
(1815-1848).   7 fr. 50

Izoulet.
La cité moderne. 7ᵉ édit.   10 fr.

Jacoby.
La sélect. chez l'homme. 2ᵉ éd. 10 fr.

Paul Janet.
Œuvres philosophiques de Leibniz.
2ᵉ édition. 2 vol.   20 fr.

Pierre Janet.
L'automatisme psychol. 5ᵉ éd. 7 fr. 50

J. Jastrow.
La subconscience.   7 fr. 50

J. Jaurès.
Réalité du monde sensible. 2ᵉ édit.
    7 fr. 50

Karppe.
Études d'hist. de la philos. 3 fr. 75

A. Keim.
Helvétius.   10 fr.

P. Lacombe.
Individus et sociétés selon Taine.
    7 fr. 50

A. Lalande,
La dissolution opposée à l'évolution.   7 fr. 50

Ch. Lalo.
Esthétique musicale scientifique.5 f.
L'esthétique expérim. cont. 3 fr. 75
A. Landry.
Principes de morale rationnelle.5 fr.
De Lanessan.
La morale naturelle.   10 fr.
La morale des religions.   10 fr.
Lang.
Mythes, cultes et religions.   10 fr.
P. Lapie.
Logique de la volonté.   7 fr. 50
Lauvrière.
Philosophes contemporains.2e édit.
                                3 fr. 75
E. de Laveleye.
De la propriété et de ses formes
    primitives. 5e édit.   10 fr.
Le gouvernement dans la démocra-
    tie. 3e éd. 2 vol.   15 fr.
Gustave Le Bon.
Psych. du socialisme. 5e éd. 7 fr. 50
G. Lechalas.
Études esthétiques.   5 fr.
Lechartier.
David Hume, moraliste et socio-
    logue.   5 fr.
Leclère.
Le droit d'affirmer.   5 fr.
F. Le Dantec.
L'unité dans l'être vivant. 7 fr. 50
Limites du connaissable. 3e édit.
                                3 fr. 75
Xavier Léon.
La philosophie de Fichte.   10 fr.
Leroy (E.-B.).
Le langage.   5 fr.
A. Lévy.
La philosophie de Feuerbach. 10 fr.
Edgar Poë. Sa vie. Son œuvre. 10 fr.
L. Lévy-Bruhl.
La philosophie de Jacobi.   5 fr.
Lettres de Stuart Mill à Comte. 10 fr.
La philos. d'Aug. Comte.2e éd.7 fr.50
La morale et la science des
    mœurs. 3e éd.   5 fr.
Liard.
Science positive et métaphysique.
    4e édit.   7 fr. 50
Descartes. 2e édit.   5 fr.
H. Lichtenberger.
Richard Wagner, poète et penseur.
    4e édit.   10 fr.
Henri Heine penseur.   3 fr. 75
Lombroso.
La femme criminelle et la prostituée
    1 vol. avec planches.   15 fr.
Le crime polit. et les révol. 2 v. 15 f.
L'homme criminel. 3e édit. 2 vol.,
    avec atlas.36 f.
Le crime.2e éd.10f.

E. Lubac.
Système de psychol. rationn.3 fr. 75
G. Luquet.
Idées générales de psychol.   5 fr.
G. Lyon.
L'idéalisme en Angleterre au xviiie
    siècle.   7 fr. 50
Enseignement et religion. 3 fr. 75
P. Malapert.
Les éléments du caractère.2e éd.5 fr.
Marion.
La solidarité morale. 6e édit. 5 fr.
Fr. Martin.
La perception extérieure et la
    science positive.   5 fr.
J. Maxwell.
Les phénomènes psych. 4e éd. 5 fr.
E. Meyerson.
Identité et réalité.   7 fr. 50
Max Muller.
Nouv. études de mythol. 12 fr. 50
Myers.
La personnalité humaine.2e éd. 7.50
E. Naville.
La logique de l'hypothèse.2e éd.5 fr.
La définition de la philosophie. 5 fr.
Les philosophies négatives.   5 fr.
Le libre arbitre. 2e édition.   5 fr.
J.-P. Nayrac.
L'attention.   3 fr. 75
Max Nordau.
Dégénérescence. 2v. 7e éd. 17 fr. 50
Les mensonges conventionnels de
    notre civilisation. 10e éd.   5 fr.
Vus du dehors.   5 fr.
Novicow.
Luttes entre soc. humaines.2e éd.10f.
Gaspillages des soc. mod. 2e éd.5 fr.
Justice et expansion de la vie.7 fr.50
H. Oldenberg.
Le Bouddha. 2e éd.   7 fr. 50
La religion du Véda.   10 fr.
Ossip-Lourié.
La philosophie russe contemp.5 fr.
Psychol. des romanciers russes au
    xixe siècle.   7 fr. 50
Ouvré.
Form. littér. de la pensée grecq. 10 fr.
G. Palante.
Combat pour l'individu.   3 fr. 75
Fr. Paulhan.
Les caractères. 3e édition.   5 fr.
Les mensonges du caractère.   5 fr.
Le mensonge de l'art.   5 fr.
Payot.
L'éducation de la volonté.31e éd.5 fr.
La croyance. 2e éd.   5 fr.
Jean Pérès.
L'art et le réel.   3 fr. 75

Bernard Perez.

Les trois premières années de l'enfant. 5ᵉ édit.   5 fr.
L'enfant de 3 à 7 ans. 4ᵉ éd.   5 fr.
L'éd. mor. dès le berceau. 4ᵉ éd. 5 fr.
L'éd. intell. dès le berceau. 2ᵉ éd. 5 fr.

C. Piat.

La personne humaine.   7 fr. 50
Destinée de l'homme.   5 fr.

Picavet.

Les idéologues.   10 fr.

Piderit.

La mimique et la physiognomonie, avec 95 fig.   5 fr.

Pillon.

L'année philos. 19 vol., chacun. 5 fr.

J. Pioger.

La vie et la pensée.   5 fr.
La vie sociale, la morale et le progrès.   5 fr.

L. Prat.

Le caractère empirique et la personne.   7 fr. 50

Preyer.

Éléments de physiologie.   5 fr.

L. Proal.

Le crime et la peine. 3ᵉ éd.   10 fr.
La criminalité politique. 2ᵉ éd. 5 fr.
Le crime et le suicide passionnels.   10 fr.

G. Rageot.

Le succès.   3 fr. 75

F. Rauh.

De la méthode dans la psychologie des sentiments. 2ᵉ éd. 5 fr.
L'expérience morale.   3 fr. 75

Récéjac.

La connaissance mystique.   5 fr.

G. Renard.

La méthode scientifique de l'histoire littéraire.   10 fr.

Renouvier.

Les dilem. de la métaph. pure. 5 fr.
Hist. et solut. des problèmes métaphysiques.   7 fr. 50
Le personnalisme.   10 fr.
Critique de la doctrine de Kant. 7.50
Science de la morale. Nouvelle édit. 2 vol.   15 fr.

G. Revault d'Allonnes.

Psychologie d'une religion.   5 fr.
Les inclinations.   3 fr. 75

A. Rey.

La théorie de la physique chez les physiciens contemp. 7 fr. 50

Ribéry.

Classification des caractères. 3 fr. 75

Th. Ribot.

L'hérédité psycholog. 8ᵉ éd. 7 fr. 50
La psychologie anglaise contemporaine. 3ᵉ éd.   7 fr. 50
La psychologie allemande contemporaine. 6ᵉ éd.   7 fr. 50
La psych. des sentim. 7ᵉ éd. 7 fr. 50
L'évol. des idées générales. 2ᵉ éd. 5 fr.
L'imagination créatrice. 3ᵉ éd. 5 fr.
Logique des sentiments. 2ᵉ éd. 3 f. 75
Essai sur les passions. 2ᵉ éd. 3 fr. 75

Ricardou.

De l'idéal.   5 fr.

G. Richard.

L'idée d'évolution dans la nature et dans l'histoire.   7 fr. 50

H. Riemann.

Elém. de l'esthétiq. musicale. 5 fr.

E. Rignano.

Transmissibilité des caractères acquis.   5 fr.

A. Rivaud.

Essence et existence chez Spinoza.   7 fr. 50

E. de Roberty.

Ancienne et nouvelle philos. 7 fr. 50
La philosophie du siècle.   5 fr.
Nouveau programme de sociol. 5 fr.
Sociologie de l'action.   3 fr. 75

F. Roussel-Despierres.

Liberté et beauté.   7 fr. 50

Romanes.

L'évol. ment. chez l'homme. 7 fr. 50

Russeil.

La philosophie de Leibniz. 3 fr. 75

Ruyssen.

Évolut. psychol. du jugement. 5 fr.

A. Sabatier.

Philosophie de l'effort. 2ᵉ éd. 7 fr. 50

Émile Saigey.

La physique de Voltaire.   5 fr.

G. Saint-Paul.

Le langage intérieur.   5 fr.

E. Sanz y Escartin.

L'individu et la réforme sociale. 7.50

Schopenhauer.

Aphorismes sur la sagesse dans la vie. 9ᵉ éd.   5 fr.
Le monde comme volonté et représentation. 5ᵉ éd. 3 vol. 22 fr. 50

Séailles.

Ess. sur le génie dans l'art. 2ᵉ éd. 5 fr.
Philosoph. de Renouvier.   7 fr. 50

Sighele.

La foule criminelle. 2ᵉ édit.   5 fr.

Sollier.

Psychologie de l'idiot et de l'imbécile. 2ᵉ éd.   5 fr.
Le problème de la mémoire. 3 fr. 75
Le mécanisme des émotions. 5 fr.

Souriau.

L'esthétique du mouvement. 5 fr.
La beauté rationnelle. 10 fr.

Spencer (Herbert).

Les premiers principes. 9ᵉ éd. 10 fr.
Principes de psychologie. 2 vol. 20 fr.
Princip. de biologie. 5ᵉ éd. 2 v. 20 fr.
Princip. de sociol. 5 vol. 43 fr. 75
  I. *Données de la sociologie*, 10 fr. —
  II. *Induction de la sociologie.*
  Relations domestiques, 7 fr. 50. —
  III. *Institutions cérémonielles et*
  politiques, 15 fr. — IV. *Institu-*
  tions ecclésiastiques, 3 fr. 75.
  — V. *Institutions profession-*
  nelles, 7 fr. 50.
Justice. 3ᵉ éd. 7 fr. 50
Rôle moral de la bienfaisance. 7.50
Morale des différents peuples. 7.50
Problèmes de morale et de socio-
  logie. 2ᵉ éd. 7 fr. 50
Essais sur le progrès. 5ᵉ éd. 7 fr. 50
Essais de politique. 4ᵉ éd. 7 fr. 50
Essais scientifiques. 3ᵉ éd. 7 fr. 50
De l'éducation. 13ᵉ édit. 5 fr.
Une autobiographie. 10 fr.

P. Stapfer.

Questions esthétiques et religieuses
  3 fr. 75

Stein.

La question sociale au point de
  vue philosophique. 10 fr.

Stuart Mill.

Mes mémoires. 5ᵉ éd. 5 fr.
Système de logique. 2 vol. 20 fr.
Essais sur la religion. 4ᵉ édit. 5 fr.
Lettres à Auguste Comte. 10 fr.

James Sully.

Le pessimisme. 2ᵉ éd. 7 fr. 50
Études sur l'enfance. 10 fr.
Essai sur le rire. 7 fr. 50

Sully Prudhomme.

La vraie religion selon Pascal. 7 f. 50

G. Tarde.

La logique sociale. 3ᵉ édit. 7 fr. 50
Les lois de l'imitation. 5ᵉ éd. 7 fr. 50
L'opposition universelle. 7 fr. 50
L'opinion et la foule. 2ᵉ édit. 5 fr.
Psychologie économique. 2 vol. 15 fr.

Em. Tardieu.

L'ennui. 5 fr.

P.-Félix Thomas.

L'éducation des sentiments. 4ᵉ éd.
  5 fr
Pierre Leroux. Sa philosophie. 5 fr.

Et. Vacherot.

Essais de philosophie critique. 7 f. 50
La religion. 7 fr. 50

I. Waynbaum

La physionomie humaine. 5 fr.

L. Weber.

Vers le positivisme absolu par
  l'idéalisme. 7 fr. 50

REVUE PHILOSOPHIQUE

de la France et de l'Étranger

DIRIGÉE par Th. RIBOT,

Membre de l'Institut, Professeur honoraire au Collège de France.

31ᵉ année, 1909. — PARAIT TOUS LES MOIS.

Abonnement : Un an : Paris, **30** fr. ; Départ. et Étranger, **33** fr.
La livraison, **3** fr.

JOURNAL DE PSYCHOLOGIE

Normale et pathologique

DIRIGÉ PAR LES DOCTEURS

Pierre JANET   et   **G. DUMAS**

Professeur de psychologie au Collège   Chargé de cours à la Sorbonne.
de France.

6ᵉ année, 1909. — PARAIT TOUS LES DEUX MOIS.

ABONNEMENT : Un an, du 1ᵉʳ janvier, **14** fr.
La livraison, **2** fr. 60.

ÉCONOMIE POLITIQUE — SCIENCE FINANCIÈRE

JOURNAL DES ÉCONOMISTES

REVUE MENSUELLE DE LA SCIENCE ÉCONOMIQUE ET DE LA STATISTIQUE

Fondé en 1841, par G. Guillaumin

Paraît le 15 de chaque mois
par fascicules grand in-8 de 10 à 12 feuilles (180 à 192 pages).

RÉDACTEUR EN CHEF : M. G. DE MOLINARI
Correspondant de l'Institut.

CONDITIONS DE L'ABONNEMENT :

France et Algérie : Un an........ **36** fr.; Six mois....... **19** fr.;
Union postale : Un an........... **38** fr.; Six mois....... **20** fr.
Le numéro.............. **3** fr. **50**

Les abonnements partent de Janvier ou de Juillet.

NOUVEAU DICTIONNAIRE

D'ÉCONOMIE POLITIQUE

PUBLIÉ SOUS LA DIRECTION DE

M. LÉON SAY et de **M. JOSEPH CHAILLEY-BERT**

Deuxième édition.

2 vol. grand in-8 raisin et un Supplément : prix, brochés...... **60** fr.
—   —   demi-reliure chagrin.................. **69** fr.

COMPLÉTÉ PAR 3 TABLES : **Table des auteurs, table méthodique
et table analytique.**

Cet important ouvrage peut s'acquérir en envoyant un mandat-poste
de 20 fr., au reçu duquel est faite l'expédition du livre, et en payant le
reste, soit 40 fr., en quatre traites de 10 fr. chacune, de deux mois en
deux mois. (*Pour recevoir l'ouvrage relié ajouter 9 fr. au premier paiement.*)

DICTIONNAIRE DU COMMERCE

DE L'INDUSTRIE ET DE LA BANQUE

DIRECTEURS :

MM. Yves GUYOT et Arthur RAFFALOVICH

2 volumes grand in-8. Prix, brochés......................... **50** fr.
—   —   reliés........................... **58** fr.

Cet important ouvrage peut s'acquérir en envoyant un mandat-poste
de 10 fr., au reçu duquel est faite l'expédition du livre, et en payant le
reste, soit 40 fr., en quatre traites de 10 fr. chacune, de deux mois en
deux mois. (*Pour recevoir l'ouvrage relié ajouter 8 fr. au premier paiement.*)

COLLECTION DES PRINCIPAUX ÉCONOMISTES

Enrichie de commentaires, de notes explicatives et de notices historiques
(Collection Guillaumin.)

MÉLANGES (1ʳᵉ PARTIE)

David Hume. *Essai sur le commerce, le luxe, l'argent, les impôts, le crédit public, sur la balance du commerce, la jalousie commerciale, la population des nations anciennes.* — V. de Forbonnais. *Principes économiques.* — Condillac. *Le commerce et le gouvernement.* — Condorcet. *Lettres d'un laboureur de Picardie à M. N**** (Necker). — *Réflexions sur l'esclavage des nègres.* — *Réflexions sur la justice criminelle.* — *De l'influence de la révolution d'Amérique sur l'Europe.* — *De l'impôt progressif.* — Lavoisier. *De la richesse territoriale du royaume de France.* — Franklin. *La science du bonhomme Richard* et ses autres opuscules. 1 vol. grand in-8. . . . . 10 fr.

MÉLANGES (2° PARTIE)

Necker. *Sur la législation et le commerce des grains.* — L'abbé Galiani. *Dialogues sur le commerce des blés* avec la *Réfutation* de l'abbé Morellet. — Montyon. *Quelle influence ont les diverses espèces d'impôts sur la moralité, l'activité et l'industrie des peuples?* — Bentham. *Défense de l'usure.* 1 vol. gr. in-8. . . . . , 10 fr.

RICARDO

Œuvres complètes. Les œuvres de Ricardo se composent : 1° des Principes de l'économie politique et de l'impôt. — 2° Des ouvrages ci-après : *De la protection accordée à l'agriculture.* — *Plan pour l'établissement d'une banque nationale.* — *Essai sur l'influence du bas prix des blés sur les profits du capital.* — *Proposition pour l'établissement d'une circulation monétaire économique et sûre.* — *Le haut prix des lingots est une preuve de la dépréciation des billets de banque.* — *Essai sur les emprunts publics,* avec des notes. 1 vol. in-8. . . . . 10 fr.

J.-B. SAY

Cours complet d'économie politique pratique. 2 vol. grand in-8.   20 fr.

J.-B. SAY

Œuvres diverses : *Catéchisme d'économie politique.* — *Lettres à Malthus et correspondance générale.* — *Olbie.* — *Petit volume.* — *Fragments et opuscules inédits.* 1 vol. grand in-8. . . . . 10 fr.

ADAM SMITH

Recherches sur la nature et les causes de la richesse des nations, traduction de G. Garnier. 5ᵉ édition, augmentée. 2 vol. in-8. . . 16 fr.

COLLECTION DES ÉCONOMISTES
ET PUBLICISTES CONTEMPORAINS
Format in-8.

VOLUMES RÉCEMMENT PUBLIÉS :

ANTOINE (Ch.). Cours d'économie sociale. 4e édition, revue et augmentée. 1 vol. in-8. . . . . 9 fr.

ARNAUNÉ (Aug.), ancien directeur de la Monnaie, conseiller maître à la Cour des comptes. La monnaie, le crédit et le change. 1 vol. in-8. 4e édition, revue et augmentée. . . . . 8 fr.

COLSON (C.), ingénieur en chef des ponts et chaussées. Cours d'économie politique, professé à l'École nationale des ponts et chaussées. 6 vol. grand in-8. . . . . 36 fr.
    Livre I. — *Théorie générale des phénomènes économiques.* 2e édition revue et augmentée. . . . . 6 fr.
    — II. — *Le travail et les questions ouvrières.* 3e tirage. . . 6 fr.
    — III. — *La propriété des biens corporels et incorporels.* 2e tirse. 6 fr.
    — IV. — *Les entreprises, le commerce et la circulation.* 2e tirse. 6 fr.
    — V. — *Les finances publiques et le budget de la France.* . 6 fr.
    — VI. — *Les travaux publics et les transports.* . . . . . . 6 fr.
— Supplément annuel (1909) au *Livre du Cours d'Économie politique.* broch. in-8 . . . . » fr. 75

COURCELLE-SENEUIL, de l'Institut. Traité théorique et pratique des opérations de banque. *Dixième édition, revue et mise à jour,* par A. Liesse, professeur au Conservatoire des arts et métiers. 1 vol. in-8. 9 fr.

EICHTHAL (Eugène d'), de l'Institut. La formation des richesses et ses conditions sociales actuelles, *notes d'économie politique.* . . 7 fr. 50

LEROY-BEAULIEU (P.), de l'Institut. Le collectivisme, *examen critique du nouveau socialisme.* — *L'Évolution du Socialisme depuis 1895.* — *Le syndicalisme.* 5e édit., revue et augmentée 1 v. in-8. . . . . . . 9 fr.
— De la colonisation chez les peuples modernes. 6e édition. 2 vol. in-8 . . . . 20 fr.

MARTIN-SAINT-LÉON (E.), conservateur de la bibliothèque du Musée Social. Histoire des corporations de métiers, *depuis leurs origines jusqu'à leur suppression en 1791,* suivie d'une étude sur l'*Évolution de l'Idée corporative de 1791 à nos jours* et sur le *Mouvement syndical contemporain.* Deuxième édition, revue et mise au courant. 1 fort vol. in-8. (*Couronné par l'Académie française*) . . . . 10 fr.

NOVICOW (J.). Le problème de la misère et les phénomènes économiques naturels. 1 vol. in-8. . . . . 7 fr. 50

STOURM (R.), de l'Institut, professeur à l'École libre des sciences politiques. *Cours de finances.* Le budget, son histoire et son mécanisme. 6e édition. 1 vol. in-8. . . . . 10 fr.

BANFIELD, Professeur à l'Université de Cambridge. Organisation de l'industrie, traduit sur la 2e édition, et annoté par M. Émile Thomas. 1 vol. in-8. . . . . 6 fr.

BAUDRILLART (H.), de l'Institut. Philosophie de l'économie politique. Des rapports de l'économie politique et de la morale. Deuxième édition, revue et augmentée. 1 vol. in-8. . . . . 9 fr.

BLANQUI, de l'Institut. Histoire de l'économie politique en Europe, *depuis les Anciens jusqu'à nos jours,* 5e édition. 1 vol. in-8. . . 8 fr.

BLOCK (M.), de l'Institut. Les progrès de la science économique depuis Adam Smith. 2e édit. augmentée. 2 vol. in-8 . . . . 16 fr.

BLUNTSCHLI. Le droit international codifié. Traduit de l'allemand par M. C. Lardy. 5e édition, revue et augmentée. 1 vol. in-8. . . . 10 fr.
— Théorie générale de l'État, traduit de l'allemand par M. de Riedmatten. 3e édition. 1 vol. in-8. . . . . 9 fr.

COURCELLE-SENEUIL, de l'Institut. Traité théorique et pratique d'économie politique. 3ᵉ édition, revue et corrigée. 2 vol. in-18. 7 fr.

COURTOIS (A.). Histoire des banques en France. 2ᵉ édition. 1 vol. in-8 . . . . 8 fr. 50

FAUCHER (L.), de l'Institut. Études sur l'Angleterre. 2ᵉ édition augmentée. 2 forts volumes in-8 . . . . 6 fr.

FIX (Th.). Observations sur l'état des classes ouvrières. Nouvelle édition. 1 vol. in-8 . . . . 5 fr.

GROTIUS. Le droit de la guerre et de la paix. Nouvelle traduction. 3 vol. in-8 . . . . 12 fr. 50

HAUTEFEUILLE. Des droits et des devoirs des nations neutres en temps de guerre maritime. 3ᵉ édit. refondue. 3 forts vol. in-8. 22 fr. 50
— Histoire des origines, des progrès et des variations du droit maritime international. 2ᵉ édition. 1 vol. in-8 . . . . 7 fr. 50

LEROY-BEAULIEU (P.), de l'Institut. Traité théorique et pratique d'économie politique. 4ᵉ édition. 4 vol. in-8 . . . . 36 fr.
— Traité de la science des finances. 7ᵉ édition, revue, corrigée et augmentée. 2 forts vol. in-8 . . . . 25 fr.
— Essai sur la répartition des richesses et sur la tendance à une moindre inégalité des conditions. 3ᵉ édit., revue et corrigée. 1 vol. in-8. 9 fr.
— L'État moderne et ses fonctions. 3ᵉ édition. 1 vol. in-8 . . . 9 fr.

LIESSE (A.), professeur au Conservatoire national des arts et métiers. Le travail *aux points de vue scientifique, industriel et social.* 1 vol. in-8 . . . . 7 fr. 50

MORLEY (John). La vie de Richard Cobden, traduit par Sophie Raffalovich. 1 vol. in-8 . . . . 8 fr.

NEYMARCK (A.). Finances contemporaines. — Tome I. *Trente années financières, 1872-1901.* 1 vol. in-8, 7 fr. 50. — Tome II. *Les budgets, 1872-1903.* 1 vol. in-8, 7 fr. 50. — Tome III. *Questions économiques et financières, 1872-1904.* 1 vol. in-8, 10 fr. — Tomes IV-V : *L'obsession fiscale, questions fiscales, propositions et projets relatifs aux impôts depuis 1871 jusqu'à nos jours.* 2 vol. in-8 (1907). . . . . 15 fr.

PASSY (H.), de l'Institut. Des formes de gouvernement et des lois qui les régissent. 2ᵉ édition. 1 vol. in-8 . . . . 7 fr. 50

PAUL-BONCOUR. Le fédéralisme économique et le syndicalisme obligatoire, préface de Waldeck-Rousseau. 1 vol. in-8, 2ᵉ édit . . 6 fr.

PRADIER-FODERÉ. Précis de droit administratif. 7ᵉ édition, tenue au courant de la législation. 1 fort vol. in-8 . . . . 10 fr.

RAFFALOVICH (A.). Le marché financier. France, Angleterre, Allemagne, Russie, Autriche, Japon, Suisse, Italie, Espagne, États-Unis. Questions monétaires. Métaux précieux. Années 1894-1895. 1 vol. 7 fr. 50 ; 1895-1896. 1 vol. 7 fr. 50 ; 1896-1897. 1 vol. 7 fr. 50 ; 1897-1898 à 1901-1902, chacune 1 vol. 10 fr. ; 1902-1903 à 1907-1908, chacune 1 vol. . 12 fr.

RICHARD (A.). L'organisation collective du travail, essai sur la coopération de main-d'œuvre, le contrat collectif et la sous-entreprise ouvrière, préface par Yves Guyot. 1 vol. grand in-8 . . . . 6 fr.

ROSSI (P.), de l'Institut. Cours d'économie politique, revu et augmenté de leçons inédites. 5ᵉ édition. 4 vol. in-8 . . . . 15 fr.
— Cours de droit constitutionnel, *professé à la Faculté de droit de Paris,* recueilli par M. A. Porée. 2ᵉ édition. 4 vol. in-8 . . . . . . 15 fr.

STOURM (R.), de l'Institut. Les systèmes généraux d'impôts. 2ᵉ édition revisée et mise au courant. 1 vol. in-8 . . . . 9 fr.

VIGNES (Édouard). Traité des impôts en France. 4ᵉ édition, mise au courant de la législation, par M. Vergniaud. 2 vol. in-8 . . . . 16 fr.

BIBLIOTHÈQUE DES SCIENCES MORALES ET POLITIQUES

Format in-18 jésus.

Volumes récemment publiés.

AUCUY (M.). Les systèmes socialistes d'échange. Avant-propos de M. A. Deschamps, professeur à la Faculté de Droit de Paris. 1 volume in-16. . . . . 3 fr. 50

CHALLAYE. Syndicalisme révolutionnaire et syndicalisme réformiste. 1 vol. in-16. 2 fr. 50

DOLLÉANS. Robert Owen (1771-1858). Avant-propos de M. E. Faguet, de l'Académie française. 1 vol. in-18, avec gravures. . . . . 3 fr. 50

EICHTHAL (E. d'), de l'Institut. La liberté individuelle du travail et les menaces du législateur. 1 vol. in-16. . . . . 2 fr. 50

Forces productives de la France (Les). Conférences organisées par la Société des anciens élèves de l'Ecole libre des sciences politiques, par MM. P. Baudin, P. Leroy-Baulieu, Millerand, Roume, J. Thierry, E. Allix, J.-C. Charpentier, H. de Peyerimhoff, P. de Rousiers, D. Zolla. 1 vol. in-16. . . . . 3 fr. 50

GAUTHIER (A.-E.), sénateur, ancien ministre. La réforme fiscale par l'impôt sur le revenu. 1 vol. in-18. . . . . 3 fr. 50

LIESSE, professeur au Conservatoire des arts et métiers. La statistique, ses difficultés, ses procédés, ses résultats. 1 vol. in-18. . . . 2 fr. 50

— Portraits de financiers. Ouvrard, Mollien, Gaudin, Baron Louis, Corvetto, Laffite, De Villèle. 1 vol. in-18. . . . . 3 fr. 50

MARGUERY (E.). Le droit de propriété et le régime démocratique. 1 vol. in-18. . . . . 2 fr. 50

MERLIN (R.), biblioth. archiviste du Musée social. Le contrat de travail, les salaires, la participation aux bénéfices. 1 v. in-18. . . . 2 fr. 50

MILHAUD (Mlle Caroline). L'ouvrière en France, *sa condition présente, réformes nécessaires.* 1 vol. in-18. . . . . 2 fr. 50

MILHAUD (Edg.), professeur d'économie politique à l'Université de Genève. L'imposition de la rente. *Les engagements de l'Etat, les intérêts du crédit public, l'égalité devant l'impôt.* 1 vol. in-16. . 3 fr. 50

MOLINARI (G. de), correspondant de l'Institut, rédacteur en chef du *Journal des Économistes.* Théorie de l'Evolution. *Economie de l'histoire.* 1 vol. in-16. . . . . 3 fr. 50

PIC (P.), professeur de législation industrielle à l'Université de Lyon. La protection légale des travailleurs et le droit international ouvrier. 1 vol. in-16 . . . . 2 fr. 50

———

BASTIAT (Frédéric). Œuvres complètes, précédées d'une *Notice* sur sa vie et ses écrits. 7 vol. in-18. . . . . 24 fr. 50

    I. *Correspondance. — Premiers écrits.* 3ᵉ édition, 3 fr. 50; — II. *Le Libre-Echange.* 3ᵉ édition, 3 fr. 50; — III. *Cobden et la Ligue.* 4ᵉ édition, 2 fr. 50; — IV et V. *Sophismes économiques. — Petits pamphlets.* 6ᵉ édit. 2 vol., 7 fr.; — VI. *Harmonies économiques.* 9ᵉ édition, 3 fr. 50; — VII. *Essais. — Ébauches. — Correspondance.* . . . . 3 fr. 50

    Les tomes IV et V seuls ne se vendent que réunis.

CIESZKOWSKI.(A.). Du crédit et de la circulation. 3ᵉ édit. in-18. 3 fr. 50

COURCELLE-SÉNEUIL (J.-G.). Traité théorique et pratique d'économie politique. 3ᵉ édit. 2 vol. in-18. . . . . 7 fr.

— La société moderne. 1 vol. in-18. . . . . 5 fr.

FREEMAN (E.-A.). Le développement de la constitution anglaise, depuis les temps les plus reculés jusqu'à nos jours. 1 vol. in-18. . . 3 fr. 50

LAVERGNE (L. de), de l'Institut. Economie rurale de la France depuis 1789. 4ᵉ édition, revue et augmentée. 1 vol. in-18. . . . . . 3 fr. 50

— L'agriculture et la population. 2ᵉ édition. 1 vol. in-18. . . . 3 fr. 50

MOLINARI (G. de), correspondant de l'Institut, rédacteur en chef du *Journal des Économistes.* Questions économiques à l'ordre du jour. 1 vol. in-18 . . . . 3 fr. 50

— Les problèmes du XXᵉ siècle. 1 vol. in-18. . . . . 3 fr. 50

STUART MILL (J.). Le gouvernement représentatif. Traduction et *Introduction,* par M. Dupont-White. 3ᵉ édition. 1 vol. in-18. 4 fr.

COLLECTION
D'AUTEURS ÉTRANGERS CONTEMPORAINS

Histoire — Morale — Économie politique — Sociologie

Format in-8. (Pour le cartonnage, **1** fr. **50** en plus.)

BAMBERGER. — **Le Métal argent au XIXᵉ siècle.** Traduction par M. Raphael-Georges Lévy. 1 vol. Prix, broché . . . . . . 6 fr. 50

C. ELLIS STEVENS. — **Les Sources de la Constitution des États-Unis** *étudiées dans leurs rapports avec l'histoire de l'Angleterre et de ses Colonies.* Traduit par Louis Vossion. 1 vol. in-8. Prix, broché. 7 fr. 50

GOSCHEN. — **Théorie des Changes étrangers.** Traduction et préface de M. Léon Say. *Quatrième édition française* suivie du *Rapport de 1875 sur le paiement de l'indemnité de guerre,* par le même. 1 vol. Prix, broché . . . . 7 fr. 50

HERBERT SPENCER. — **Justice.** *3ᵉ édition.* Trad. de M. E. Castelot. 1 vol. Prix, broché . . . . 7 fr. 50

HERBERT SPENCER. — **La Morale des différents Peuples et la Morale personnelle.** Traduction de MM. Castelot et E. Martin Saint-Léon. 1 vol. Prix, broché . . . . 7 fr. 50

HERBERT SPENCER. — **Les institutions professionnelles et industrielles.** Traduit par Henri de Varigny. 1 vol. in-8. Prix, br. 7 fr. 50

HERBERT SPENCER. — **Problèmes de Morale et de Sociologie.** Traduction de M. H. de Varigny. 2ᵉ édit. 1 vol. Prix, broché. . 7 fr. 50

HERBERT SPENCER. — **Du Rôle moral de la Bienfaisance.** (*Dernière partie des principes de l'éthique*). Traduction de MM. E. Castelot et E. Martin Saint-Léon. 1 vol. Prix, broché . . . . 7 fr. 50

HOWELL. — **Le Passé et l'Avenir des Trade Unions.** *Questions sociales d'aujourd'hui.* Traduction et préface de M. Le Cour Grandmaison. 1 vol. Prix, broché . . . . 5 fr. 50

KIDD. — **L'évolution sociale.** Traduit par M. P. Le Monnier. 1 vol. in-8. Prix, broché. . . . . 7 fr. 50

NITTI. — **Le Socialisme catholique.** Traduit avec l'autorisation de l'auteur. 1 vol. Prix, broché . . . . 7 fr. 50

RUMELIN. — **Problèmes d'Économie politique et de Statistique.** Traduit par Ar. de Riedmatten. 1 vol. Prix, broché. . . . . . 7 fr. 50

SCHULZE GAVERNITZ. — **La grande Industrie.** Traduit de l'allemand. Préface par M. G. Guéroult. 1 vol. Prix, broché. . . . . . 7 fr. 50

W.-A. SHAW. — **Histoire de la Monnaie (1252-1894).** Traduit par M. Ar. Raffalovich. 1 vol. Prix, broché . . . . 7 fr. 50

THOROLD ROGERS. — **Histoire du Travail et des Salaires en Angleterre depuis la fin du XIIIᵉ siècle.** Traduction avec notes par E. Castelot. 1 vol. in-8. Prix, broché . . . . 7 fr. 50

WESTERMARCK. — **Origine du Mariage dans l'espèce humaine.** Traduction de M. H. de Varigny. 1 vol. Prix broché . . . . 11 fr.

A.-D. WHITE. — **Histoire de la Lutte entre la Science et la Théologie.** Traduit et adapté par MM. H. de Varigny et G. Adam. 1 vol. in-8. Prix, broché . . . . 7 fr. 50

PETITE BIBLIOTHÈQUE
ÉCONOMIQUE
FRANÇAISE ET ÉTRANGÈRE

PUBLIÉE SOUS LA DIRECTION DE M. J. CHAILLEY-BERT

PRIX DE CHAQUE VOLUME IN-32, ORNÉ D'UN PORTRAIT
Cartonné toile. . . . . **2 fr. 50**

XVIII VOLUMES PUBLIÉS

I. — VAUBAN. — Dîme royale, par G. MICHEL.

II. — BENTHAM. — Principes de Législation, par Mlle RAFFALOVICH.

III. — HUME. — Œuvre économique, par Léon SAY.

IV. — J.-B. SAY. — Économie politique, par H. BAUDRILLART, de l'Institut.

V. — ADAM SMITH. — Richesse des Nations, par COURCELLE-SENEUIL, de l'Institut. 2e édit.

VI. — SULLY. — Économies royales, par M. J. CHAILLEY-BERT.

VII. — RICARDO. — Rentes, Salaires et Profits, par M. P. BEAUREGARD, de l'Institut.

VIII. — TURGOT. — Administration et Œuvres économiques, par M. L. ROBINEAU.

IX. — JOHN-STUART MILL. — Principes d'économie politique, par M. L. ROQUET.

X. — MALTHUS. — Essai sur le principe de population, par M. G. de MOLINARI.

XI. — BASTIAT. — Œuvres choisies, par M. de FOVILLE, de l'Institut. 2e édit.

XII. — FOURIER. — Œuvres choisies, par M. Ch. GIDE.

XIII. — F. LE PLAY. — Économie sociale, par M. F. AUBURTIN. Nouvelle édit.

XIV. — COBDEN. — Ligue contre les lois, Céréales et Discours politiques, par Léon SAY, de l'Académie française.

XV. — KARL MARX. — Le Capital, par M. VILFREDO PARETO. 3e édit.

XVI. — LAVOISIER. — Statistique agricole et projets de réformes, par MM. SCHELLE et Ed. GRIMAUX, de l'Institut.

XVII. — LÉON SAY. — Liberté du Commerce, finances publiques, par M. J. CHAILLEY-BERT.

XVIII. — QUESNAY. — La Physiocratie, par M. Yves GUYOT.

Chaque volume est précédé d'une introduction et d'une étude biographique, bibliographique et critique sur chaque auteur.

697-09. — Coulommiers. Imp. Paul BRODARD. —P 6-09.

www.ingramcontent.com/pod-product-compliance
Ingram Content Group UK Ltd.
Pitfield, Milton Keynes, MK11 3LW, UK
UKHW022103120726
13694UKWH00001B/318